运动损伤诊断与康复技术

SPORTS INJURY DIAGNOSIS AND REHABILITATION TECHNOLOGY

主编

原海旺

主审

王震生　汪　忠

上海科学技术出版社

图书在版编目（CIP）数据

运动损伤诊断与康复技术 / 原海旺主编. -- 上海 :
上海科学技术出版社, 2024.4
ISBN 978-7-5478-6550-7

Ⅰ. ①运… Ⅱ. ①原… Ⅲ. ①运动性疾病－损伤－诊
断②运动性疾病－损伤－康复 Ⅳ. ①R873

中国国家版本馆CIP数据核字(2024)第037370号

运动损伤诊断与康复技术
主编　原海旺
主审　王震生　汪　忠

上海世纪出版(集团)有限公司
上 海 科 学 技 术 出 版 社　出版、发行
(上海市闵行区号景路 159 弄 A 座 9F－10F)
邮政编码 201101　www.sstp.cn

开本 889×1194　1/16　印张 13
字数：350 千字
2024 年 4 月第 1 版　2024 年 4 月第 1 次印刷
ISBN 978－7－5478－6550－7/R・2973

内容提要

运动损伤诊断与康复是以运动功能解剖为基础，分析运动系统结构、功能、运动特点及损伤规律，检查、诊断损伤部位，制订康复治疗方案并进行治疗的一门学科。本书是介绍运动损伤诊断与康复技术的工具书，共分 7 章，涵盖运动功能解剖，运动系统软组织损害特点、诊断手法、常见疾病，拉伸技术与功能康复和训练等重点内容，对于国内运动康复技术的发展具有重要意义。

本书内容丰富、图文并茂、实用性强，适合康复医学及相关专业的初级医师和运动康复治疗师学习。

编委会名单

主　编

原海旺

副主编

金春霞　包珍梅　洪　流　钞二刚　朱泳桦

主　审

王震生　汪　忠

编　委（按姓氏笔画排序）

白　雪　刘小洁　刘玉新　许　凯　吴　勇　汪彬彬　张　菁
陈　颖　原　艺　郭志刚　崔登峰　康献勇　程　鹏　蔡占峰
魏　国

主编简介

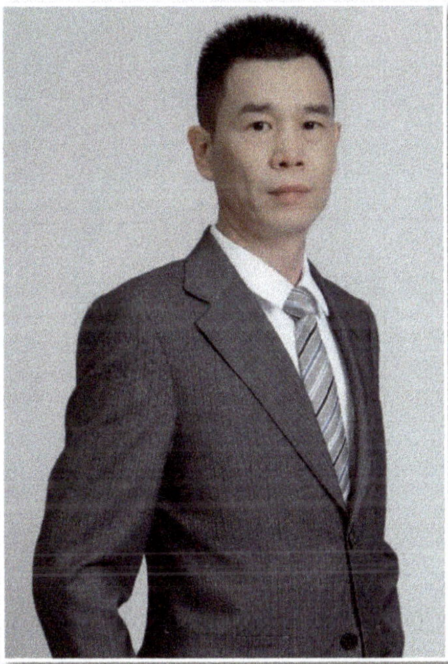

原海旺

黄河科技学院运动康复专业特聘专家，郑州大学人体基础解剖学客座教授。毕业于河南省中医药大学，从事医学基础解剖教学及临床解剖教学20余年。先后担任宣蛰人银质针诊疗委员会副会长、民间中医药协会软组织诊疗委员会副秘书长、民间中医药协会软组织诊疗协会解剖学主任、中国民族医药疑难病委员会常务理事、河南省软组织病研究会常务理事等职务。创建临床模拟解剖实验室，开展多学科诊断临床解剖及椎间孔镜模拟手术操作教学，为中西医临床各种微创技术提供了可靠的解剖基础理论和实践操作平台，并在大体标本解剖的研究基础上，从新的视角、新的认知体系上为运动康复医学的体医融合发展奠定基础。

前　言

在当今社会，运动已经成为我们生活中不可或缺的一部分。无论是为了竞技比赛还是为了保持健康，运动都为我们带来了无尽的益处。然而，正如任何形式的努力都会伴随着风险，运动过程中难免会出现损伤与疼痛，如何准确诊断并采取有效的康复技术，是每位运动爱好者、专业运动员、康复治疗师、健身教练和临床医师都关心的问题。《运动损伤诊断与康复技术》正是为解决这一问题而精心编写的，包括运动系统功能解剖知识、运动模式、运动损伤角度、软组织损害规律和损害传导现象、损伤诊断、康复拉伸、功能康复、功能加强训练技术等。书中配有解剖图片60余张，压痛检查部位、方法及特殊检查图片70余张，主动、被动拉伸康复技术照片近80张，功能康复与康复训练示意图30余张，为读者提供全面、实用的运动损伤诊断与解决方案，不仅有助于读者理解运动损伤发生的机制，更提供了诊断依据。同时，书中详细解析了运动损伤疼痛诊断的检查方法，如何准确判断损伤部位，为后续的康复和功能训练提供指导。

人体在机械运动中，每一个部位、每一块肌肉、每一块骨骼都有其独特的功能和作用。人体的骨骼系统是运动的基础，骨骼不仅为我们的身体提供了支撑，还为肌肉提供了附着点，从而驱动身体进行各种运动。运动系统的软组织损害则是人体运动损伤过程的重要影响因素。深入了解人体骨与软组织的结构和功能，才能更好地理解人体运动的机制，才能更科学地诊断运动损伤，并进行康复与功能训练。软组织损害机制与运动系统功能康复技术是本书的重点与特色内容：①在关于运动系统软组织损害的内容中介绍了损害后如何做到运动平衡控制，将运动平衡维持的各个环节保持到最佳状态，需要了解平衡调节代偿、软组织损害分期、损害失代偿表现、损害压痛检查方法、鉴别诊断、传导痛的规律及常见损害部位的确定，做到精准诊断。②在运动系统功能康复中，拉伸是不可或缺的一部分。它可以帮助预防运动损伤，提高身体的柔韧性和灵活性。本书内容涉及主动和被动拉伸两种技术，无论是主动拉伸还是被动拉伸，如何选择合适的时机进行拉伸，遵循什么原则，适应证、禁忌证、拉伸方案、拉伸技巧、注意事项，都在本书中深入介绍，从而帮助康复治疗师更好地理解和掌握拉伸技术。另外，康复训练也是本书的一大亮点。通过详细的图解，针对不同损伤部位的功能康复训练进行演示，不仅有助于缓解疼痛、恢复功能，还能预防损伤的再次发生。

我们在编写过程中，力求书稿内容的科学性、实用性与可操作性，期盼为读者提供最有价值的参考。本书不仅适合运动康复师、康复教练员以及相关专业医疗从业人员阅读，也适合广大运动爱好者、专业运动员阅读。无论您是希望提高运动表现，还是消除运动损伤的困扰，本书都将为您提供不可或缺的知识。

感谢黄河科技学院医学院郭志刚老师的支持，他帮助完成撰写解剖章节及采集解剖图片。感谢黄河科技学院运动康复系的支持，感谢运动康复技术拉伸及功能训练老师们的努力付出，从而使本书早日完成。受编者水平所限，疏漏之处在所难免，恳请广大读者批评指正。

原海旺

2023 年 12 月

目　录

第一章
绪　论　001

第一节　运动系统的组成　/ 001
第二节　运动系统解剖学描述　/ 003
一、人体解剖学姿势　/ 003
二、人体常用的方位术语　/ 004
三、人体基本面　/ 005
四、人体基本轴　/ 006

第二章
运动系统功能解剖　007

第一节　骨学　/ 007
一、骨骼形态　/ 007
二、骨骼内部结构　/ 009
三、骨骼代谢特点　/ 010
四、关节组成　/ 010
第二节　肌学　/ 013
一、骨骼肌形态　/ 013
二、骨骼肌微观结构　/ 014
三、骨骼肌运动调控　/ 016
四、骨骼肌附着与功能　/ 019

第三章
运动系统软组织损害 049

第一节 骨骼肌功能协同与拮抗 / 049
、中枢神经控制 / 049
二、运动平衡原则 / 050
三、肌肉的协同与拮抗 / 051
第二节 运动系统软组织损害分期 / 051
第三节 软组织损害的代偿表现 / 053
一、软组织损害调节形式 / 053
二、软组织损害压痛点检查 / 054
三、运动系统损伤特殊检查 / 072

第四章
运动系统软组织损害传导痛诊断 081

第一节 传导痛检查 / 081
一、传导痛检查方法 / 081
二、传导痛检查技巧 / 082
第二节 常见传导痛路线规律 / 082
第三节 软组织损害的代偿临床症状 / 083
一、足踝部软组织损害代偿与症状 / 083
二、髌下脂肪垫损害代偿与症状 / 084
三、内收肌群损害代偿与症状 / 084
四、臀部肌群损害代偿与症状 / 085
五、髋前侧软组织损害代偿与症状 / 086
六、腹肌损害的代偿与症状 / 087
七、腰骶部软组织损害代偿与症状 / 088
八、胸腰部软组织损害代偿与症状 / 089
九、枕颈部软组织损害代偿与症状 / 090
十、肩、臂软组织损害代偿与症状 / 091

第五章
运动系统损伤常见病 093

第一节 颈椎病 / 093
一、颈型颈椎病 / 093
二、神经根型颈椎病 / 094

三、椎动脉型颈椎病 / 094
四、交感型颈椎病 / 095
五、混合型颈椎病 / 095
第二节　肩峰撞击症 / 096
第三节　冻结肩 / 097
第四节　背部筋膜炎 / 098
第五节　肋软骨炎 / 098
第六节　腰椎间盘突出症 / 099
第七节　腰椎管狭窄症 / 100
第八节　L3 横突综合征 / 102
第九节　梨状肌综合征 / 102
第十节　髋关节弹响 / 103
第十一节　缺血性股骨头坏死 / 103
一、股骨头的血液供应 / 103
二、股骨头坏死分期 / 104
第十二节　膝关节滑膜炎 / 105
第十三节　膝关节退行性骨关节炎 / 106
第十四节　跟腱炎 / 107
第十五节　跟痛症 / 107

第六章 运动系统功能康复拉伸技术 109

第一节　人体姿势中立位的建立和校正 / 109
一、坐姿 / 110
二、标准站立姿势 / 111
三、蹲姿 / 112
四、下蹲的方法 / 112
第二节　运动损伤康复拉伸技术 / 112
一、主动拉伸和被动拉伸的区别 / 114
二、主动和被动拉伸前的诊断及拉伸计划 / 116
第三节　运动损伤康复被动拉伸技术 / 117
一、颈部肌群被动拉伸技术 / 117
二、肩、肘关节被动拉伸技术 / 120
三、腕关节肌群被动拉伸技术 / 125
四、腰部肌群被动拉伸技术 / 128
五、髋关节肌群被动拉伸技术 / 130
六、膝关节肌群被动拉伸技术 / 133

七、踝关节肌群被动拉伸技术 / 135
第四节 运动损伤康复主动拉伸技术 / 136
一、躯干、上肢、下肢运动动作 / 136
二、颈部康复主动拉伸技术 / 139
三、肩关节康复主动拉伸技术 / 142
四、前臂康复主动拉伸技术 / 145
五、躯干屈伸肌康复主动拉伸技术 / 149
六、髋关节康复主动拉伸技术 / 150
七、膝关节康复主动拉伸技术 / 153
八、足踝康复主动拉伸技术 / 155

第七章
常见病运动功能康复与训练 158

第一节 颈椎病功能康复与训练 / 158
一、症状 / 158
二、一般康复方法 / 158
三、康复训练方法参考 / 158
四、康复运动处方参考 / 160
五、注意事项 / 161
第二节 肩峰撞击综合征康复与训练 / 161
一、症状 / 161
二、康复训练方法参考 / 161
三、康复运动处方参考 / 164
四、注意事项 / 164
第三节 冻结肩功能康复与训练 / 164
一、症状 / 164
二、康复处理方法 / 164
三、康复训练方法参考 / 164
四、康复运动处方参考 / 167
五、注意事项 / 167
第四节 背部筋膜炎功能康复与训练 / 167
一、症状 / 167
二、康复训练方法参考 / 167
三、康复运动处方参考 / 170
四、注意事项 / 170
第五节 腰椎间盘突出症康复与训练 / 171
一、症状分型 / 171

二、康复训练方法参考　/ 171
三、康复运动处方参考　/ 173
四、注意事项　/ 174
第六节　腰椎管狭窄症功能康复与训练　/ 174
一、症状　/ 174
二、康复训练方法参考　/ 174
三、康复运动处方参考　/ 174
四、注意事项　/ 175
第七节　L3 横突综合征康复与训练　/ 175
一、症状　/ 175
二、康复训练方法参考　/ 175
三、康复运动处方参考　/ 177
四、注意事项　/ 178
第八节　梨状肌综合征功能康复与训练　/ 178
一、症状表现　/ 178
二、康复训练方法参考　/ 178
三、康复运动处方参考　/ 181
四、注意事项　/ 181
第九节　髋关节弹响功能康复与训练　/ 182
一、症状　/ 182
二、康复训练方法参考　/ 182
三、康复运动处方参考　/ 184
四、注意事项　/ 184
第十节　缺血性股骨头坏死功能康复与训练　/ 184
一、症状　/ 184
二、康复训练方法参考　/ 184
三、康复运动处方参考　/ 186
四、注意事项　/ 186
第十一节　膝关节滑膜炎康复与训练　/ 186
一、症状　/ 186
二、康复训练方法参考　/ 186
三、康复运动处方参考　/ 187
四、注意事项　/ 187
第十二节　膝关节退行性关节炎康复与训练　/ 187
一、症状　/ 187
二、运动康复训练方法参考　/ 188
三、康复运动处方参考　/ 188
四、注意事项　/ 188

第十三节　跟腱炎功能康复与训练　/ 188
一、症状　/ 188
二、保守治疗　/ 188
三、康复训练方法参考　/ 188
四、康复运动处方参考　/ 191
五、注意事项　/ 191

参考文献　192

第一章
绪　　论

运动是人类乃至生物界"最基本的生存能力"，是生命活动的体现，是顺应自然规律的途径，是克服重力的付出，是愉悦身心的表现。

运动中伟岸的身躯需要骨骼的支撑及软组织的动力来源。单一的运动模式或过度的运动伤害累积会导致运动系统的平衡控制能力下降。为维持平衡状态，过度紧张的肌肉动力做功增加，形成连锁式反应，使机体出现代偿性损害，引发各种临床症状。软组织结构作为运动系统中的活跃部分，会更早地发生损伤及代偿损害的表现。熟悉了运动系统的功能特点和运动过程中的代偿规律，对运动损伤的预防及运动系统损伤后的诊断、治疗、康复及功能训练有着重要的指导意义。

运动损伤诊断与康复技术是以运动功能解剖为基础，分析运动系统结构、功能、运动特点及损伤规律，检查损害部位并做出诊断，制订康复治疗方案，针对运动系统中软组织损害的一门综合学科。

第一节　运动系统的组成

狭义的运动系统包括骨骼、肌肉、关节 3 个部分。骨骼主要作用是支撑躯干和杠杆运动的主体，使骨小梁的走行与肌肉筋膜的力学方向存在一致性。肌肉是人体运动的动力部分，肌肉收缩、牵拉骨骼产生运动。关节是连接骨与骨的桥梁，是关节运动的轴心，是人体运动的基础。

广义的运动系统则不局限于骨骼、肌肉、关节，还包含血管、神经、皮肤、筋膜、骨膜、肌腱、韧带、脂肪，都是运动系统不可缺少的一部分。

血管中血液的流动供给骨骼、肌肉良好的营养。血管穿行于软组织间隙，软组织的压力对血管内径影响明显，尤其是静脉回流，其动力源于肌肉的节律性收缩或运动中的挤压，是"汇小流成江河"的状态。如果小静脉受到压力影响，因内压力不足而出现小静脉塌陷或闭塞，直接影响其汇集血流部分的微循环功能，导致局部组织缺血、缺氧和阻断营养供应，出现代谢功能障碍，即中医学中描述的气滞血瘀表现。

神经作为感知和支配运动的重要结构组织，成为运动系统的灵魂。没有机体内、外环境的感知，中枢神经系统不能做出适度的运动调控，神经冲动传递异常信息，同样会导致运动模式的不协调性。神经穿行于软组织间隙，软组织的压力对神经系统的传入、传出部分影响明显。感受器周围的软组织炎症导致感受器敏感度发生改变，从而影响感觉传入，表现为非中枢指令抑制，出现中枢错误分析及运动模式异常变化，这就是运动康复"肌肉-神经"康复机制。运动神经受压力影响，出现传导速度异常，对运动模式中机体运动协调性产生影响，如偏瘫后遗症、神经麻痹、异常体态、运动障碍等。

皮肤(上皮组织)作为人体的保护层,起到隔离内、外环境的作用,使体内的水分不致快速丢失,保持运动系统的润滑性,同时起到人体综合运动的冠状面平衡控制"量角器"作用。皮肤的滑移度和延展性对运动模式存在明显影响,皮肤瘢痕可以引起姿势异常及运动系统代偿性临床表现。

筋膜是肌肉的包裹支撑框架和连接结构的力学传递组织,对于肌肉的形态和张力维持有重要作用,是人体整体张拉网结构的主要组成部分。筋膜纤维的走行符合力学方向特点,是生物力学传递和力量维持的结构,在运动中约束和保护肌肉。筋膜的顺应性下降或结构粘连病理时,直接影响运动状态及运动模式(图 1-1-1)。

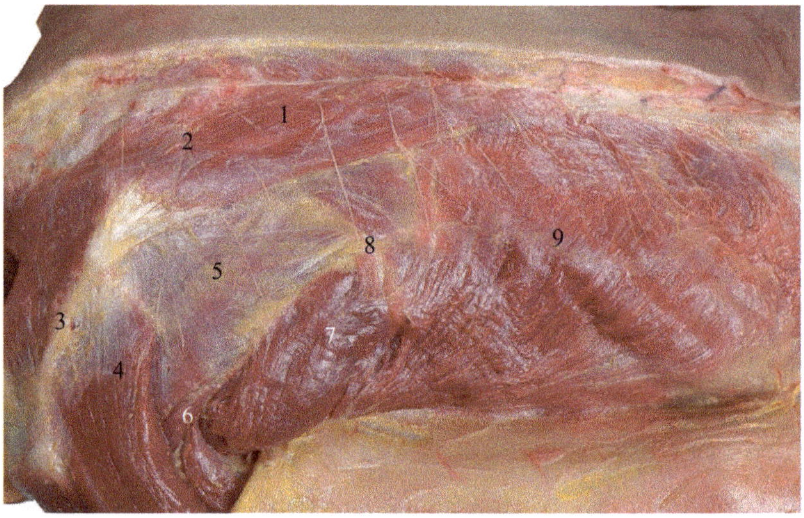

▲ 图 1-1-1 筋膜

1,下斜方肌;2,脊神经后外侧支;3,肩胛骨冈;4,三角肌后束;5,冈下肌群联合腱膜;6,小圆肌;7,大圆肌;8,肩胛下角;9,背阔肌

骨膜包括骨内膜及骨外膜。骨表面覆盖的致密结缔组织为骨外膜,内有丰富的血管、淋巴管及神经纤维。骨外膜分为 2 层:外层致密,内层疏松。内层含有成母骨细胞,在生长期或骨折修复时参与骨质的生长形成。在骨外膜受到过度牵引时,内层空间加大,成母骨细胞活跃,分化成成骨细胞,形成骨性凸起或骨赘,在"沃尔夫定律"骨转化论中提到,骨在高应力的情况下生长。骨髓腔内表面及骨松质表面的结缔组织为骨内膜,含有破骨细胞,参与骨吸收过程。人体生长过程中,骨骼处于成骨与破骨的活跃平衡状态,成年后则进入相对静止状态,一旦出现骨创伤,成骨、破骨的动态平衡重新恢复活跃(图 1-1-2)。

肌腱是肌肉与骨骼的连接部分,由胶原纤维构成,内含腱梭感受器。肌腱的纤维束紧密连接于骨小梁,形成人体力学框架的骨内延续。腱梭感受器对肌肉收缩有负性反馈作用,表现为反牵张反射。

韧带是骨与骨之间连接的加固部分,由致密结缔组织构成,起到保护人体框架结构和限制骨关节过度运动的作用。每条韧带几乎都存在连接与其功能相似的肌肉,在韧带被动拉伸时,相应的肌肉会兴奋收缩(牵张反射),起到动力性保护作用。运动时,肌肉兴奋收缩延迟,韧带起到限制运动、保护肌肉损伤的作用。

脂肪由脂肪细胞聚集组成,由疏松结缔组织分隔成小叶。在运动中起到缓冲、保温、润滑、储能的作用,在人体的浅、深筋膜之间,关节周围,神经走行应力增多处及网膜、肠系膜分布较多处分布。在应力、压力刺激或炎性刺激增多处会产生脂肪堆积现象,如老年人髌下脂肪垫增生、年轻人长期低头产生的颈后"富贵包"。

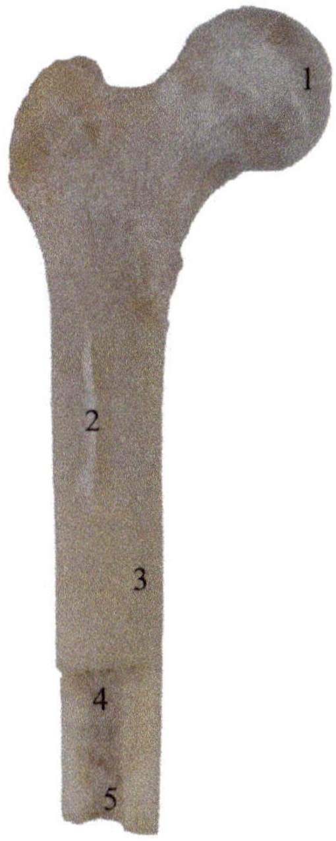

▲ 图 1-1-2 骨骼

1，软骨面；2，骨外膜；3，骨皮质；4，骨内膜；5，骨髓质

除了骨骼、软骨外，肌肉、血管、神经、皮肤、筋膜、骨膜、滑膜、韧带、脂肪等都属于软组织结构。软组织功能的活跃性和可塑性较骨组织更强大，对于运动系统软组织结构的功能康复治疗更可行。

第二节 运动系统解剖学描述

人体是一个完整的有机整体，内脏、骨、软骨、肌肉、血管、神经、结缔组织之间的位置关系会随着人体的运动而发生变化。因此，为了能够正确界定人体各个器官的形态位置、结构特征，准确描述人体的姿势，需要统一的专业定位术语，对人体所处的姿态和方位进行标准描述。

人体解剖学的基本定位，为描述人体的统一标准，包括人体解剖学姿势、人体常用方位术语、人体的基本面和基本轴。

一、人体解剖学姿势

人体解剖学姿势是指人体处于身体直立、双目平视前方、手臂自然下垂、掌心向前、双足并拢、足尖向前的姿势(图 1-2-1)。

通常对人体器官或结构的描述都是指人体处于人体解剖学姿势的人体各环节、各器官所在的位置。对于运动系统的功能描述则略有不同，随着骨骼相对位置移动的出现，肌肉、筋膜、韧带的功能会发生改变。

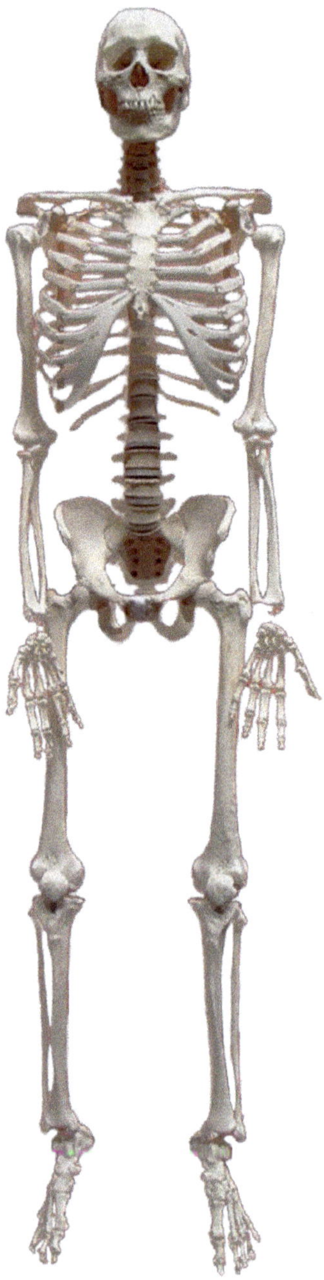

▲ 图 1-2-1　人体解剖学姿势

二、人体常用的方位术语

人体常用的方位术语是以人体解剖学姿势为基准，规定的一组人体解剖学方位术语，用来描述人体结构的相对位置关系或运动过程中人体各部位的空间关系。

方位术语主要包括 7 对，共 14 个方位，分别介绍如下。

1. 上和下　用于描述器官或结构离颅顶或足底的相对远近关系。靠近颅者为上，靠近足者为下。

2. 前和后　用于描述以中心线的矢状面观察相对的位置关系。近腹者为前，近背者为后。

3. 浅和深　用于描述器官或结构与体表或器官表面相对距离远近关系。靠近体表或器官表面的部位为浅，远离体表或器官表面的部位为深。

4. 内侧和外侧 用于描述人体某结构距离身体正中矢状面相对远近。靠近身体正中矢状面为内侧（近中心），远离身体正中矢状面为外侧（远中心）。

5. 近端和远端 用于描述四肢距离躯干的远近。四肢的近躯干端为近端，反之为远端。

6. 尺侧和桡侧 特指前臂局部位置的关系。前臂的内侧，即近尺骨者为尺侧；前臂的外侧，即近桡骨者为桡侧。

7. 胫侧和腓侧 特指小腿局部位置关系。小腿内侧，近胫骨者为胫侧；小腿外侧，近腓骨者为腓侧。

三、人体基本面

人体有 3 个相互垂直的基本面，即矢状面、冠状面和水平面（图 1-2-2）。

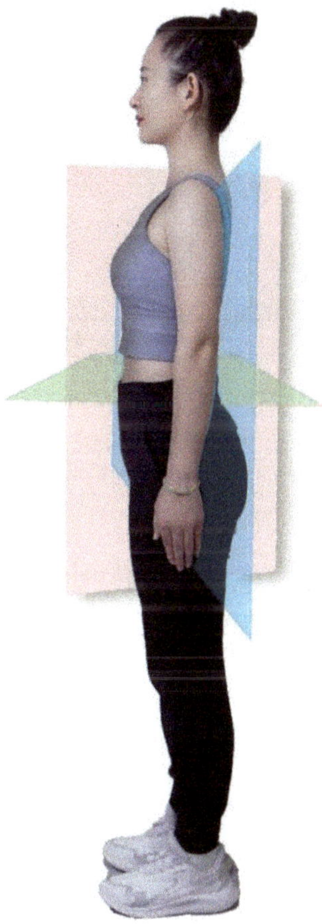

▲ 图 1-2-2　人体 3 个相互垂直的基本面示意图

1. 矢状面 沿前后方向，将人体纵切为左、右两部分的切面。若沿正中线把人体分为左右对称的两部分的切面，称正中矢状面。

2. 冠状面 又称额状面，沿左右方向，将人体纵切为前、后两部分的切面。

3. 水平面 与地平面平行，将人体横切为上、下两部分的切面。由于水平面是沿人体长轴横切的切面，故称人体横切面。

除此之外，在描述器官切面时，又有纵切面和横切面之分。与其器官长轴平行的切面，称为纵切面；与其器官长轴垂直的切面，称为横切面。

四、人体基本轴

人体有3条相互垂直的基本轴，即垂直轴、矢状轴和冠状轴。人体各个关节和关节的运动都是围绕这些轴进行运动的(图1-2-3)。

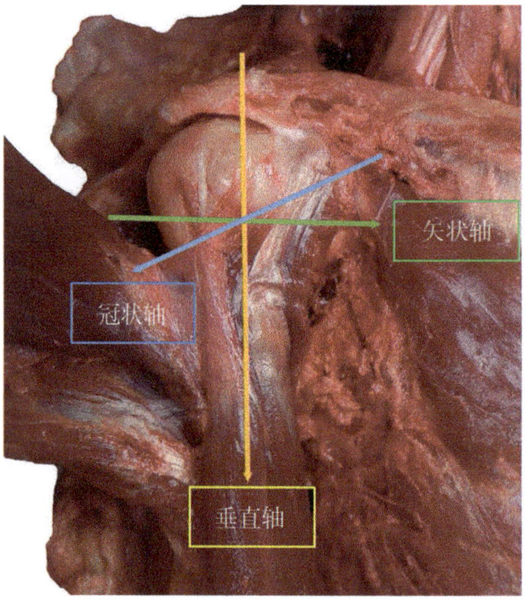

▲ 图1-2-3 人体3个基本运动轴示意图

1. **垂直轴** 呈上下方向，为矢状面与冠状面的交线，是垂直通过水平面的轴。
2. **矢状轴** 呈前后方向，为水平面与矢状面的交线，是垂直通过冠状面的轴。
3. **冠状轴** 又称额状轴，呈左右方向，为水平面与冠状面的交线，是垂直通过矢状面的轴。

第二章

运动系统功能解剖

第一节　骨　　学

一、骨骼形态

成人骨骼共206块，分为中轴骨和四肢骨，其中中轴骨80块，包括颅骨和躯干骨；四肢骨126块，包括上肢骨64块和下肢骨62块。

不同部位的骨骼形态各异，按形态不同可以分为长骨、短骨、扁骨、不规则骨。

长骨多呈管状，多见于四肢。长骨中部稍细且中空，为骨干，骨质密度较高，是承重和运动杠杆的主要部分。长骨两端膨大，形成关节生长发育中心，末端为关节面，骨干与关节生发中心之间的连接部分为骨骺，是人成长过程中的延长部分(图2-1-1)。

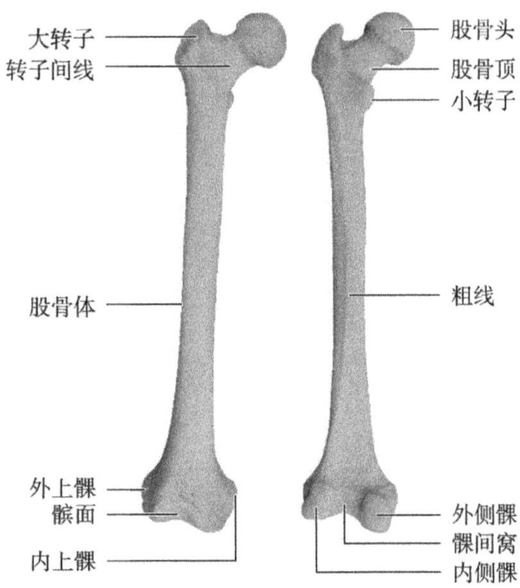

▲ 图2-1-1　长骨(股骨)示意图

短骨一般呈方形或不规则形，表面为骨皮质，内部为骨松质。短骨多分布于运动模式复杂且承重较大的腕、踝关节(图2-1-2)。

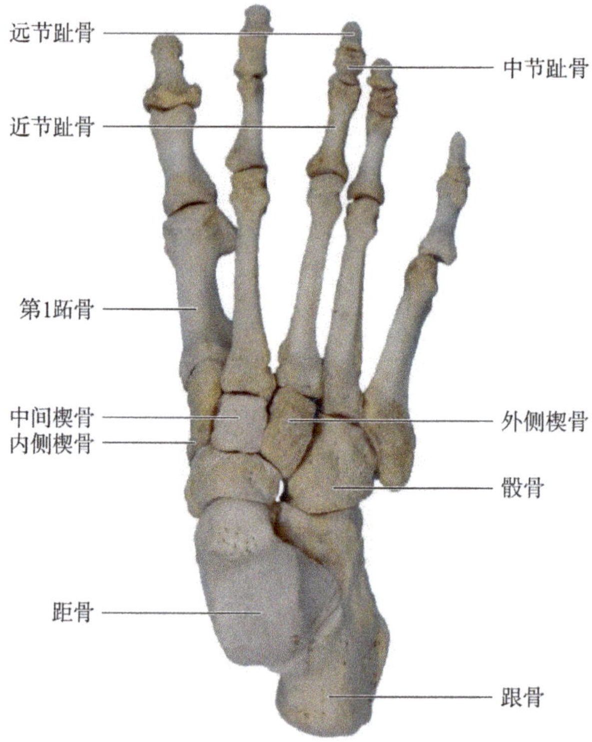

▲ 图 2-1-2　短骨(跗骨)示意图

扁骨呈板状,多位于人体中轴和四肢带部,提供内脏保护或广泛肌肉附着,对于肢体运动有重要作用(图 2-1-3)。

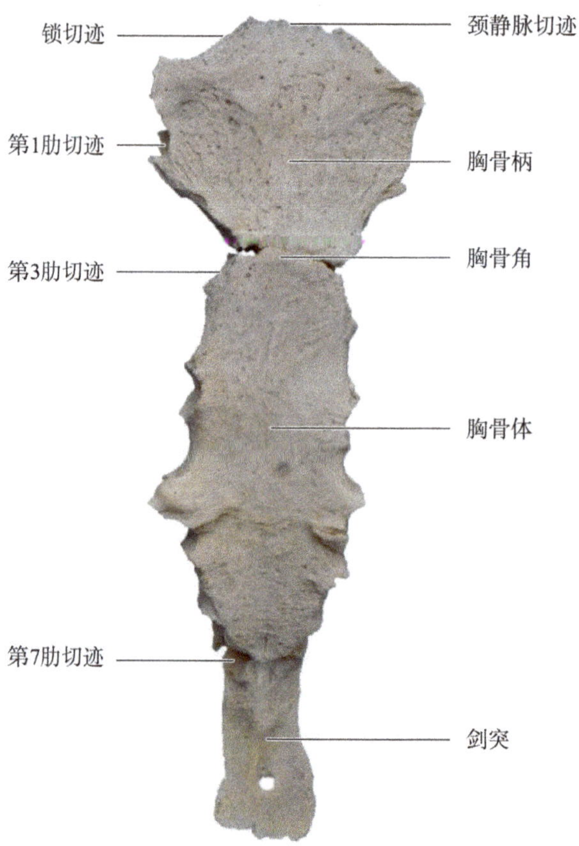

▲ 图 2-1-3　扁骨(胸骨)示意图

不规则骨形态不规则，在主体上形成诸多凸起或凹陷，提供肌肉附着与重要组织、器官通过的空间，如椎骨。有些不规则骨内含有气室，构成与内部结构隔绝的屏障（图 2－1－4）。

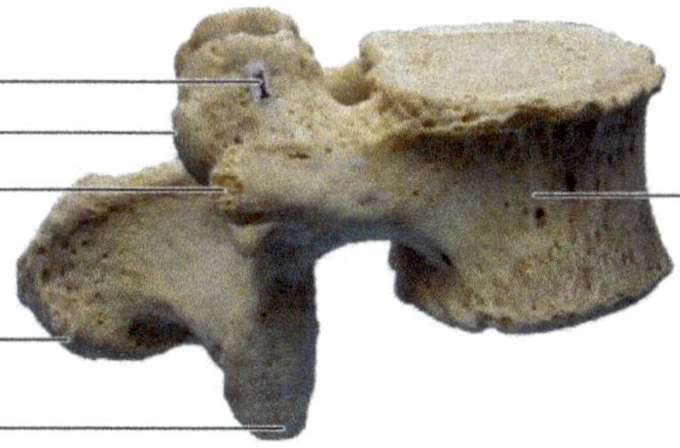

▲ 图 2－1－4　不规则骨（腰椎）示意图

二、骨骼内部结构

骨是一种特殊分化的结缔组织，功能主要包括：①作为肌肉的附着点可以支持运动。②保护内脏器官和骨髓造血。③代谢功能，如储存和供应体内的钙、磷微量元素。

骨由细胞和细胞外基质组成，而后者又由Ⅰ型胶原和大量的非胶原性蛋白质组成。骨基质的这种独特构成允许其矿化，是骨的专属特征。

骨有两种主要类型：通过膜内成骨形成的扁骨；通过软骨内成骨形成的长骨。膜内成骨的过程中，间充质干细胞聚集，并直接分化为成骨细胞。相反，在长骨的软骨内成骨过程中，间充质干细胞首先分化为软骨细胞，继而被成骨细胞取代。

长骨的构成包括：①骨骺，即长骨末端的突出物。②骨干，构成长骨主体。③干骺端，位于骨骺与骨干之间的部分。

干骺端与骨骺之间被生长板间隔开，这一层结构是不断增殖的软骨层，对骨的纵向生长非常重要。生长结束后，此软骨层将完全转化为骨。骨的外形由致密的骨皮质形成，在骨干部尤其坚硬，骨髓位于该部之中。在靠近干骺端和骨骺的部位，骨皮质逐渐变薄，骨松质大部分位于该部位。骨小梁是由大量骨纤维互相连接而成的海绵状网格结构，网状结构的纤维方向符合骨骼的力学方向。骨皮质的外层和内层表面均由成骨细胞层被覆，即骨外膜和骨内膜，骨外膜部位骨的沉积及骨内膜部位骨的吸收导致骨骼增粗。

尽管骨皮质和骨松质具有相同的细胞和基质成分，但这两种骨组织却存在着根本的不同。骨皮质几乎完全由矿化组织构成（高达 90%），使其满足了坚韧的机械性能。相反，骨松质仅含有 20%的矿化组织，其余则由骨髓、血管和间充质干细胞所填充。因此，骨松质为非矿化组织提供了广阔的接触面，这是骨代谢功能的基础，促进了骨表面与非矿化组织间的相互交流。

骨的重要蛋白质成分是Ⅰ型胶原。胶原纤维按特定的方向排列形成了骨的层状结构。该层状结构在偏振光下可被观察到，因其紧密排列，可提供对机械负荷的理想抵抗能力。这些层状的胶原结构可平行排列（例如，排列在骨皮质的表面和骨小梁的内部），也能围绕骨皮质哈弗斯管中嵌入的血管呈同心圆排列。当出现骨折愈合等新骨迅速沉积时，该层状结构将消失，出现所谓的编织骨的结构。编织骨最终被改建为板层骨，后者也被认为是“成熟骨”。

骨小梁是骨皮质在骨松质内的延伸部分，即骨小梁与骨皮质相连接，在骨髓腔中呈不规则立体网状结构，如丝瓜络或海绵状，起支持造血组织的作用。

从机械角度来看，骨强度不仅依赖于内在物质含量的多少，更多依赖于相互之间的排布，即骨的内部结构。主要包括皮质层、骨膜、骨髓腔直径，以及骨小梁数目、质量、方向和厚度等。分析构成骨材料本身的空间构架及加载不同大小及方向应力下骨强度的变化评价。其中，骨骼大小、横断面面积及面积截距的长短等可预计骨强度的70%～80%。另外，骨小梁具有承载负荷，在骨小梁之间及骨小梁与骨皮质之间传递及分散应力载荷的作用，因此是影响骨强度的主要因素。

骨松质是由大量针状或片状骨小梁连接而成的多孔网架结构，按应力曲线规律性排列，具有非均匀的各向异性，这种排列能增加骨强度。在三维结构下观察到片状骨小梁，在骨重建结构中是头尾方向对齐，经历一次重建后都要变薄一些，最后使纤细的骨小梁穿孔、断裂或完全消失。应力刺激下表现为骨小梁数目减少、变细为杆状，相互交错空间距离增大，进而弥漫性断裂，破坏骨小梁的完整性，容易骨折。早期表现为非应力性骨小梁减少、变细且稀疏，与关节面平行，随着非应力骨小梁减少、吸收，承力骨小梁代偿性增粗，表现为纵向骨小梁数目稀疏，部分区域完全消失。随着应力的增加，骨小梁的丢失先发生在水平方向，并导致微结构中各项异形性的发生。因此，在应力情况下，骨小梁引起的骨强度的下降主要是由于纵行骨小梁的弯曲，而非横向骨小梁数目的减少。老年人骨关节病早期用降钙素治疗，改善骨小梁数目及排列，维持骨小梁体积，可明显降低绝经后妇女骨折发生率。

三、骨骼代谢特点

骨骼的矿化受钙、磷、维生素D水平、全身激素水平和甲状旁腺功能的影响。骨质生成和骨质吸收过程主要依赖成骨细胞、破骨细胞和骨细胞的作用。未分化的间叶细胞受维生素D和甲状旁腺素刺激后可转为破骨细胞，也可直接转为成骨细胞，但降钙素则抑制此转变。破骨细胞在降钙素的作用下可转变为成骨细胞，但甲状旁腺素则抑制这种转变。成骨细胞含有特异的骨型碱性磷酸酶，具有甲状旁腺素和1，25$(OH)_2D$的受体，能合成特异的基质蛋白，如Ⅰ型胶原、骨钙素和骨磷酸蛋白。成骨细胞成骨过程中一旦被周围骨基质所包埋，即成为骨细胞。骨细胞可保持骨骼的完整性，作为骨存活的标志。成骨细胞与成纤维细胞存在相似的特点，在发生力学刺激的形变后，骨纤维合成增多。在其周围制造骨基质后，自身受力学刺激减小而转变为静止的骨细胞。骨质形成与软骨细胞和成骨细胞的作用有密切关系，血浆中钙、磷沉积也起重要作用。

骨骼的矿物成分主要由羟基磷灰石、磷酸盐和碳酸钙微结晶构成，矿物质附着于蛋白基质，后者90%的成分为胶原蛋白和黏蛋白。沃尔夫定律提出，骨是沿着力的方向生长的。看似静止的骨骼随时发生着内部结构的变化，在受到新陈代谢和内分泌因素影响的同时，力学因素对骨骼产生明显影响。对羟基磷灰石晶体施加压力时，由于压电效应产生正向或负向的微电流，微电流刺激处于成骨细胞保卫中的骨细胞，进而促进骨骼矿化。也就是说，骨骼在力的作用下产生对抗力学影响的骨骼变化，而没有力学刺激，破骨细胞会将矿化的骨骼重新融掉，以减轻过多的骨骼重量对人体的影响。骨折后制动的下肢会比健侧骨量减少证明了这一点。适度的运动能增加骨骼的力学刺激，稳定已矿化的骨结构，对人体骨量的保持有重要意义，防止骨质疏松症。

四、关节组成

关节是骨与骨的连接，提供运动的力学方向改变和骨结构空间的变化。按关节的形态变化可以分为骨化关节和非骨化关节。骨化关节为不动关节，如骶骨各节段的融合及髋骨的3个部分（髂骨、耻骨、坐骨）在成年后融合形成稳定的力学承托结构。非骨化关节包括可动关节和微动关节，只是在活动度上有区分，都是为了适应运动。

(一) 关节的构成

关节由关节面、关节囊、关节腔构成(图 2-1-5)。

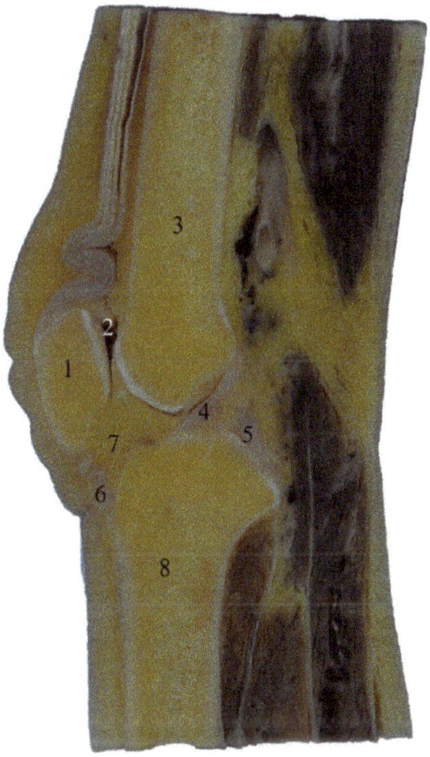

▲ 图 2-1-5　关节的构成

1,髌骨;2,关节腔;3,股骨;4,半月板;5,关节囊;6,髌韧带;7,髌下脂肪垫;8,胫骨

关节面为骨骼终端,有不同形态的膨隆或凹陷,与其连接的骨形成关节面。关节面上覆盖关节软骨,大多数为透明软骨,少数为纤维软骨。平均厚度为 1～5 mm,最厚可达 7 mm,终身不骨化。软骨内含水量丰富,具有缓冲压力和耐摩擦的特性。

关节软骨中无血管、神经,有纤维支架形成黏弹性结构,支架间隙散在分布软骨细胞,整个支架由液体填充,在力学作用下,支架交替发生压缩和复原,液体在支架形变的过程中流入或流出,形成物质交换的动力,与滑液共同完成软骨的营养供应。持续的异常压力造成软骨营养供应缺乏,出现软骨破坏。目前普遍的研究观点认为,软骨的损伤往往是不可逆的,但近年的临床观察发现,膝关节股骨内侧髁或胫骨内髁截骨术患者在 1 年后取出支撑物时,关节软骨消失的关节面重新被覆关节软骨,说明在关节异常压力去除后,软骨是有修复可能的,只是在异常压力解除前很难修复。

关节囊内衬滑膜层,滑膜层可分为滑膜衬里层和滑膜衬里下层。滑膜衬里层由巨噬细胞样滑膜细胞和成纤维细胞样滑膜细胞组成。巨噬细胞样滑膜细胞数量较少,主要分布于滑膜衬里下层接近的静脉区域。成纤维细胞样滑膜细胞占绝大多数,其最重要的作用是合成透明质酸和润滑素。透明质酸降低了关节软骨间的摩擦力,同时增加了关节面间的负压密闭性。

关节囊有韧带加固,包括囊内韧带和囊外韧带。囊内韧带如前后交叉韧带、股骨头韧带,囊外韧带更加广泛。韧带结构保护了关节在正常的范围内活动,所以在急性损伤时多为韧带损伤。韧带损伤引起的炎症反应造成严重的粘连,进而引起韧带结构变短,关节的正常活动范围受到限制,出现关节运动功能障碍。

部分关节有关节唇或关节盘，关节唇增加了关节窝的深度，同时对关节头作用于关节窝的力学变化产生感知；关节盘是关节面间的软骨盘，对于关节间的力学缓冲起到重要作用，如膝关节的半月板，使躯干向下的冲击力转变为横向扩张的水平力，大大降低关节面的力学冲击。如颞下颌关节的关节盘在下颌开闭运动中增加下颌窝前方的关节面积，降低下颌关节脱位的机会。关节盘的位置异常增加关节运动中卡顿的机会，同时造成关节损伤、疼痛、下颌关节炎。

(二) 关节的分类

1. 按运动轴数目分类 可分为单轴关节、双轴关节和多轴关节。

(1) 单轴关节：只能绕 1 个运动轴在 1 个平面内运动的关节，包括滑车关节和车轴关节。滑车关节又称屈戍关节，如肱尺关节、指间关节。车轴关节是绕本身垂直轴在水平面上回旋运动的关节，如肘关节(图 2-1-6)。

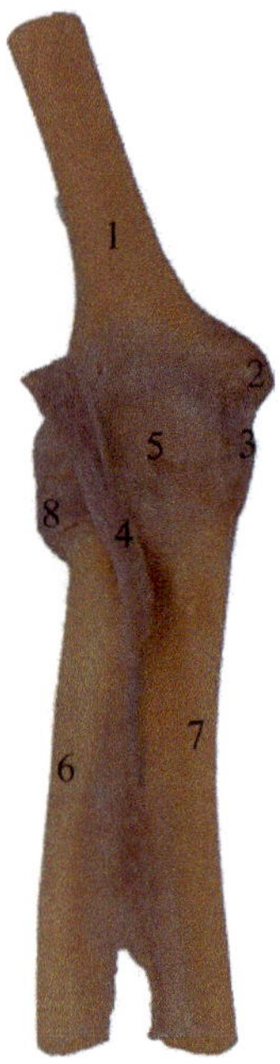

▲ 图 2-1-6 单轴关节(肘关节)示意图

1，肱骨；2，内侧髁；3，内侧副韧带；4，肱二头肌肌腱；5，关节囊；6，桡骨；7，尺骨；8，环状韧带

(2) 双轴关节：能绕 2 个互相垂直的轴在 2 个平面上运动的关节，包括椭圆关节和鞍状关节。椭圆关节能进行屈伸、收展或环转运动，如桡腕关节。鞍状关节的关节面均呈鞍形，形成屈伸、收展运动，如髋关节(图 2-1-7)。

(3) 多平面关节：能绕 3 个轴在 3 个平面上运动的关节，主要是球窝关节，如肩关节、髋关节。

2. 按关节囊内包被的骨骼数分类 可分为单关节和复关节。

(1) 单关节由 2 块骨组成，如指间关节、肩关节等。

(2) 复关节由 2 块以上的骨组成，如肘关节、膝关节等。

(三) 关节的运动

人体的关节运动按所绕的关节旋转轴可分为屈伸、内收、外展、旋转和环转运动。

屈伸运动为绕冠状轴在矢状面上进行的屈、伸运动，骨中心相互靠近为屈曲，相互远离为伸展。

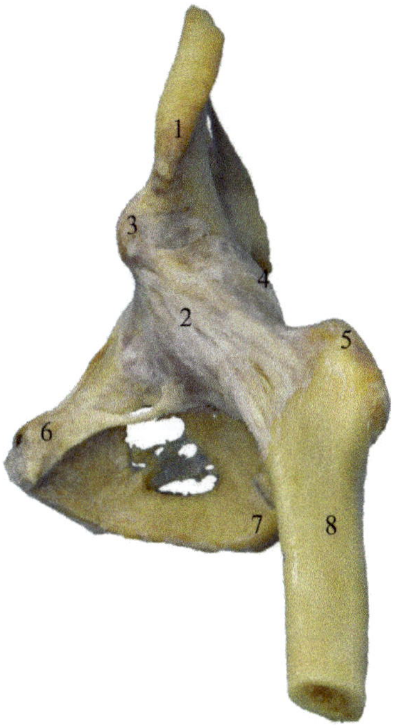

▲ 图 2-1-7　双轴关节(髋关节)示意图

1,髂前上棘;2,髂骨韧带;3,髂前下棘;4,髋臼唇;
5,大转子;6,耻骨结节;7,坐骨结节;8,股骨

内收、外展运动为绕矢状轴在冠状面上进行的运动,骨中心靠近正中面的运动为内收,骨中心远离正中面的运动为外展。

旋转运动为绕垂直轴在水平面上旋转的运动,如肱骨的旋前、旋后。

环转运动为骨近端原位旋转,而远端做圆周运动,如肩关节、髋关节。

第二节　肌　　学

一、骨骼肌形态

肌肉按微观形态可分为骨骼肌、平滑肌和心肌。

骨骼肌分布全身,有 600 多块,绝大部分附着于骨骼,约占体重的 40%,是人体随意运动的动力部分,也是损害后影响人体支撑结构的重要部分,例如,内收肌群损害引起直立位骨盆前旋。

平滑肌分布于人体管道结构中,对调整管道内气体或液体的流动有重要作用,主要受自主神经系统调控,是运动系统损伤以外症状的重要影响部分,如血管痉挛、支气管痉挛、胆道痉挛等。

心肌是动脉血流的动力部分,持续推动动脉血向远心端流动,受自主神经系统调控。

骨骼肌解剖形态存在多样性,按外形可分为长肌、短肌、扁肌和轮匝肌。长肌主要分布于四肢,跨越 1～2 个关节,收缩时可引起大幅度运动,如长收肌、缝匠肌。短肌主要分布于骨关节区域深部,收缩时引起小幅度运动,对局部运动的精细动作起到稳定支撑作用,如回旋肌、腘肌、肩袖肌群等。扁肌主要分布于躯干,募集运动广泛,对筋膜层张力有明显影响。轮匝肌主要分布于孔裂周围,呈环状分布,收缩时缩小或关闭孔裂(图 2-2-1)。

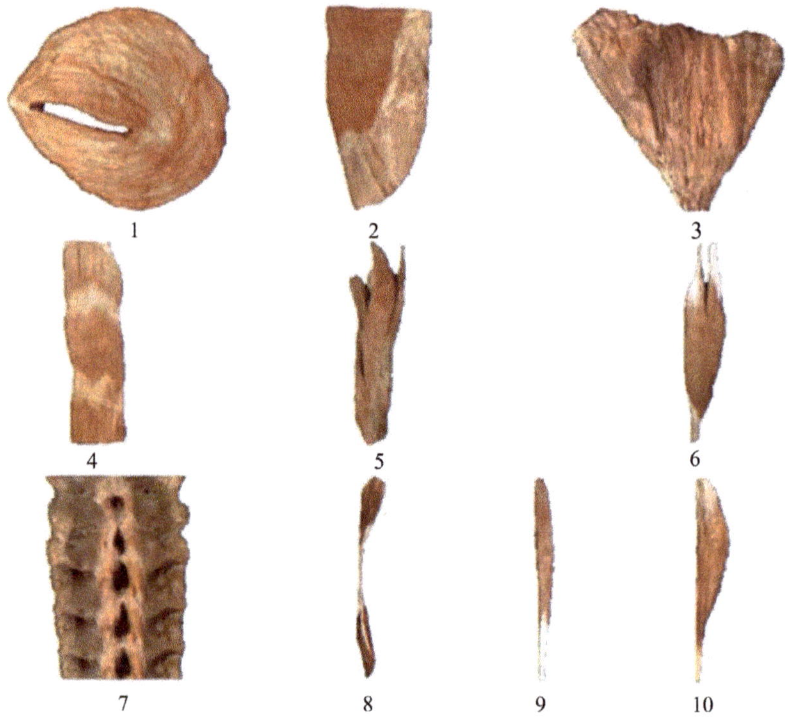

▲ 图 2-2-1　骨骼肌解剖形态

1,轮匝肌;2,阔肌;3,三角肌;4,短肌;5,三头肌;6,二头肌;7,多裂肌;8,二腹肌;9,半羽肌;10,羽肌

长肌按头数可分为二头肌、三头肌和四头肌。不同部位的肌腱附着体现出更多的功能。长肌的收缩多需要筋膜或腱鞘约束,使长肌收缩时形成方向一致的合力,类似于液压装置,其约束部分的张力直接影响长肌收缩力。约束过紧,肌肉不能良好收缩,约束过松,收缩力不能有效募集,都是引起肌肉无力的原因。

肌肉的形态不同,其力学募集的特点和功能各异。中间为膨大的肌腹,两端为肌腱的梭状肌,收缩时,中间隆起,其附着的两端相互靠近。一头是肌腱,另一头是广泛肌肉附着的扁肌,收缩时,肌腱一端多为运动部分,按照肌纤维附着特点可以分为无羽肌、羽状肌、臀大肌、胸大肌。只有粗大的肌纤维,没有筋膜力学募集区,为无羽肌。冈下肌、三角肌、指长伸肌等存在肌束间或一侧肌纤维筋膜附着和力学募集现象,为羽状肌。募集肌肉力学的筋膜存在丰富感受器,是影响肌肉张力的重要结构,也是功能康复治疗的主要部位。

二、骨骼肌微观结构

宏观的肌肉结构由肌细胞和细胞外基质构成,没有细胞外基质的肌细胞只能产生一次强直性收缩,有细胞外基质的肌细胞能发挥持久的运动活力。

肌细胞细长呈纤维状,又称为肌纤维。肌纤维的细胞膜称肌膜,细胞质称肌浆,肌浆中有许多与肌细胞长轴平行排列的肌丝,是肌纤维收缩的物质基础。

骨骼肌是人体运动的主要动力来源,骨骼肌纤维为长柱形多核细胞,一条肌纤维含有几十个到上百个细胞核,位于肌浆周边的肌膜下方。每条肌纤维中包含许多肌原纤维,沿肌纤维纵轴平行排列。肌原纤维上有明暗相间的条纹，分别称为明带和暗带。在肌原纤维的暗带中有一条淡色的 H 带，H 带的中间有一条深色的中线，即 M 线；在明带中间有一条深色的线，即 Z 线。相邻两条 Z 线之间的部分称为肌小节（图 2－2－2）。

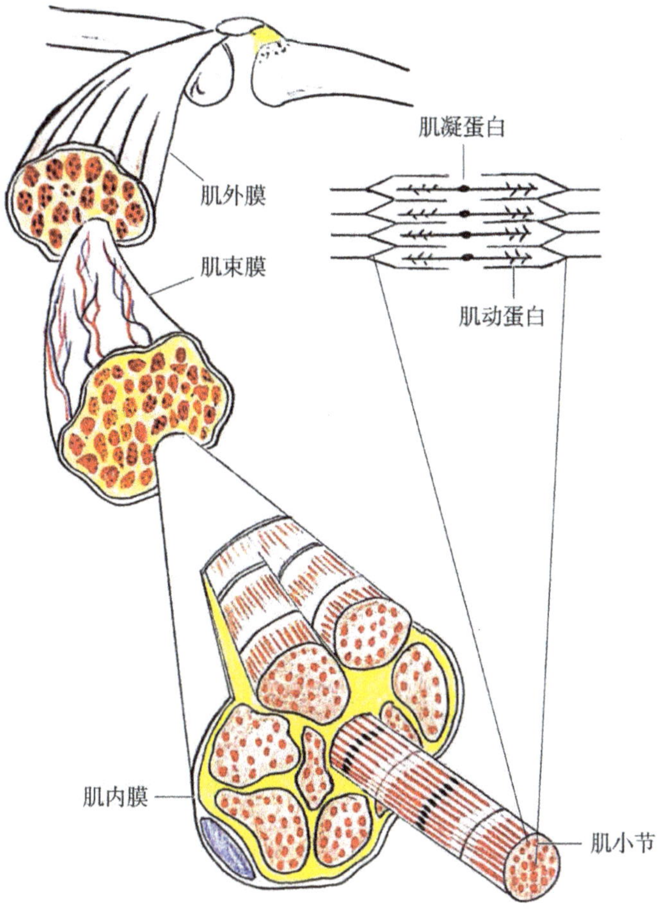

▲ 图 2－2－2　肌小节示意图

肌小节是肌纤维的基本运动功能单位，内有粗、细两种肌微丝分布。明带为细肌微丝部分，由肌动蛋白构成；暗带为粗肌微丝部分，由肌球蛋白构成；粗、细肌微丝间相互叠加，H 带为没有粗、细肌丝叠加部分。在粗、细肌微丝叠加部分有横向的 T 管，并与纵向走行的 L 管连接，连接处膨大，形成终池，在兴奋－收缩耦联时起到重要作用。神经冲动传递至终池，使终池内钙离子释放，肌动蛋白与肌球蛋白间形成横桥耦联，产生相对运动，肌纤维缩短。

每个肌小节都能产生收缩，肌动蛋白和肌球蛋白形成肌小节的可收缩结构，是主动力量来源。在此之外，还有一些不能主动收缩的蛋白质，构成细胞的骨架，又称结构蛋白。

结构蛋白不能主动收缩，但在被动拉长后，可以产生被动收缩势能，有利于维持肌细胞结构和功能的完整性。

在骨骼肌纤维与肌膜间有一种扁平有突起的细胞，称为肌卫星细胞。当肌纤维受伤时，此细胞可以分化成肌纤维，起到修复作用；而成肌纤维分化过度时，局部成纤维细胞增多，易形成软组织损害粘连。

心肌是动脉循环的主要动力来源，具有持久、耐疲劳的特点，有意识对心肌收缩控制功能微弱。

平滑肌广泛分布于血管和内脏，是血液循环动力的辅助来源，对外周动脉阻力和静脉张力有一定影响，受副交感神经调节，很少受意识支配。

三、骨骼肌运动调控

肌肉收缩是运动系统主要动力来源，其力学作用及肌肉之间的联动则需要辅助结构帮助完成。常见的辅助结构有筋膜、腱鞘、滑液囊和籽骨。

筋膜是维护肌肉结构、内脏形态、力学传递的重要部分，由结缔组织构成。运动系统的筋膜由包绕肌细胞的肌内膜到包绕肌束的肌束膜，再到包绕整块肌肉的肌外膜，最后连接成包绕整个躯体的肌筋膜套，形成立体的筋膜软框架结构。

筋膜是内环境稳定、缓冲和干细胞储备的场所。对于筋膜框架内的功能结构细胞有良好的保护和支持作用。对于肌细胞，筋膜的被动拉伸在原始长度的 1.5 倍以内，正好符合肌小节的拉伸长度，肌小节拉伸超过原有长度的 1.5 倍以上，粗、细肌丝相对分离，失去原有结构，不能再进行收缩运动。当肌肉出现拉伤时，多表现为肌肉骨骼附着部分的撕脱或肌肉与肌腱之间的撕裂，很少出现肌肉内部的撕裂现象。筋膜具有黏弹性的特点，在被动牵拉的力去掉后，能恢复到未牵拉前的形态，对于维持肌肉的整体形状有重要作用。在肌细胞收缩变短后，筋膜结构释放被牵拉形成的势能，使肌细胞恢复原有结构，为下一次收缩提供条件。在某种意义上，没有筋膜的肌肉是不能产生连续运动的(图 2-2-3)。

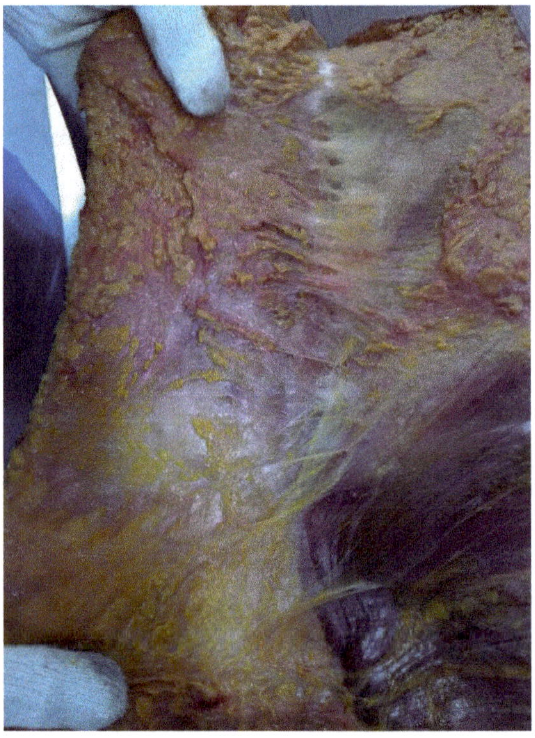

▲ 图 2-2-3　人体结缔组织筋膜结构形态

筋膜主要由胶原纤维构成，夹杂少量弹性纤维。胶原纤维按一定顺序构成网状空间结构，围绕在成纤维细胞周围。淋巴细胞、巨噬细胞、肥大细胞、中性粒细胞等免疫细胞在胶原纤维形成的网状空间结构中自由穿行，形成体液免疫的监视系统。一旦出现异物侵入，组织细胞就会释放趋化因子，使免疫细胞快速移动到异物入侵部位，产生免疫反应。免疫细胞的营养供应来源于组织液，而组织液的代谢与微循环功能存在密切联系。胶原纤维网状空间结构的网眼大小直接影响免疫细胞的通过速度和是否能够通过

(气血运行通道)。一旦出现免疫细胞不能通过的情况,免疫监视功能就会下降,出现免疫异常问题。例如,颈前部软组织牵拉增多,继发软组织损害影响咽喉部,即可出现慢性咽炎。免疫监视下是细胞突变增殖的重要条件,保护好胶原纤维的网状空间结构是预防软组织损伤及疾病的前提("痛则不通")。

筋膜在维持人体力学结构稳定和传递力学信息中具有重要作用。胶原纤维的合成受力学影响非常大。成纤维细胞在异常力的作用下产生形变,形变的成纤维细胞会增加胶原纤维的合成。胶原纤维释放到成纤维细胞周围,可以增加成纤维细胞的抗力学干扰作用。正常情况下,过多的胶原纤维可以被足够的水和较高的温度降解,良好的微循环可以创造这一条件。环境温度降低可明显影响皮下微循环,经常寒冷刺激直接影响皮下浅层胶原纤维降解。高强度的劳动使肌肉内的成纤维细胞受到过度牵拉,胶原纤维合成增多。长期累积性劳损是胶原纤维沉积老化的重要原因。胶原纤维的合成增加使彼此空间距离缩小,胶原发生交联老化,老化的胶原纤维是不能被水降解的,致使胶原纤维过度沉积,网状空间结构网眼变小,胶原纤维相对滑动减少,在挤压和牵拉时,形变减少,固缩变硬。此时,打开胶原纤维的软框架需要介入打孔、高温降解或锐性切割。40℃以上的温度可以打开胶原纤维交联的三维结构,使胶原纤维降解变得容易。日常生活中,天气炎热,劳累后回家,打开空调舒服地睡一觉,醒来全身紧绷,这就是皮下浅筋膜内产生了过多的胶原,因低温减少体表血流,胶原纤维不能迅速降解,影响皮肤滑移和筋膜舒展。通过泡热水澡、洗桑拿浴、拔罐、刮痧等加速胶原纤维降解或筋膜拉伸以消除症状。如果胶原纤维交联老化为多层性质,则外热治疗及浅筋膜治疗效果差。

筋膜在约束肌肉的同时,还发挥着整体力学传递的作用,尤其是腱膜性筋膜结构。新鲜标本的大体解剖可以看到闪亮的胶原纤维束,与连接的肌肉走行方向一致,是肌肉的力学传递结构。同时,筋膜的张力增高也会激发肌肉的整体兴奋性。因为有部分肌梭连接的纤维束嵌入筋膜结构中,在筋膜张力增高时,拉动肌梭,产生牵张反射,肌肉出现预应激状态(图 2-2-4)。

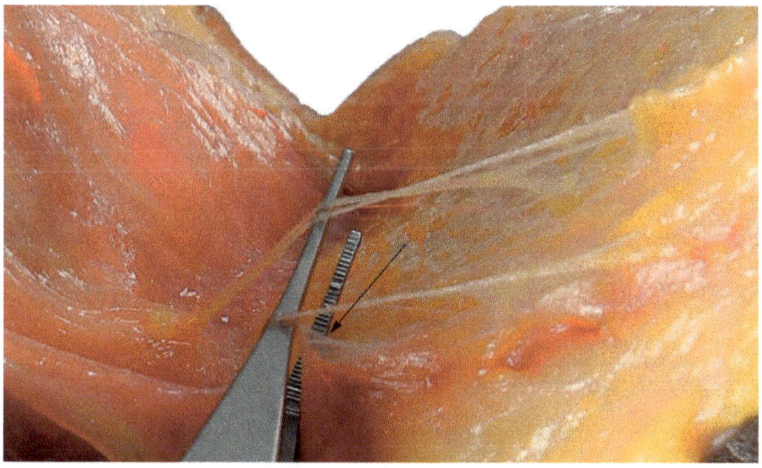

▲ 图 2-2-4 颈前筋膜解剖示意图

筋膜在关节周围增厚形成关节囊韧带,保护关节正常活动的同时,对关节的活动范围发挥限制、保护作用,是关节结构完整性的重要保障。因关节的异常受力,关节囊韧带受到过度牵拉,增厚的关节囊韧带延展性下降,张力增高,直接影响关节的活动范围、影响关节周围的血液回流,形成痹症。如髌骨周围的韧带张力增高,限制髌骨运动,就会表现出膝关节屈伸范围缩小的情况。髂股韧带张力增高,限制骨盆旋后,使髋关节长期处于屈曲的状态,人体重心前移。

长期的肌肉收缩需要肌肉外层的筋膜鞘或筋膜套增强定向收缩力。实际上,长肌做功相当于液压装置，液压壁的张力直接影响液压杆的力量。竖脊肌需要胸腰筋膜张力维持，背阔肌、腹横肌的张力影响竖脊肌收缩力，背阔肌、腹横肌张力下降或增高都会出现竖脊肌收缩无力，张力下降时多为单纯无力；张力增加时，因组织缺氧而出现酸软无力。腹直肌需要腹直肌鞘的张力维持与腹内斜肌、腹外斜肌、腹横肌收缩力有关，上述肌肉附着点损害，腱梭兴奋，引起肌肉神经控制的"非中枢指令抑制"，肌肉收缩受到抑制，腹直肌鞘放松，是引起腹型肥胖的重要原因。下肢运动与阔筋膜张肌连接的大腿筋膜张力有关。筋膜作为长肌的助力装置必不可少，但筋膜鞘又不能过度紧缩。由于长期牵拉使筋膜内部胶原沉积，结构塌陷变短，对鞘内肌肉约束力过度，导致肌肉内压力升高，微循环减慢，代谢能力下降，易出现疲劳现象。例如，胸腰筋膜张力增高，站立时间长或弯腰时间长就会出现腰酸、无力。如果肌肉本身没有损害，则不会表现出疼痛。

筋膜在腕、踝部形成支持带，约束通过关节的肌腱，而这些支持带是在出生后形成的，与力学刺激有关，所以，每个人的支持带形态都不完全一样。支持带如果过紧，对肌腱内的腱梭产生明显刺激，会使整块肌肉处于抑制状态，应激收缩力减弱，其动力控制结构出现异常。如内踝支持带的张力增高，对胫股后肌、趾长屈肌、踇长屈肌的肌腱约束增多，反馈性引起上述肌肉收缩抑制，足弓的动力控制能力下降，足弓下沉，牵拉跖腱膜，引发足跟痛。

筋膜的交织成网，体现人体力学的复杂性，对于筋膜结构的放松干预治疗，是力学结构调整的重要手段，如主动、被动拉伸，切，推，关节松动，按摩等。

肌肉的张力维持源于牵张反射，牵张反射形成静息状态下的肌肉自律收缩。肌肉的张力维持存在自身感受器反馈调节。梭外肌受 α 运动神经元支配，通过肌肉收缩引导骨骼运动，帮助人体完成日常活动和运动。梭内肌位于梭外肌之间膨大的肌梭纤维鞘内，两端通过纤维连接肌腱或筋膜。梭内肌含有 3 种肌纤维，核链纤维、静态核袋纤维和动态核袋纤维。一般肌梭内包含 1 条动态核袋纤维、1 条静态核袋纤维和约 5 条核链纤维。核袋纤维主要感受肌肉收缩-伸展起始和速率变化时的神经冲动，核链纤维主要感受肌肉收缩-伸展以后的维持状态的神经冲动。在梭内肌纤维上有螺旋状终末和花枝状终末 2 种神经纤维分布。

当肌肉被牵拉时，梭内肌被拉长，螺旋状终末和花枝状终末兴奋，产生神经冲动，传入脊髓。引起支配同一块肌肉的脊髓灰质前角 α 运动神经元兴奋，通过传出神经纤维，反射性引起被牵拉的梭内肌周围的梭外肌收缩。此为牵张反射过程，是微循环回心的重要动力来源，骨骼肌与心肌之间形成血液流动的互动，形成完整的循环。大量肌肉张力异常造成血液循环周围阻力增加，是高血压成因之一。

当肌肉收缩时，肌梭的被动牵拉被抵消，肌梭兴奋性下降，神经兴奋传导反馈消失。当 γ 运动神经元兴奋时，肌梭的两端悬吊结构收缩，使肌梭活化，开始接收牵拉的信息。α 运动神经元和 γ 运动神经元共同作用使肌肉收缩的作用为 α－γ 共活化作用。也就是说，γ 运动神经元的异常活化或肌梭受筋膜张力影响的牵张激发都可以引起肌肉的紧张度增加，长期的肌肉过度紧张会引发软组织疼痛。通过刺激肌梭使肌梭内的神经纤维失活，放松肌肉，是治疗肌肉痉挛期损害的重要方法。

通过降低 γ 运动神经元兴奋性的方法，减少肌梭的牵拉，也是降低肌肉痉挛期疼痛的重要方法。对 α 运动神经元的兴奋抑制，也是消除肌肉痉挛的重要方法，降低 α、γ 运动神经元兴奋的方法主要通过被动拉伸、抗阻力交互抑制、训练、感受器压力、点穴、切穴松解、穴位针灸刺激。

针对因肌肉痉挛引起的疼痛，适度的肌肉筋膜拉伸、拉长变短的筋膜或针刺肌梭使神经末梢进入感知不应期，都可以缓解肌肉痉挛。对相应脊神经后支的刺激，干扰了同阶段神经元的敏感度，同样可以起到不错的止痛效果。

肌肉的主动收缩或整体筋膜框架的变短都会引起肌腱的牵拉，肌腱内存在高尔基腱器，也就是腱梭，是肌腱的牵张感受器。腱梭位于肌肉与肌腱连接处或深埋于肌腱内部，腱梭内有髓神经纤维分布，对肌肉有保护作用。当肌肉快速收缩时，腱梭受到牵张刺激，牵张信号传递到脊髓后根，抑制脊髓前角 α 运动神经元兴奋性，保护肌肉不会因过快收缩而撕裂。同时，激发其拮抗肌的兴奋性，对过度运动进行拮抗，保证运动的适应性。更重要的是，向中枢传递肌肉的强度信息，中枢对肌肉强度信息整合后，做出相应运动协调。

腱梭感知肌肉张力及肌张力变化速度的信息，在肌肉收缩或肌肉被动拉伸时，腱梭向中枢神经系统传递肌肉张力信息。肌肉负荷越大，腱梭的反应越大。当肌肉发生黏弹性紧张造成肌肉的整体长度缩短时，腱梭被持续激活，使肌肉的兴奋性下降，在运动中的预应激速度减慢，出现运动不协调。如踝后脂肪垫或跗骨窦脂肪损害引起足踝背屈应用增多，行走过程中，足跟着地前需要小腿前群肌的预应激提升，小腿前群肌继发损害出现，预应激速度减慢，出现前足拍击地面的情况，最终导致足底胼底的出现。或者，下肢向前摆动过程中，前足触及地面突起障碍物。长时间的肌肉张力增高对肌肉骨骼附着部分产生的牵拉刺激，使附着部分血液循环下降，代谢产物堆积，出现无菌性炎症，持续刺激腱梭，使肌肉得到放松，腱梭的异常兴奋同样引起运动异常。

经筋治疗中的解结操作多针对筋膜增生部位。持续激活的腱梭，反馈引起拮抗肌兴奋，持续收缩，代谢异常，无菌性炎症刺激游离神经末梢，引起软组织疼痛。腱梭异常兴奋的上传，导致中枢做出相关肌肉应激激活，持续紧张的肌肉失代偿，出现远端疼痛。对于肌肉骨骼附着部分的治疗，降低了腱梭的兴奋性，使一系列应激解除，从而消除软组织疼痛。

筋膜组织框架结构的缩短是经筋病的范畴，通过经络刺激的方法很难维持稳定。慢性软组织损害需要对肌肉本身和肌肉骨骼附着部分都进行处理，并选择合适的治疗和功能康复，才能彻底治愈慢性软组织疼痛。

腱鞘是肌肉力学方向稳定和力学作用方向改变的重要结构，对肌腱的约束是适度的，过于松弛的腱鞘不能良好地控制力学方向；过紧的腱鞘增加了腱梭兴奋的机会，肌肉的兴奋收缩受到抑制，同时增加了肌腱与腱鞘的摩擦，蓄积局部炎症，反馈引起滑液囊肿胀、积液，出现腱鞘囊肿。

滑液囊是骨与骨、骨与肌肉、骨与肌腱、骨与筋膜、肌肉与肌肉、肌腱与腱鞘支持带等力学摩擦较多部位，有效降低摩擦力的结构。通常滑液囊内有少量滑液，当摩擦增多时，滑液量明显增加，吸收能力差的部位容易出现囊肿。例如，腕背部腱鞘囊肿就是指伸肌腱摩擦腱鞘滑液囊引起的。

籽骨分布于沿骨骼长轴走行的肌腱力学拐点处，起到增加力臂的作用。例如，髌骨作为人体最大的籽骨，镶嵌在股四头肌腱深面，给膝关节的伸直增加了内力臂。当髌骨内微循环功能下降，出现髌骨内压力增高时，作为支点的髌骨不能承受原有力，出现股四头肌收缩受到抑制的无力现象。

四、骨骼肌附着与功能

（一）头面部肌肉

头面部肌肉包括帽状腱膜、咀嚼肌、表情肌等（图 2－2－5）。

1. 帽状腱膜　帽状腱膜覆盖颅顶部，是头面及躯干上部筋膜张力集中部位，其深面分布大量感受器，中枢神经系统通过这些感受器获得大量外部信息。枕肌、额肌分布于帽状腱膜两端，起到帽状腱膜张力维持作用。枕肌、额肌的过度兴奋，增加帽状腱膜对颅顶部压迫，出现头重如裹的感觉，头部胀痛、部分脱发、精神紧张。

2. 咀嚼肌　咀嚼肌包括：咬合作用的咬肌、翼内肌、颞肌；张口作用的翼外肌；口腔封闭作用的颊肌、下颌舌骨肌、颏舌骨肌。咀嚼肌受三叉神经支配，三叉神经的感觉纤维受到炎症刺激，容易出现三叉神经痛。

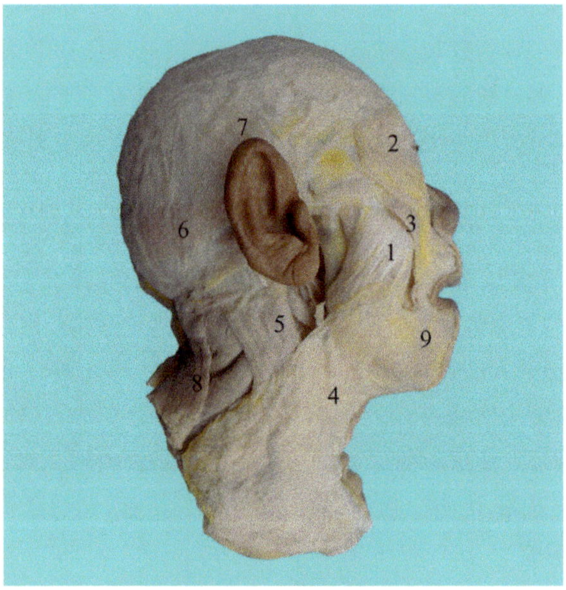

▲ 图 2-2-5　头面部肌肉

1,咬肌;2,眼轮匝肌;3,颧大肌;4,颈阔肌;5,胸锁乳突肌;6,枕肌;
7,耳上肌;8,上斜方肌;9,降口角肌

(1) 咬肌:为长方形扁肌,起于颧骨、颧弓和颧弓下缘、内缘向后下止于下颌角和下颌骨咬肌粗隆,拥有浅头和深头,在咀嚼过程中双侧收缩闭口使牙齿相互接触,有效地压碎和研磨食物,双侧收缩可以稍微向前突入下颌骨,单侧收缩使下颌骨轻微同侧偏移(图 2-2-6)。

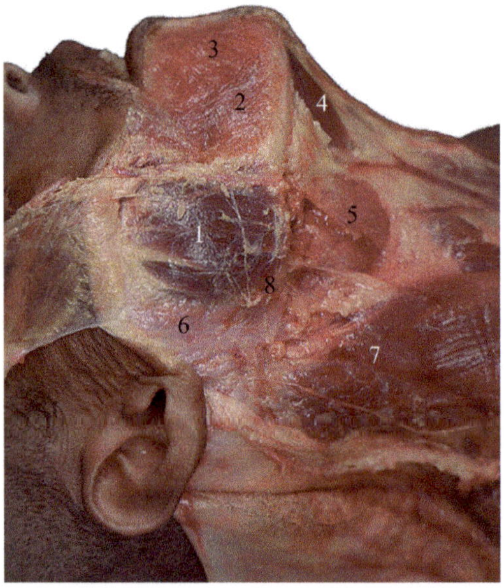

▲ 图 2-2-6　咬肌及周围解剖示意图

1,咬肌;2,降口角肌;3,降下唇肌;4,二腹肌前腹;5,下颌下腺;6,腮腺;7,胸锁乳突肌;8,下颌角

(2) 翼内肌:起于翼突窝,止于下颌角内面的翼肌粗隆,收缩时上提下颌骨,并使其向前运动,可同侧旋转(图 2-2-7)。

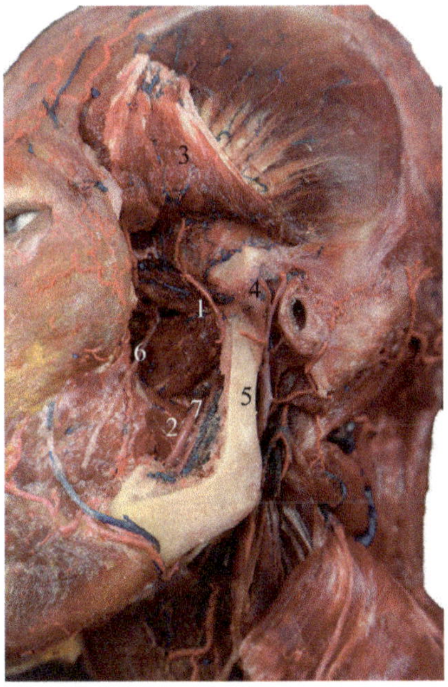

▲ 图 2-2-7　翼内肌及周围解剖示意图

1,翼外肌;2,翼内肌;3,颞肌;4,下颌关节;5,下颌骨;6,颊神经;7,舌神经

(3) 颞肌:起于颞窝、颞线及颧弓内侧面,肌束呈扇形向下汇聚,止于下颌骨冠突至内斜线。收缩时前部肌束呈垂直位上提下颌骨;后部肌束呈水平位向后牵拉下颌骨(图 2-2-8)。

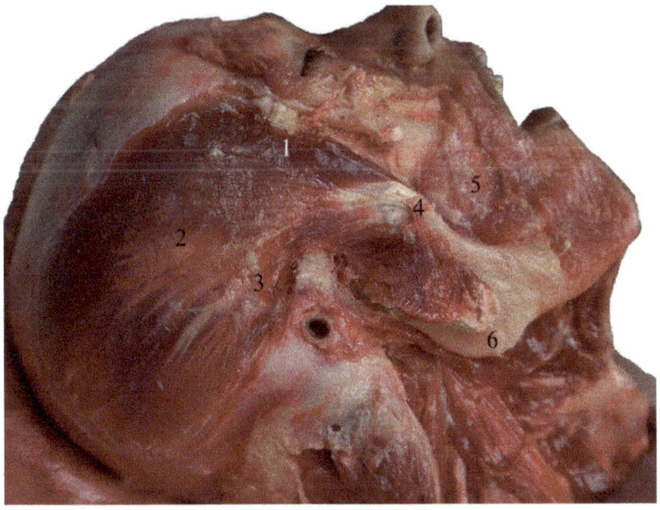

▲ 图 2-2-8　颞肌及周围解剖示意图

1,颞肌前束;2,颞肌中束;3,颞肌后束;4,冠突;5,颊肌;6,下颌角

(4) 翼外肌:位于颞下窝内,起于蝶骨大翼的下面和翼外板的外侧,向后外侧止于下颌骨髁突的翼肌窝及下颌关节囊。两侧同时收缩,牵拉下颌髁突头和关节盘向前移动至下颌结节的前下方,做张口运动;一侧收缩可使下颌骨向对侧旋转移动(图 2-2-9)。

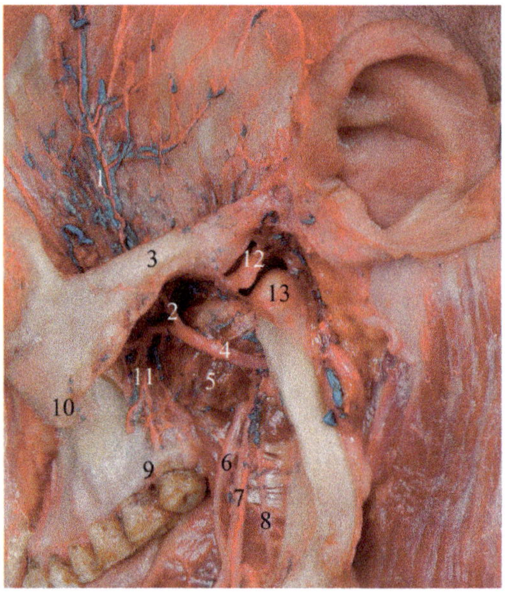

▲ 图 2-2-9 翼外肌及周围解剖示意图

1,颞深血管;2,颞深动脉;3,颧弓;4,上颌动脉;5,翼外肌;6,舌神经;7,下牙槽神经;8,下颌舌骨肌神经;9,牙槽突;10,颧结节;11,上牙槽后动脉;12,下颌关节盘;13,髁突

(5) 颊肌:起于面颊深层,止于口角的肌性部分。作用为使唇颊贴紧牙齿,帮助咀嚼和吸吮,牵拉口角向外。

3. 面部表情肌 面部表情肌包括口轮匝肌、眼轮匝肌、提口角肌、降口角肌、颧肌、提上唇肌、降下唇肌、鼻翼肌等。表情肌受面神经支配,面神经病变或受压迫时,出现面部下垂、面瘫、面肌痉挛(图 2-2-10)。

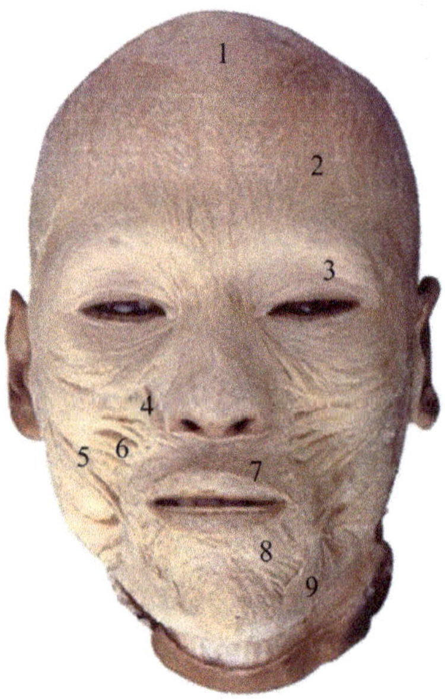

▲ 图 2-2-10 面部表情肌

1,帽状腱膜;2,枕额肌额腹;3,眼轮匝肌;4,提上唇鼻翼肌;5,颧大肌;6,颧小肌;7,口轮匝肌;8,降下唇肌;9,降口角肌

(二) 躯干部肌肉

1. 枕后肌群　枕后肌群包括上斜方肌、头半棘肌、头夹肌、头上斜肌、头下斜肌、头后大直肌、头后小直肌，对头颈部有调整作用(图 2-2-11)。

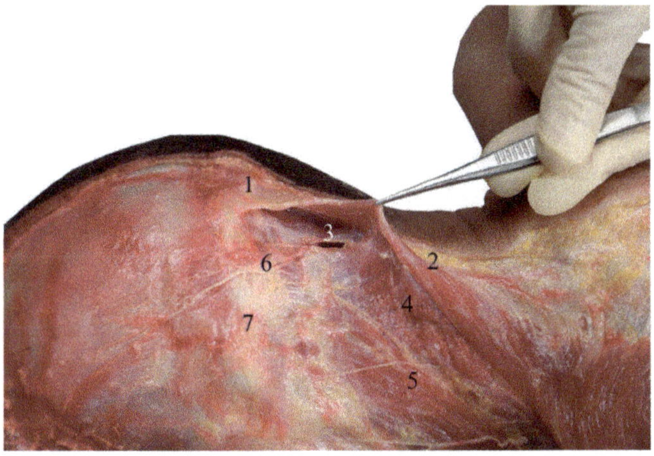

▲ 图 2-2-11　枕后肌群

1，枕外隆凸；2，上斜方肌；3，项韧带；4，头夹肌；5，胸锁乳突肌；6，枕大神经；7，上项线

(1) 上斜方肌：起于枕外隆突外侧上项线内 1/3 及项韧带，止于肩锁关节、锁骨外 1/3 上面、肩胛冈外 1/3 上面及肩峰。远固定收缩时可使头同侧弯曲、转向对侧和近固定上抬肩外侧。头前探时牵拉肩外侧前移，出现圆肩(图 2-2-12)。

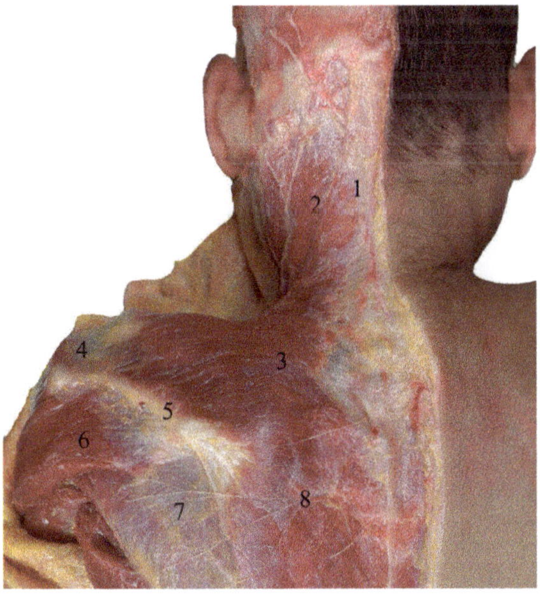

▲ 图 2-2-12　上斜方肌及周围解剖示意图

1，上斜方肌；2，头夹肌；3，中斜方肌；4，肩峰；5，肩胛冈；6，三角肌后束；7，冈下肌；8，下斜方肌

(2) 头半棘肌：起于 C4－C6 关节突和 C7－T10 横突，向上止于枕骨上、下项线之间。收缩时可同侧

旋转头颈部，双侧收缩后伸头颈部。枕大神经穿行于头半棘肌上段，此处有无菌性炎症时，出现枕大神经刺激症状（图 2-2-13）。

（3）头夹肌：起于项韧带和 C7-T3 椎体棘突，止于颞骨乳突和枕骨上项线外侧部。收缩时头同侧弯、同侧旋转（图 2-2-13）。

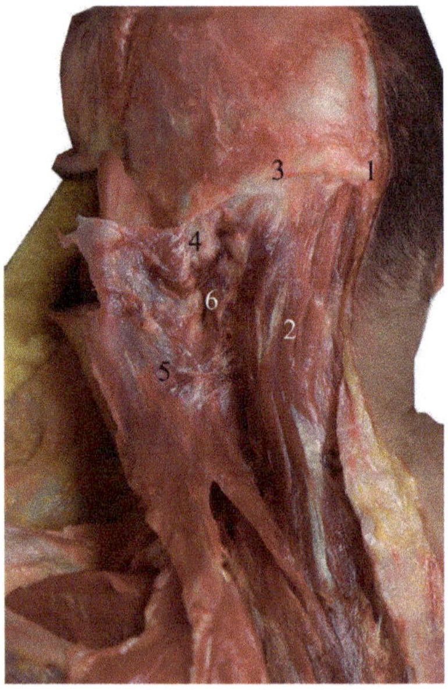

▲ 图 2-2-13　头半棘肌及周围解剖示意图

1，枕外隆凸；2，头半棘肌；3，上项线；4，乳突；5，头夹肌

（4）头上斜肌：起于 C1 横突上面，止于枕骨上、下项线之间的中外侧。收缩时，微调寰椎与颅底的水平旋转（图 2-2-14）。

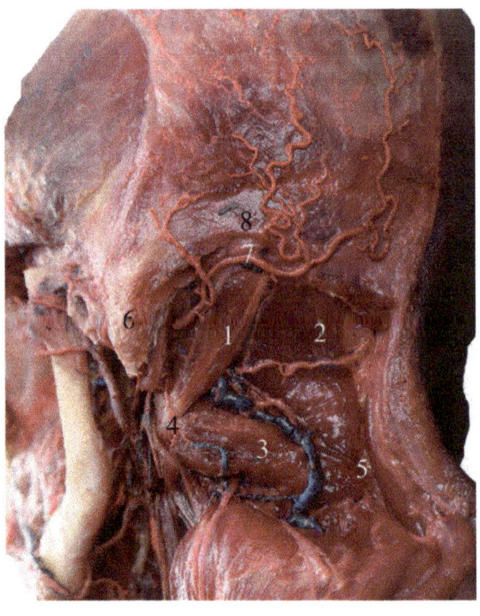

▲ 图 2-2-14　头上斜肌及周围解剖示意图

1，头上斜肌；2，头后小直肌；3，头下斜肌；4，C1 横突；5，C2 棘突；6，乳突；7，枕动脉；8，上项线

(5) 头下斜肌：起于 C1 横突下面，止于 C2 棘突侧方。其外下方有枕大神经绕过。收缩时，寰枢椎相对旋转(图 2-2-14)。

(6) 头后大直肌：起于 C2 棘突上缘，止于枕骨下项线中部。收缩时，缩小寰枕后间隙及寰枢间隙(图 2-2-14)。

(7) 头后小直肌：起于寰椎后弓上面，止于下项线内侧下方。收缩时，缩小寰枕后间隙(图 2-2-14)。

2. 乳突附着的肌群　乳突附着的肌肉包括胸锁乳突肌、头夹肌和头最长肌，可以使头侧方夹角变小或水平旋转头部。

(1) 胸锁乳突肌：起于胸骨柄上部、锁骨内侧 1/3，止于颞骨乳突外侧、枕骨上项线外侧 1/2，其后方筋膜沿环枕束带覆盖整个枕后部。收缩时使颞骨乳突向胸锁关节移动、头转向对侧、双侧收缩头颈屈曲或后仰。正常躯干直立位，具有对胸廓上口前部的持续悬吊作用，头前探时，悬吊作用减弱，使前中斜角肌承受过多的胸廓重力负荷(图 2-2-15)。

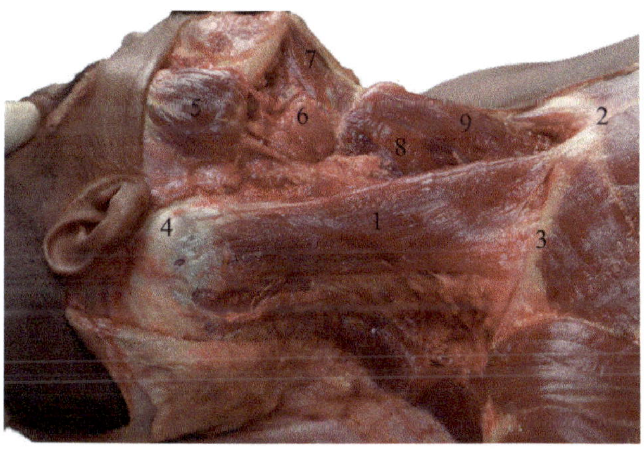

▲ 图 2-2-15　胸锁乳突肌及周围解剖示意图

1，胸锁乳突肌；2，胸骨柄；3，锁骨；4，乳突；5，咬肌；6，下颌下腺；7，二腹肌前腹；8，肩胛舌骨肌；9，胸骨舌骨肌

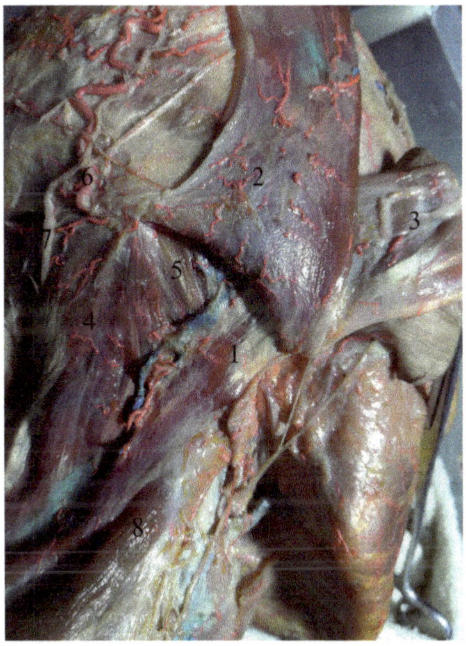

▲ 图 2-2-16　头最长肌及周围解剖示意图

1，头最长肌；2，头夹肌；3，胸锁乳突肌；4，头半棘肌；5，头上斜肌；6，枕动脉；7，枕大神经；8，肩胛提肌

(2) 头最长肌：起于第 3～5 肋后方，止于颞骨乳突尖部后缘。收缩时使乳突后下移动，过度的头部旋转负荷可出现肋骨附着处疼痛(图 2-2-16)。

乳突附着处 3 块肌应用增多：乳突管水肿刺激面神经，出现面肌痉挛或严重水肿出现面瘫；刺激镫骨肌神经出现神经性耳鸣或耳聋；刺激鼓索神经出现舌边麻或溃疡。

3. 颈后部肌群　颈后部肌肉由浅入深分别为中斜方肌、头半棘肌、颈半棘肌、多裂肌、回旋肌、肩胛提肌、颈髂肋肌，以上肌肉与颈部后伸和旋转有关(图 2-2-17)。

(1) 中斜方肌：起于项韧带，止于肩胛冈中 1/3 上缘。收缩时使肩胛冈向中线移动、后缩肩胛骨。

(2) 颈半棘肌：起于上胸段横突，止于 C2-C5 棘突。单侧收缩产生颈段同向旋转力，双侧收缩颈后伸(图 2-2-17)。

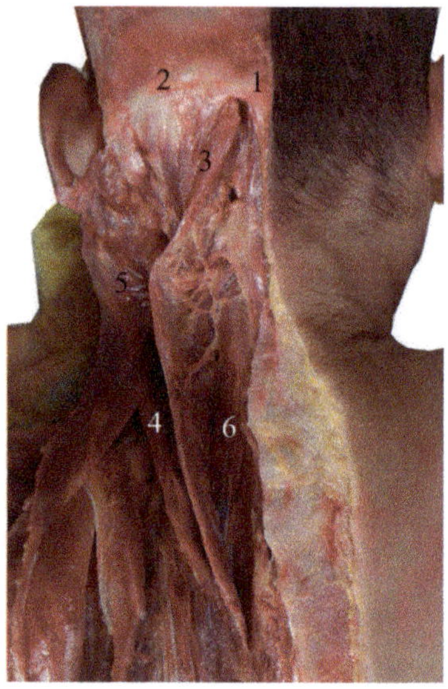

▲ 图 2-2-17　颈后部肌群

1，枕外隆突；2，上项线；3，头半棘肌；
4，头最长肌；5，头夹肌；6，颈半棘肌

（3）多裂肌：纵向连接于下位关节突关节及横突，止于上 3～4 椎体棘突侧面。单侧收缩产生脊柱的同向旋转，双侧收缩脊柱后伸（图 2-2-18）。

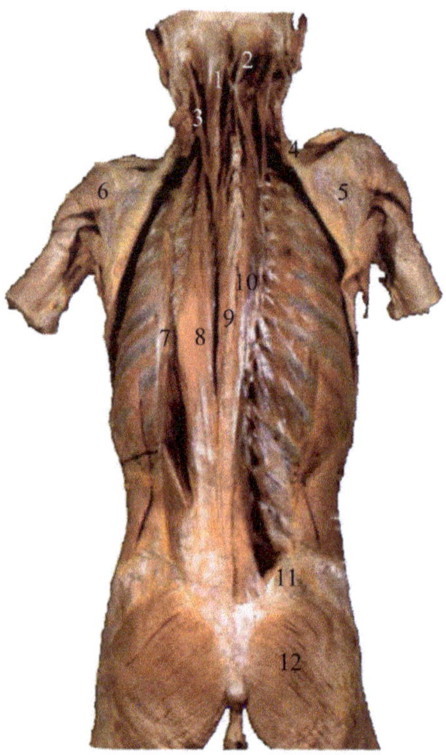

▲ 图 2-2-18　多裂肌及周围解剖示意图

1，头半棘肌；2，头后大直肌；3，头夹肌；4，肩胛提肌；5，冈下肌；6，三角肌；7，腰髂肋肌；8，最长肌；9，峙肌；10，多裂肌；11，髂后上棘；12，臀大肌

（4）回旋肌：连接下位关节突关节及横突，止于上1～2椎体棘突侧面，主要产生同向水平旋转力（图2-2-18）。

（5）肩胛提肌：起于C1-C4横突后结节，止于肩胛内上角边缘。收缩时，上颈椎向同侧侧屈、后旋，使上颈段与肩胛内上角空间距离缩短，过度应用出现肩胛内上角痛、枕颈部疼痛、枕后痛（图2-2-18）。

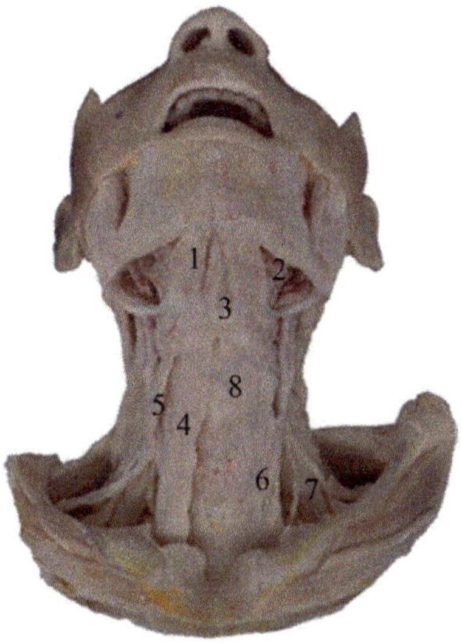

▲ 图2-2-19　颈前肌群

1，二腹肌前腹；2，下颌舌骨肌；3，颏舌骨肌；
4，胸骨舌骨肌；5，肩胛舌骨肌；6，甲状胸骨肌；
7，前斜角肌；8，甲状舌骨肌

4. 颈前肌群　颈前部除深层的颈前肌外，参与运动较多的为浅层的舌骨上、下肌群，包括颏舌骨肌、下颌舌骨肌、二腹肌、甲状舌骨肌、肩胛舌骨肌、胸骨舌骨肌，以上肌肉与舌骨的空间位置、舌运动的调整及下颌运动后下负荷有关（图2-2-19）。

（1）颏舌骨肌：连接下颌颏嵴棘与舌骨体前缘，牵拉舌骨前上移动伸舌（图2-2-19）。

（2）下颌舌骨肌：连接于下颌骨内侧面的内斜线与舌骨体前缘，收缩时，舌骨前上移、伸舌。被动牵拉出现无菌性炎症时，刺激下颌下腺及下颌下神经节，出现唾液分泌增多的流涎现象（图2-2-19）。

（3）二腹肌前腹：附着于下颌骨颏部内侧面，后腹附着于乳突内后侧的项平面。前、后腹中间连接舌骨大角，损害时牵拉舌骨移位，容易咀嚼偏歪，刺激面神经出现面肌痉挛（图2-2-19）。

（4）甲状舌骨肌：连接于甲状软骨与舌骨下缘，牵拉舌骨下移（图2-2-19）。

（5）肩胛舌骨肌：连接于肩胛切迹前方与舌骨角。良好的肩胛舌骨肌位置可以撑起颈前筋膜，保障颈内静脉和甲状腺上静脉的回流。颈前移、头前探使肩胛舌骨肌失去颈前筋膜张肌作用，并挤压颈内静脉，出现颅内血液回流缓慢的脑缺氧症状。舌静脉汇入颈内静脉，此处无瓣膜，舌静脉迂曲怒张提示颅内血液回流异常，对舌静脉放血的操作可短期改善颅内血液循环，调整头颈空间，放松颈前筋膜，可以缓解头晕、头胀等颅脑症状（图2-2-19）。

（6）胸骨舌骨肌：连接于胸骨内上缘与舌骨下缘，收缩时，牵拉舌骨下移（图2-2-19）。

舌骨上、下肌群同时紧张时，牵拉下颌出现张口动作。正常情况下，咀嚼肌放松在重力作用下自然张口，不需要舌骨上、下肌群的兴奋收缩。头颈前移时，舌骨上、下肌群被动拉紧，静息状态下自然张口，刺激下颌下腺后伴有流涎。舌骨上、下肌群拉紧使咽部静脉回流减慢，咽部黏膜充血，出现咽部肿胀、紧缩感及咽喉易感性。

5. 背部肌群 胸脊柱段肌肉由浅入深分别为下斜方肌、大/小菱形肌、胸半棘肌、胸髂肋肌、上/下后踞肌、多裂肌、回旋肌，下胸段有背阔肌与下斜方肌重叠。下斜方肌与背阔肌共同调整胸背部的浅层拉力。多裂肌、回旋肌与胸壁诸肌共同参与胸脊柱段的旋转运动，所以胸脊柱段的多裂肌、回旋肌并不是很强大(图 2-2-20)。

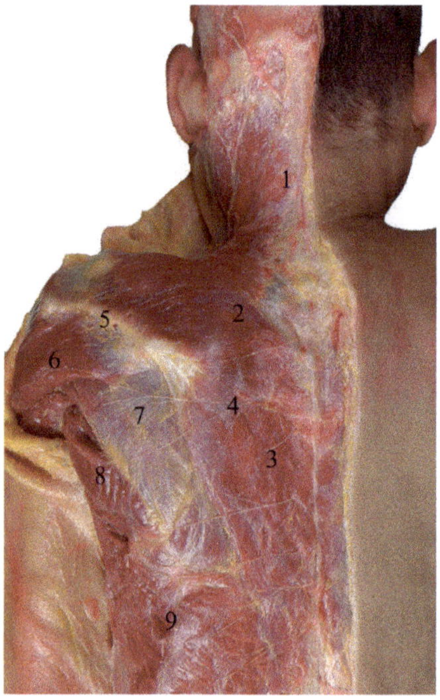

▲ 图 2-2-20 背部肌群

1，上斜方肌；2，中斜方肌；3，下斜方肌；4，脊神经后外侧支；5，肩胛冈；6，三角肌；7，冈下肌；8，大圆肌；9，背阔肌

(1) 下斜方肌：起于 T2 - T12 棘突，止于肩胛冈中段下缘。收缩时使肩胛骨向内下移动。损害缩短后牵拉肩胛骨内下移动，使肩外侧下沉，锁骨肩峰端向下后移动，挤压锁骨下静脉和臂丛，出现手麻、手胀，需要上肢抬起，手扶头部缓解症状(图 2-2-20)。

(2) 大、小菱形肌：大菱形肌起于 T1 - T4 棘突，止于肩胛骨内侧缘下 2/3，收缩时使胸椎旋转或肩胛骨内侧缘向内上移动。小菱形肌起于 C6 - C7 棘突，止于肩胛骨内侧缘上 1/3，收缩时使颈椎旋转或肩胛骨内侧缘向内上移动。菱形肌收缩时使肩胛骨向内上移动，或棘突同侧移动使椎体旋转。损害时出现肩胛间区疼痛，椎体旋转刺激相应交感神经链出现心律失常。菱形肌对于肩带的功能为盂肱关节主动收缩和伸直时稳定肩胛骨(图 2-2-21)。

(3) 胸半棘肌：起于 T6 - T10 横突，止于 C6 - T4 棘突。单侧收缩旋转颈胸段，双侧收缩使颈胸段后伸。损害时出现下颈段、上胸段疼痛。

(4) 背阔肌：起于胸腰筋膜后叶，止于肱骨结节间沟内侧唇。收缩时，拉紧胸腰筋膜，使肱骨旋前和肩向后下移动。损害后肩外侧向后下移动，锁骨下静脉及臂丛受压，出现手麻、手胀。胸腰筋膜静息状态持续高张力，出现久坐腰酸。胸腰筋膜运动状态下不能快速牵拉紧张，出现弯腰直起时腰部无力(图 2-2-22)。

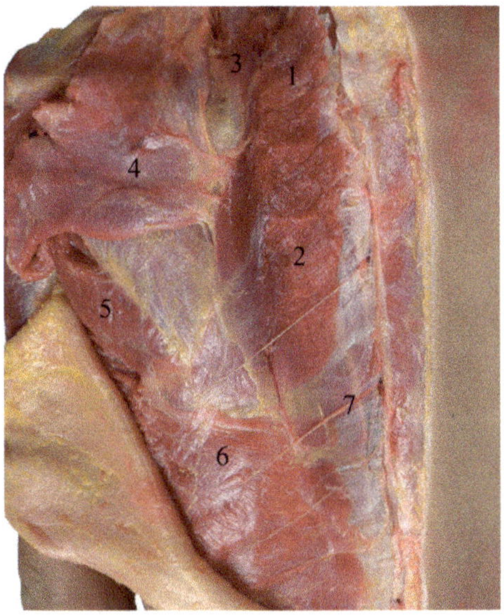

▲ 图 2-2-21　大、小菱形肌及周围解剖示意图

1，小菱形肌；2，大菱形肌；3，肩胛提肌；4，斜方肌；5，大圆肌；6，背阔肌；7，脊神经后支

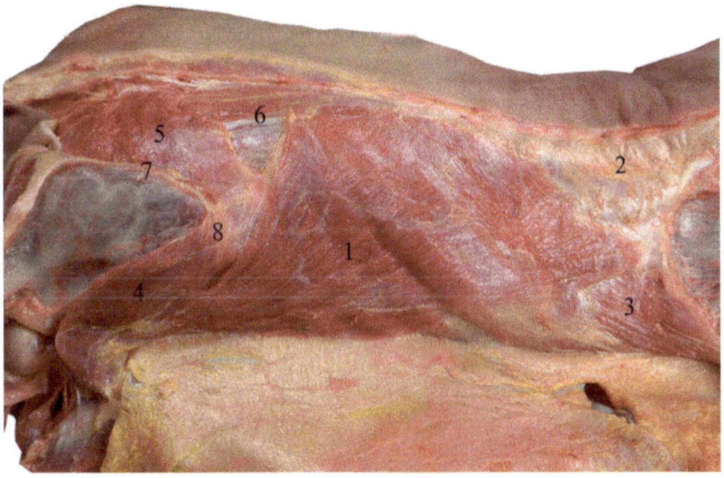

▲ 图 2-2-22　背阔肌及周围解剖示意图

1，背阔肌；2，胸腰筋膜；3，腰方肌；4，大圆肌；5，菱形肌；6，髂肋肌；7，肩胛骨内缘；8，肩胛下角

6. 腰骶部肌群　腰骶部肌肉由浅入深分别为胸腰筋膜后叶连接的背阔肌、竖脊肌(骶棘肌)、多裂肌、回旋肌、腰方肌、横突间肌、腰大肌。

(1) 竖脊肌：下部又称“骶棘肌”，为最长背肌，位于脊柱棘突两侧，斜方肌和背阔肌深面，起于骶骨背面、髂嵴后部和腰椎棘突，肌纤维向外上分为三组，分别止于肋骨、腰椎和胸椎横突、颞骨乳突、胸椎和颈椎棘突等处。双侧收缩时使脊柱后伸和仰头，一侧收缩使脊柱向同侧侧屈、同侧后旋转(图 2-2-23)。

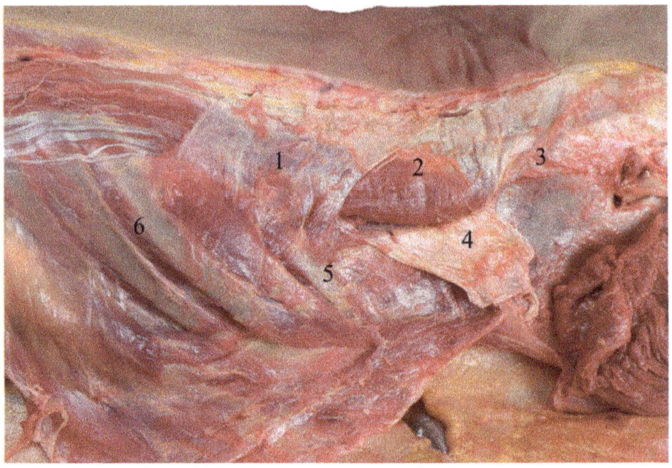

▲ 图 2-2-23　竖脊肌及周围解剖示意图

1，下后锯肌；2，竖脊肌；3，髂后上棘；4，胸腰筋膜；5，肋骨；6，肋间肌

(2) 腰方肌：起于髂骨边缘中段前缘，发出 3 个方向的纤维，分别止于髂腰韧带、L1 - L4 横突、第 12 肋下缘。协调骨盆与腰脊柱段的空间关系，腰方肌双侧收缩时，增加腰脊柱段冠状面的稳定性，单侧收缩可使腰脊柱段发生侧弯或行走时协助提髋。第 12 肋下缘附着的肌束有协助旋转脊柱作用，横突附着的肌束有腰椎旋转纠正作用。当腰脊柱段与骨盆正常空间位置发生改变时，腰方肌应用增多，出现劳损，刺激腰丛产生疼痛(图 2-2-24)。

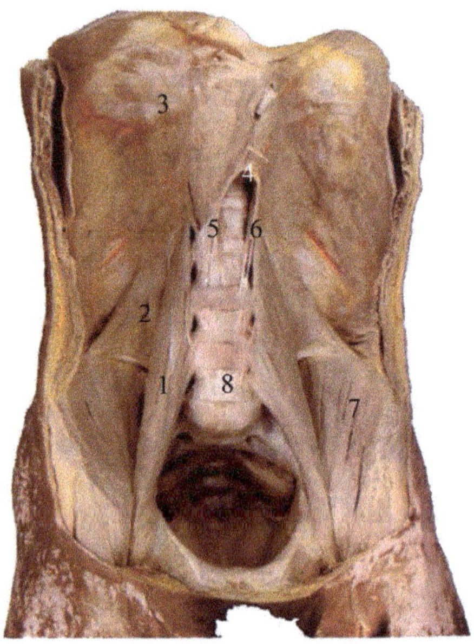

▲ 图 2-2-24　腰方肌及周围解剖示意图

1，腰大肌；2，腰方肌；3，膈肌；4，主动脉裂孔；5，右膈脚；6，左膈脚；7，髂肌；8，腰椎体

(3) 横突间肌：相邻椎骨横突之间的短肌，对横突间距有协同控制作用。

7. 胸部肌群　胸部肌群包括胸大肌和胸小肌，对胸壁筋膜张力及上肢有明显影响。

(1) 胸大肌：起于胸壁前方和锁骨中 1/3 的前下方、整个胸肋软骨关节、腹外斜肌上部腱膜，止于肱骨结节间沟外侧唇，锁骨附着的胸大肌收缩时使锁骨下移或肱骨外展、内旋转；胸壁附着的胸大肌收缩时使肱骨内收、水平内收、内旋转。肱骨外展 90°时，胸大肌水平内收肱骨(图 2-2-25)。

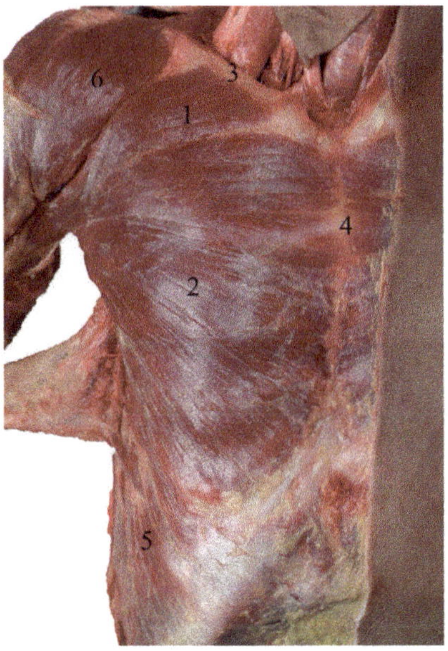

▲ 图 2-2-25　胸大肌及周围解剖示意图

1，胸大肌上束；2，胸大肌中束；3，锁骨；4，胸骨；5，腹外斜肌；6，三角肌

(2) 胸小肌：起于第 3～5 肋，止于喙突内下方，收缩时使肋骨上移或喙突向内下方移动，同时也是上肢后伸时提供肩胛骨前倾的主要肌肉，增加上肢后伸的角度(图 2-2-26)。

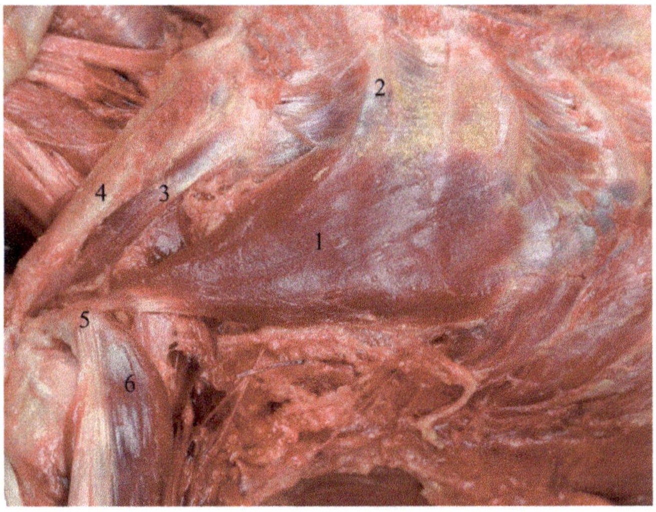

▲ 图 2-2-26　胸小肌及周围解剖示意图

1，胸小肌；2，肋软骨；3，锁骨下肌；4，锁骨；5，喙突；6，喙肱肌

8. 腹部肌群　腹部肌群包括腹直肌、腹外斜肌、腹内斜肌、腹横肌，共同作用维持腹腔压力稳定，与腰背部肌肉形成拮抗，共同维护躯干稳定(图 2-2-27)。

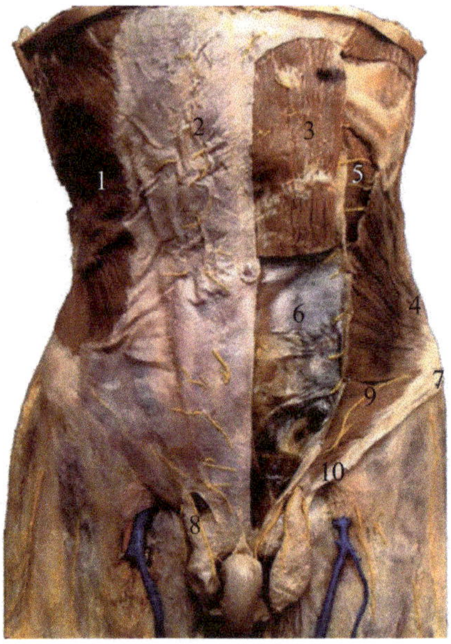

▲ 图 2-2-27 腹部肌群

1，腹外斜肌；2，腹直肌前鞘；3，腹直肌；4，腹内斜肌；5，腹横肌；6，腹直肌后鞘；7，髂前上棘；8，精索；9，髂腹股沟神经；10，腹股沟韧带

(1) 腹直肌：起于耻骨联合上缘，向上止于肋弓下缘，筋膜层与胸大肌、前锯肌筋膜延续。收缩时拉近耻骨联合与肋弓的距离。上固定时，上提耻骨联合；下固定时，下拉肋弓(图 2-2-28)。

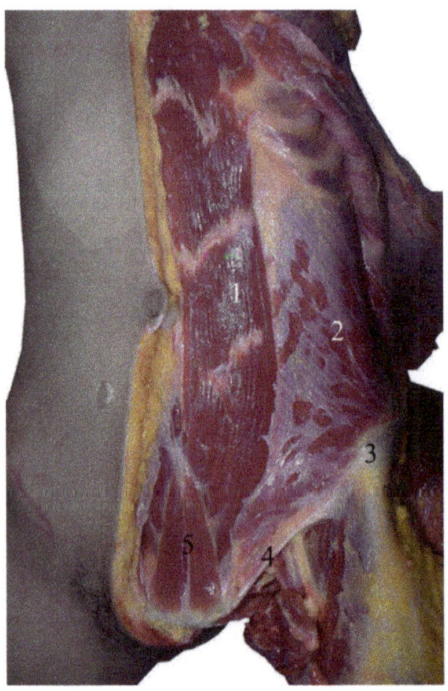

▲ 图 2-2-28 腹直肌及周围解剖示意图

1，腹直肌；2，腹内斜肌；3，髂前上棘；4，腹股沟韧带；5，锥状肌

(2) 腹外斜肌：起于下 8 个肋骨外侧面，向前下止于髂前上棘到髂嵴的髂骨边缘，其腱膜性筋膜止于腹股沟韧带及腹直肌鞘。收缩时引起胸廓与骨盆之间的相对旋转(图 2-2-29)。

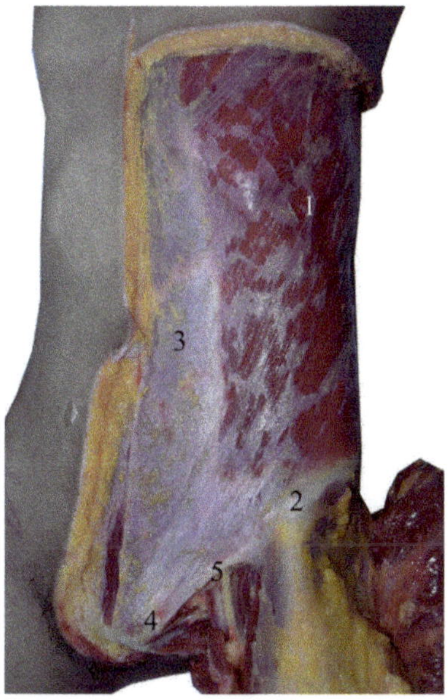

▲ 图 2-2-29　腹外斜肌及周围解剖示意图

1，腹外斜肌；2，髂前上棘；3，腹直肌前鞘；4，耻骨结节；5，腹股沟韧带

(3) 腹内斜肌：起于髂前上棘到髂嵴的髂骨边缘，向内上止于腹白线。收缩时引起胸廓与骨盆间的相对旋转（图 2-2-30）。

(4) 腹横肌：起于腰椎横突及髂前上棘到髂嵴的髂骨边缘，向前止于腹白线，有稳定腹压的作用。

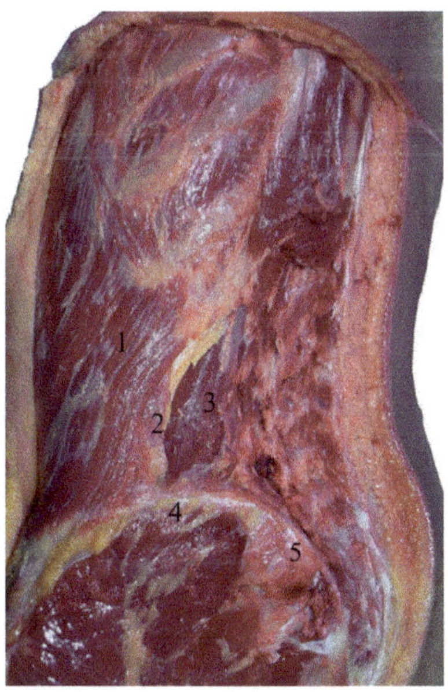

▲ 图 2-2-30　腹内斜肌及周围解剖示意图

1，腹外斜肌；2，腹内斜肌；3，腰方肌；4，髂嵴；5，髂后上棘

(三) 上肢带肌

上肢带肌分为与躯干连接的肌肉和上肢连接的肌肉。与躯干连接的肌肉包括斜方肌、肩胛提肌、菱形肌、胸大肌、胸小肌、锁骨下肌;在躯干肌群的描述部分。与上肢连接的肌肉包括冈上肌、冈下肌、大圆肌、小圆肌、肩胛下肌、喙肱肌、肱二头肌、肱三头肌长头。

(1) 锁骨下肌:位于锁骨和第 1 肋骨之间,起自第 1 胸肋结合和肋软骨处,肌束向上外,止于锁骨中段下面,作用为拉锁骨向下。

(2) 冈上肌:起于冈上窝,止于肱骨大结节上方,收缩时使冈上窝上移或肱骨外展至 90°(图 2-2-31)。

(3) 冈下肌:起于冈下窝,止于肱骨大结节的上后方,上部肌束收缩时使肩胛骨外移、肩胛骨内缘向后翻转或肱骨轻度外展,随着上肢外展过程中的肱骨外旋转,冈下肌上部肌束的外展作用消失;下部肌束收缩时使肩胛骨外移、肩胛骨内侧缘向后翻转或肱骨内收、后伸、外旋转(图 2-2-31)。

(4) 小圆肌:起于肩胛骨外缘上 1/2,止于肱骨大结节后下方,收缩时使肩胛骨外移或肱骨内收、后伸、外旋转(图 2-2-31)。

(5) 大圆肌:起于肩胛下角和肩胛骨外侧缘下 1/2,止于肱骨小结节嵴,收缩时使肩胛下角外上移动或肱骨内收、后伸、内旋转(图 2-2-31)。

(6) 三角肌:起于锁骨外 1/3 下方、肩峰、肩胛冈外 1/3 下缘,止于肱骨三角肌粗隆,分为前、中、后三束,收缩时,前束使肱骨前屈、内收、旋前,中束使肱骨外展,后束使肱骨后伸、内收、旋后。肱骨外展 90°以上时,三束均为外展肱骨作用,63%的外展功能由三角肌完成(图 2-2-32)。

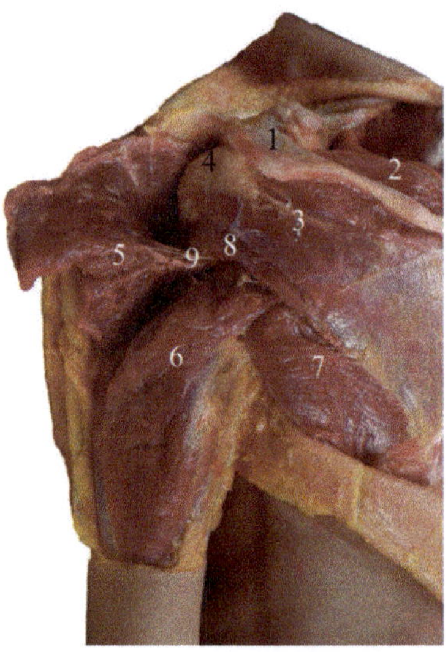

▲ 图 2-2-31 冈上肌及周围解剖示意图

1,肩峰;2,冈上肌;3,冈下肌;4,肱骨头;5,三角肌;6,肱三头肌;7,大圆肌;8,小圆肌;9,腋神经

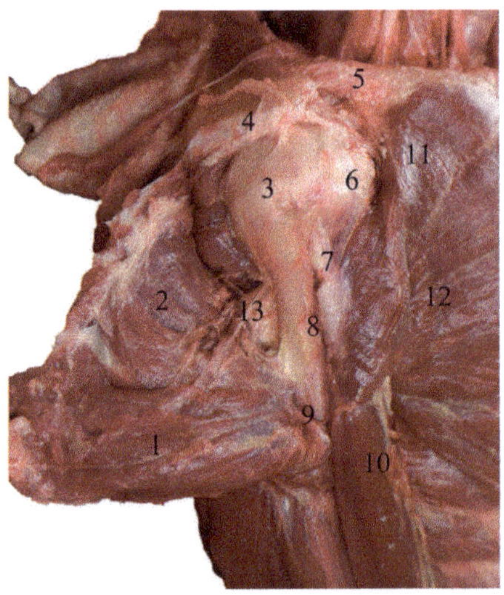

▲ 图 2-2-32 三角肌及周围解剖示意图

1,三角肌前束;2,三角肌中束;3,大结节;4,肩峰;5,锁骨;6,大结节;7,肱二头肌肌腱;8,大结节嵴;9,三角肌粗隆;10,肱二头肌;11,胸大肌上束;12,胸大肌下束;13,腋神经

(7) 肩胛下肌:起于肩胛下窝,止于肱骨小结节,收缩时使肩胛骨外移或肱骨内收、旋前(图 2-2-33)。

(8) 前锯肌:起于肩胛骨内侧缘的前方,止于第 1~9 肋侧方,分为上部肌束和下部肌束,上部肌束接近水平走行,收缩时使肩胛骨内侧缘前移、前旋转(肩胛骨内侧缘紧贴胸壁),下部肌束向前下走行,收缩时使肩胛骨内侧缘向前下移动或上提肋骨、开大胸廓(图 2-2-34)。

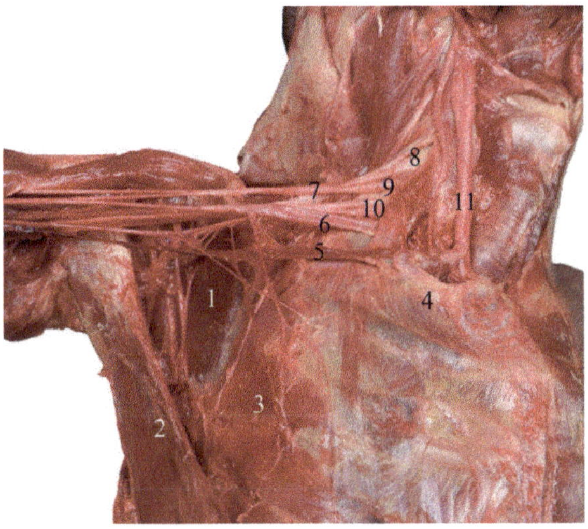

▲ 图 2-2-33 肩胛下肌及周围解剖示意图

1,肩胛下肌;2,背阔肌;3,大圆肌;4,第1肋骨;5,腋静脉;6,腋动脉;7,臂丛;8,上干;9,中干;10,下干;11,颈总动脉

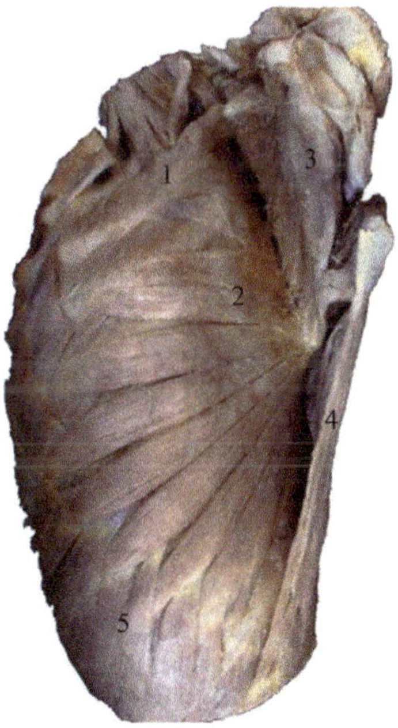

▲ 图 2-2-34 前锯肌及周围解剖示意图

1,第1肋骨;2,前锯肌;3,肩胛下肌;4,背阔肌

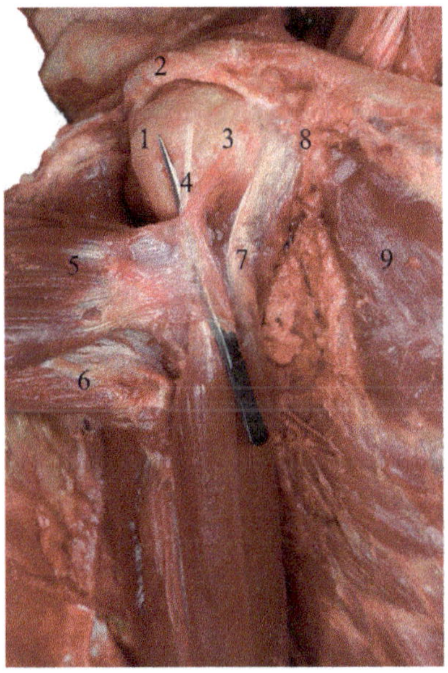

▲ 图 2-2-35 肩胛骨上附着结构

1,大结节;2,肩峰;3,小结节;4,肱二头肌长头腱;5,胸大肌;6,三角肌;7,喙肱肌;8,喙突;9,胸小肌

(9) 肩胛骨上附着结构:喙突外下方及盂上结节分别附着肱二头肌的短头和长头,远端附着于桡骨粗隆,收缩时使肩胛骨外侧下沉、屈肘和前臂旋后(图 2-2-35)。

(10) 肩胛骨下附着结构:肩胛骨盂下结节附着肱三头肌长头和肱骨上附着的2个短头汇合,止于尺骨鹰嘴,收缩时使肩胛骨外侧下沉或伸肘。肱二头肌与肱三头肌共同作用悬吊肱骨,对稳定盂肱关节有重要作用(图 2-2-36)。

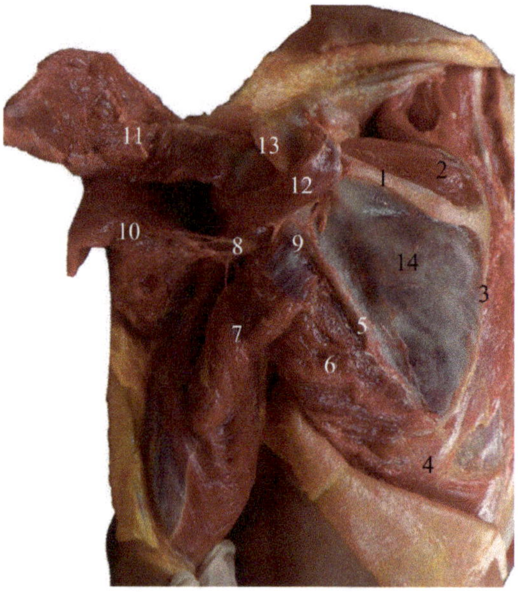

▲ 图 2-2-36 肩胛骨下附着结构

1,肩胛冈;2,冈上肌;3,肩胛骨内缘;4,肩胛下角;5,肩胛骨外缘;6,大圆肌;7,肱三头肌;8,腋神经;9,盂下结节;10,三角肌;11,冈下肌;12,小圆肌;13,肩峰;14,冈下窝

(11) 喙突下缘附着结构:喙突下缘有喙肱肌附着,远端附着于肱骨,收缩时使肱骨内收、前屈,上肢外展位时有水平内收作用。

(四) 上肢骨骼肌

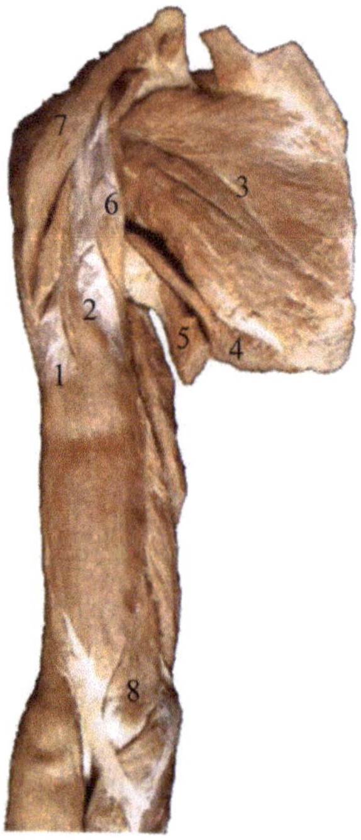

▲ 图 2-2-37 肱二头肌及周围解剖示意图

1,肱二头肌长头;2,肱二头肌短头;3,肩胛下肌;4,大圆肌;5,背阔肌;6,喙肱肌;7,三角肌;8,肱肌

上肢肌包括肱二头肌、肱三头肌、肱肌、掌长肌、尺侧腕屈肌、旋前圆肌、指浅屈肌、指深屈肌、桡侧腕屈肌、肱桡肌、桡侧腕长伸肌、桡侧腕短伸肌、旋后肌、肘肌、指伸肌、小指伸肌、尺侧腕伸肌、拇长伸肌、拇短伸肌、拇长展肌、示指伸肌、小指伸肌、旋前方肌。

(1) 肱二头肌:呈梭形,起点有 2 个头,长头起于肩胛骨盂上结节,短头起于肩胛骨喙突,2 个头在臂的下部合并成 1 个肌腹,向下移行为肌腱止于桡骨粗隆和覆盖于屈肌总腱上的肱二头肌腱膜。作用是屈曲肘关节,当前臂在旋前位时能使其旋后,此外还能协助前屈肩关节(图 2-2-37)。

(2) 肱三头肌:起点有 3 个头,长头起于肩胛骨盂下结节,向下行经大、小圆肌之间;外侧头起于肱骨后面桡神经沟外上方骨面;内侧头起自肱骨后面桡神经沟内下方骨面。三头向下会合以一坚韧的肌腱止于尺骨鹰嘴。作用是伸肘关节,长头还可使肩关节后伸和内收(图 2-2-38)。

(3) 肱肌:位于肱二头肌的深面,起于肱骨中段,止于尺骨冠突,是主要的屈肘肌(图 2-2-39)。

(4) 掌长肌:起于肱骨内上髁前面,肌腹小而腱细长,向下连于掌腱膜。作用为屈腕和紧张掌腱膜,亦可屈前臂(图 2-2-40)。

(5) 尺侧腕屈肌:起于肱骨内上髁前面及尺骨鹰嘴,下行移行为腱,止于豌豆骨。作用为屈和内收腕,亦屈肘关节(图 2-2-40)。

(6) 桡侧腕屈肌:起于肱骨内上髁前面及前臂深筋膜,行向下外移行为腱,止于第 2 掌骨底掌面。作用是屈和外展腕,屈前臂(图 2-2-40)。

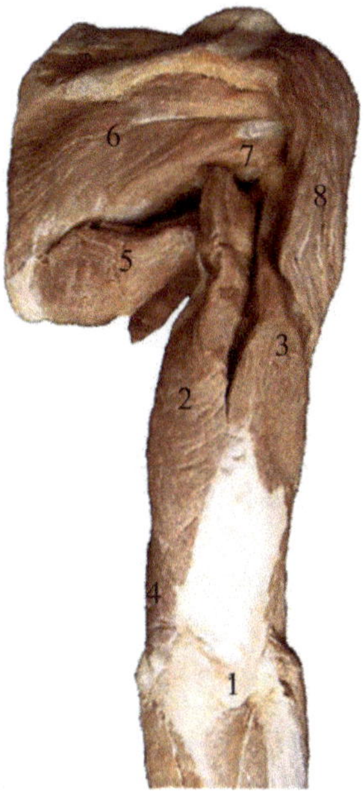

▲ 图 2-2-38　肱三头肌及周围解剖示意图

1,肘肌;2,肱三头肌长头;3,肱三头肌外侧头;4,肱三头肌内侧头;5,大圆肌;6,冈下肌;7,小圆肌;8,三角肌

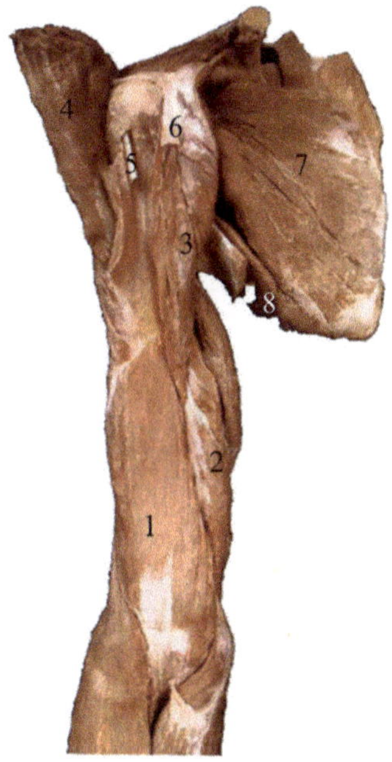

▲ 图 2-2-39　肱肌及周围解剖示意图

1,肱肌;2,肱三头肌内侧头;3,喙肱肌;4,三角肌;5,肱二头肌长头腱;6,肱二头肌短头腱;7,肩胛下肌;8,大圆肌

(7) 旋前圆肌:主要起于肱骨内上髁前面、前臂深筋膜,另一头起于尺骨冠突内侧缘,斜向外下合并为一肌腹,止于桡骨中部外侧面。可使前臂旋前,屈肘关节(图 2-2-40)。

(8) 肱桡肌:起于肱骨外上髁嵴上 2/3,止于桡骨茎突。作用是屈肘关节,前臂旋前时可旋后(图 2-2-40)。

(9) 指浅屈肌:起于肱骨内上髁、尺骨和桡骨前面,向下移行为 4 条腱,经腕管入手掌,分别止于第 2～5 指中节指骨体两侧。作用是屈近侧指间关节和掌指关节,并屈腕和屈肘(图 2-2-41)。

(10) 指深屈肌:起于尺骨上端前面及附近的骨间膜,向下移行 4 条腱,经腕管入掌,穿经指浅屈肌各相应肌腱的分叉处,分别止于第 2～5 指远节指骨底掌面。作用是屈第 2～5 指的远侧、近侧指同关节和掌指关节及屈腕关节(图 2-2-42)。

(11) 桡侧腕长伸肌:起于肱骨外上髁嵴下 1/3 及邻近的深筋膜,向下以其长腱至手背,止于第 2 掌骨底。主要作用为伸腕,还可使腕外展(图 2-2-42)。

(12) 桡侧腕短伸肌:起于肱骨外上髁及邻近的深筋膜,止于第 3 掌骨底。主要作用为伸腕,还可使腕外展(图 2-2-43)。

(13) 旋后肌:起于肱骨外上髁和桡骨环状韧带及尺骨冠突外侧,肌纤维斜向下外并向前包绕桡骨,止于桡骨上 1/3 的前面,使前臂旋后(图 2-2-43)。

(14) 肘肌:位于肘关节后外方的三角形小肌。起于肱骨外上髁,止于尺骨鹰嘴背面。主要作用为发起伸肘关节的动作(图 2-2-44)。

(15) 指伸肌:以伸肌总腱起于肱骨外上髁及邻近的深筋膜,肌腹向下移行 4 条肌腱,经手背以指背腱膜分别止于第 2～5 指中节和远节指骨底。作用是伸指和伸腕(图 2-2-44)。

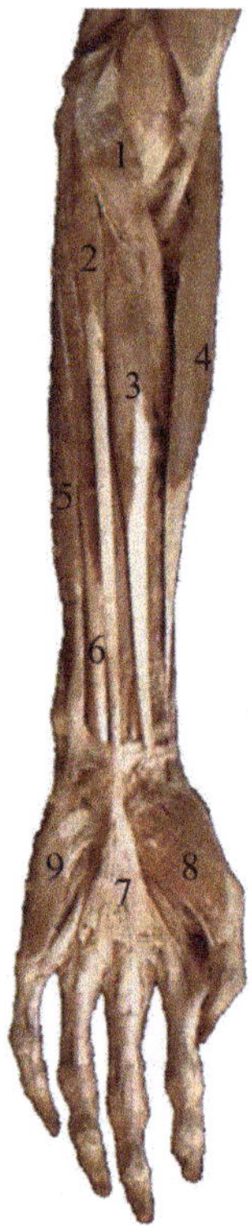

▲ 图 2-2-40　掌长肌及周围解剖示意图

1,旋前圆肌;2,掌长肌;3,桡侧腕屈肌;4,桡侧腕长伸肌;5,尺侧腕屈肌;6,指浅屈肌;7,掌腱膜;8,大鱼肌;9,小鱼肌

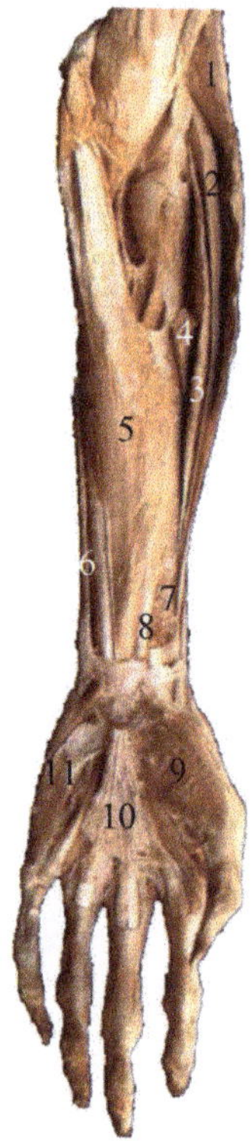

▲ 图 2-2-41　指浅屈肌及周围解剖示意图

1,肱桡肌;2,桡侧腕长伸肌;3,桡侧腕短伸肌;4,旋前圆肌;5,指浅屈肌;6,尺侧腕屈肌;7,旋前方肌;8,拇长屈肌;9,大鱼肌;10,掌腱膜;11,小鱼肌

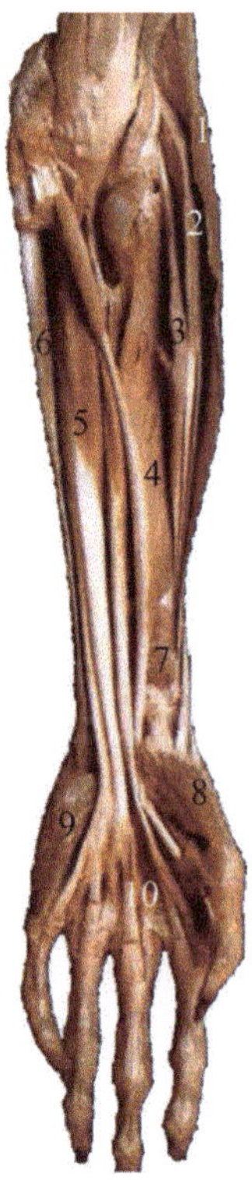

▲ 图 2-2-42　指深屈肌及周围解剖示意图

1,肱桡肌;2,桡侧腕长伸肌;3,桡侧腕短伸肌;4,拇长屈肌;5,指浅屈肌;6,尺侧腕屈肌;7,旋前方肌;8,大鱼肌;9,小鱼肌;10,蚓状肌

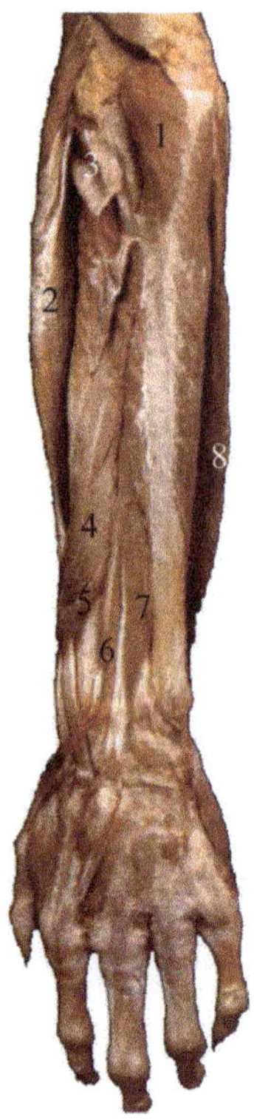

▲ 图 2-2-43　桡侧腕短伸肌及周围解剖示意图

1,肘肌;2,桡侧腕短伸肌;3,旋后肌;4,拇短伸肌;5,拇长展肌;6,拇长伸肌;7,示指伸肌

(16) 小指伸肌：以伸肌总腱起于肱骨外上髁及邻近的深筋膜，附于指伸肌内侧，肌腱移行为指背腱膜，止于小指中节和远节指骨底。作用为伸小指(图 2-2-44)。

(17) 尺侧腕伸肌：以伸肌总腱起于肱骨外上髁及邻近的深筋膜，止于第 5 掌骨底。作用是伸腕，使腕内收(图 2-2-44)。

(18) 拇长伸肌：起于桡、尺骨和骨间膜背面，止于拇指远节指骨底。作用为伸拇指(图 2-2-45)。

(19) 拇短伸肌：起于桡、尺骨和骨间膜背面，止于拇指近节指骨底。作用为伸拇指(图 2-2-45)。

(20) 拇长展肌：起于桡、尺骨和骨间膜背面，止于第 1 掌骨底。作用是外展拇指(图 2-2-45)。

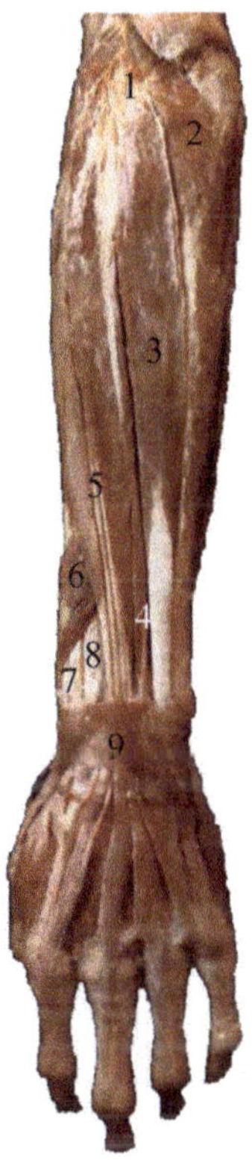

▲ 图 2-2-44　肘肌及周围解剖示意图

1，肱骨外上髁；2，肘肌；3，尺侧腕伸肌；4，小指伸肌；5，指伸肌；6，拇短伸肌；7，桡侧腕长伸肌；8，桡侧腕短伸肌；9，伸肌支持带

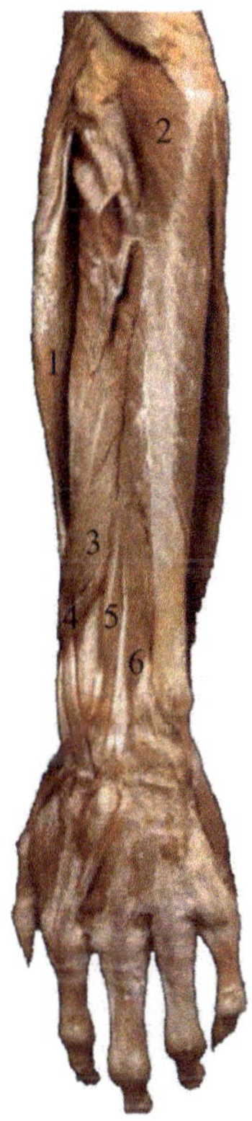

▲ 图 2-2-45　拇短伸肌及周围解剖示意图

1，桡侧腕伸肌；2，肘肌；3，拇长展肌；4，拇短伸肌；5，拇长伸肌；6，示指伸肌

(21) 示指伸肌：起于桡、尺骨和骨间膜背面，止于示指的指背腱膜。作用是伸示指(图 2-2-45)。

(22) 旋前方肌：为方形的小肌。起于尺骨下 1/4 的掌面，肌束横行，止于桡骨下端的掌面，使前臂旋前。

(五) 骨盆带肌

直接影响髋关节的肌肉包括耻骨肌、长收肌、短收肌、股薄肌、大收肌、股直肌、缝匠肌、臀大肌、臀中肌、臀小肌、阔筋膜张肌、梨状肌、上/下孖肌、闭孔内外肌、股方肌、腘绳肌、髂腰肌。

(1) 耻骨肌：近端附着于耻骨上支，远端附着于股骨粗线内侧唇上部的耻骨嵴，以内收股骨作用为主，有辅助屈髋作用(图 2-2-46)。

(2) 长收肌：近端附着于耻骨结节，远端附着于股骨粗线内侧唇中 1/3，有大腿内收、屈髋和上固定的股骨干外旋转作用。屈髋 70°以上有伸髋作用(图 2-2-46)。

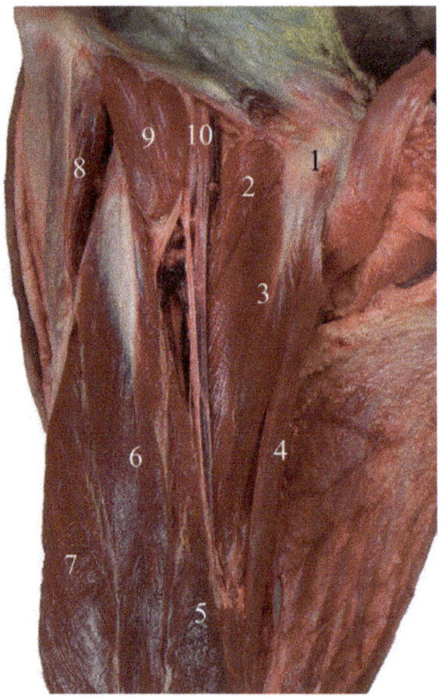

▲ 图 2-2-46 耻骨肌及周围解剖示意图

1,耻骨结节;2,耻骨肌;3,长收肌;4,股薄肌;5,股四头肌内侧头;6,股直肌;7,股四头肌外侧头;8,阔筋膜张肌;9,髂腰肌

(3) 股薄肌:起于耻骨下支骨缘上,经鹅足肌腱止于胫骨干内侧。收缩时有屈膝、下肢内收、屈髋和近固定的胫骨内旋作用(图 2-2-46)。

(4) 短收肌:近端附着于耻骨结节下方、耻骨下支,远端附着于股骨粗线内侧唇的上 1/3,和长收肌的功能相似(图 2-2-47)。

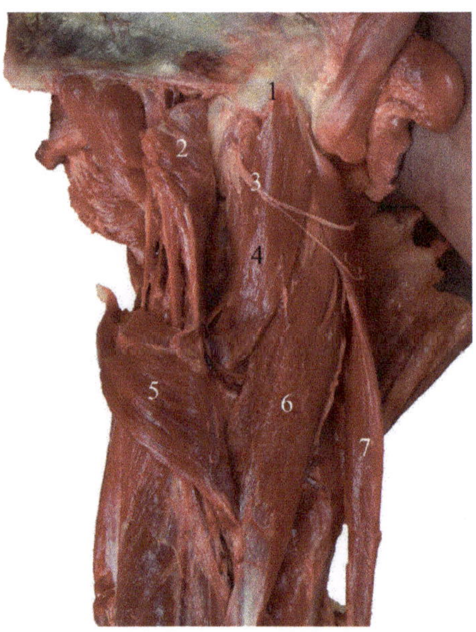

▲ 图 2-2-47 短收肌及周围解剖示意图

1,耻骨结节;2,耻骨肌;3,闭孔神经;4,短收肌;5,长收肌;6,大收肌;7,股薄肌

（5）大收肌：分为两束，前束附着于坐骨支的骨嵴上，远端附着于股骨粗线内侧唇的下 1/3 中唇的全部，有大腿内收和股骨外旋转作用，由闭孔神经支配；后束近端附着于坐骨结节外下方，远端附着于股骨内收肌结节上，有大腿内收、伸髋和近固定股骨内旋转作用，由坐骨神经的胫神经分支支配。大收肌后束的股骨内旋转作用在蹲起动作的过程中表现得尤为明显（图 2-2-47）。

（6）股直肌：近端附着于髂前下棘及髋臼上方的前部，远端附着于髌骨，下连髌韧带，有屈髋和伸膝作用（图 2-2-48）。

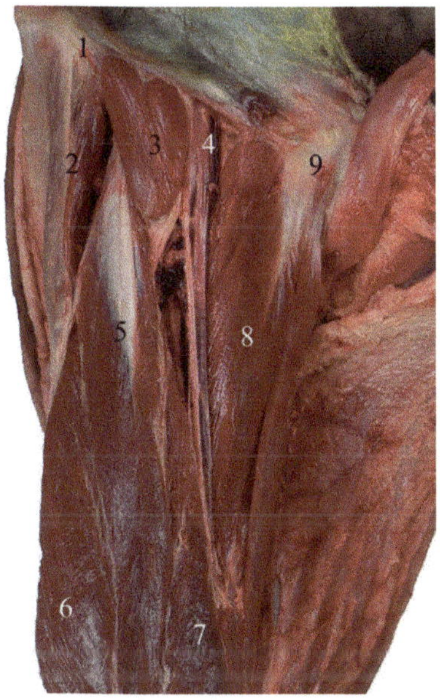

▲ 图 2-2-48　股直肌及周围解剖示意图

1，髂前上棘；2，阔筋膜张肌；3，髂腰肌；4，股动脉；5，股直肌；6，股四头肌外侧头；7，股四头肌内侧头；8，长收肌；9，耻骨结节

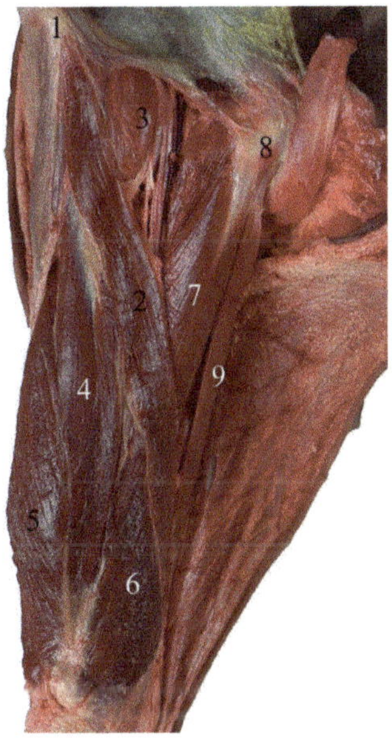

▲ 图 2-2-49　缝匠肌及周围解剖示意图

1，髂前上棘；2，缝匠肌；3，髂腰肌；4，股直肌；5，股四头肌外侧头；6，股四头肌内侧头；7，长收肌；8，耻骨结节；9，股薄肌

（7）缝匠肌：起于髂前上棘，经鹅足肌腱止于胫骨内侧髁前下方。站立位收缩时有屈膝、屈髋和下肢伸直的胫骨外旋作用。膝关节屈曲时有胫骨内旋作用（图 2-2-49）。

（8）阔筋膜张肌：近端附着于髂嵴后结节至髂前上棘的髂骨外缘，远端附着于髂胫束，有屈髋和大腿外展作用（图 2-2-50）。

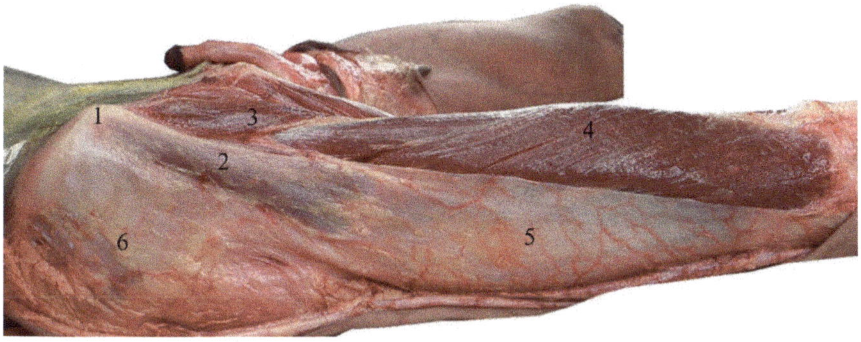

▲ 图 2-2-50　阔筋膜张肌及周围解剖示意图

1，髂前上棘；2，阔筋膜张肌；3，缝匠肌；4，股四头肌外侧头；5，髂胫束；6，臀肌筋膜

髂胫束起于臀大肌上束与阔筋膜张肌交汇处，在大腿外侧浅层向下延伸，止于胫骨外髁下方，由韧性很高的结缔组织组成，向后延展的大腿筋膜包绕股外侧肌，并附着于股骨粗线外侧唇。向前延展的大腿筋膜在多部位转入肌肉间隙，形成肌肉间隔，并向后附着于股骨粗线。也就是说对整个大腿肌肉起到约束作用，尤其对股外侧肌影响最大。

（9）臀大肌：分为两束，上束近端附着于髂后上棘至髂后下棘的髂骨外缘骨面，远端与阔筋膜张肌在股骨大转子水平连于髂胫束，有伸髋、外展和股骨外旋转作用；下束近端附着于骶骨边缘、骶髂后韧带和骶结节韧带，远端附着于股骨臀肌粗隆，站立位有伸髋、内收和股骨外旋转作用。在坐位时，由于臀大肌远端附着空间位置的改变，其功能变为近固定大腿屈髋外旋和远固定骨盆对侧旋转作用（图 2-2-51）。

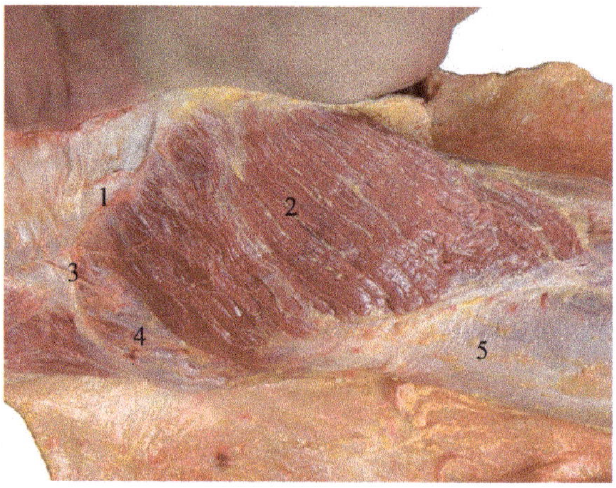

▲ 图 2-2-51　臀大肌及周围解剖示意图

1，髂后上棘；2，臀大肌；3，臀上皮神经；4，臀中肌后束；5，髂胫束

（10）臀中肌：近端附着于髂骨的髂前上棘至髂嵴的髂骨外侧边缘及外侧面，远端附着于股骨大转子尖部。由于髂骨附着范围广泛，后部肌束有伸髋作用，前部肌束有屈髋作用，整体收缩有大腿外展作用。坐位时，臀中肌中束、前束有控制骨盆前旋转的作用（图 2-2-52）。

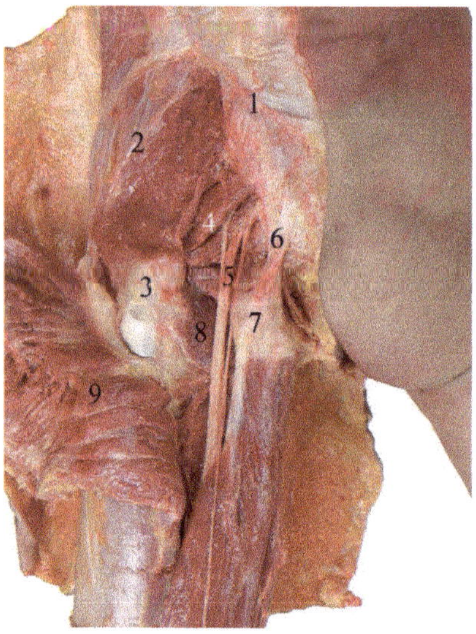

▲ 图 2-2-52　臀中肌及周围解剖示意图

1，髂后上棘；2，臀中肌后束；3，大转子；4，梨状肌；5，坐骨神经；6，骶结节韧带；7，坐骨结节；8，股方肌；9，臀大肌

(11) 股方肌：近端附着于坐骨结节，远端附着于转子间线，有股骨内收和外旋转作用(图 2-2-52)。臀深部围绕在髋关节后方有 6 块小肌肉，与肩袖有异曲同工的作用(图 2-2-53)。

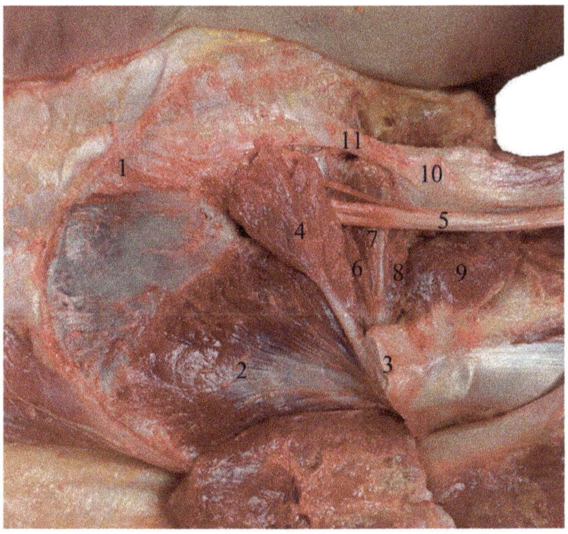

▲ 图 2-2-53 臀小肌及周围解剖示意图

1,髂后上棘；2,臀小肌；3,大转子；4,梨状肌；5,坐骨神经；6,上孖肌；7,闭孔内肌；8,下孖肌；9,股方肌；10,坐骨结节；11,骶结节韧带

(12) 臀小肌：近端附着于髋臼上缘的髂骨翼，远端附着于股骨转子前部，有屈髋和轻度大腿外展作用(图 2-2-53)。

(13) 梨状肌：近端附着于骶髂关节前方，远端附着于股骨转子后方，屈髋 30°以内有屈髋作用，屈髋 30°以上有伸髋作用。由于股骨颈的存在，有大腿外展作用，在内收肌收缩时，梨状肌被动拉长(图 2-2-53)。

(14) 上、下孖肌：近端附着于坐骨棘，远端附着于转子间窝，有股骨外旋转作用(图 2-2-54)。

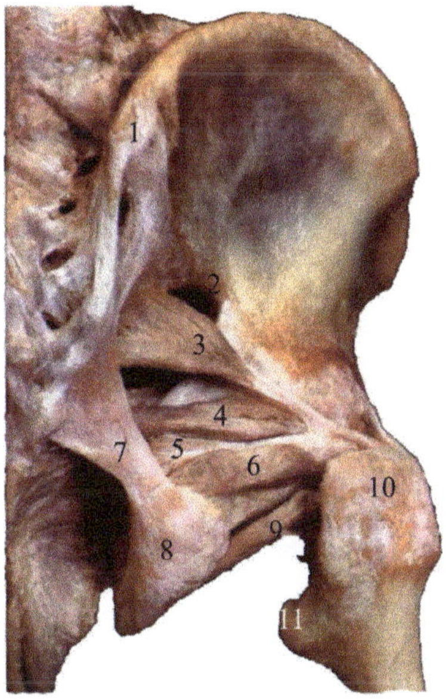

▲ 图 2-2-54 上、下孖肌及周围解剖示意图

1,髂后上棘；2,坐骨大切迹；3,梨状肌；4,上孖肌；5,闭孔内肌；6,下孖肌；7,骶结节韧带；8,坐骨结节；9,闭孔外肌；10,大转子；11,小转子

(15) 闭孔内肌：近端附着于闭孔内侧面，远端绕过坐骨结节与坐骨棘之间骨面附着于转子间线，有股骨外展和股骨外旋转作用(图 2-2-54)。

(16) 闭孔外肌：近端附着于闭孔外侧骨面，远端附着于转子间线，有股骨外展和外旋转作用(图 2-2-54)。

(17) 腘绳肌：由半腱肌、半膜肌及股二头肌长头组成，整体有伸髋和屈膝作用(图 2-2-55)。

1) 半腱肌：起于坐骨结节后外侧面，经鹅足肌腱止于胫骨干内侧。收缩时有屈膝、下肢内收、胫骨内旋转和伸髋作用(图 2-2-55)。

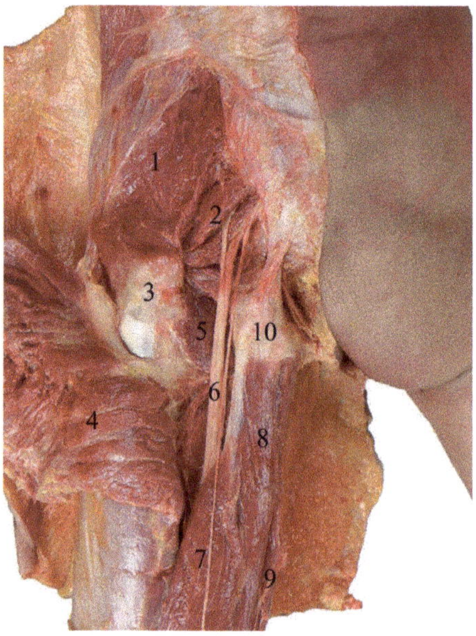

▲ 图 2-2-55　腘绳肌及周围解剖示意图

1，臀中肌；2，梨状肌；3，大转子；4，臀大肌；5，股方肌；6，坐骨神经；7，股二头肌长头；8，半膜肌；9，股薄肌；10，坐骨结节

2) 半膜肌：起于坐骨结节后外侧面，止于胫骨内侧髁的后内侧，并与内侧副韧带、两侧的半月板、腘斜韧带及腘肌相连。收缩时有屈膝、下肢内收和伸髋作用(图 2-2-55)。

3) 股二头肌：长头起于坐骨结节，短头起于股骨粗线外侧唇中 1/3，止于腓骨小头和胫骨外侧髁，部分连于外侧副韧带及外侧关节囊上。收缩时有屈膝、下肢内收、胫骨外旋转和伸髋作用(图 2-2-55)。

(18) 髂腰肌：分为髂肌和腰大肌，髂肌近端附着于髂骨内表面，远端与腰大肌共同附着于股骨小转子，有屈髋和股骨外旋转作用(图 2-2-56)。

(19) 腰大肌：近端附着于 T12 及 L1-L5 椎体的侧方、椎间盘侧方，其后方与腰椎横突有筋膜连接，远端与髂肌共同附着于股骨小转子上，双侧收缩时有腰脊柱冠状面稳定作用，单侧收缩对腰脊柱侧弯有明显影响，但对脊柱的旋转只有很少的作用(图 2-2-56)。

远固定的双侧腰大肌收缩对于脊柱曲度有稳定作用，尤其 L3 以下的附着；L3 以上附着的腰大肌与膈肌的膈脚形成交叉，有利于胸腰段前方的力学稳定性。当跨越 L5、S1 的腰大肌对耻骨上支产生向后的力使骨盆前旋转时，腰大肌维持腰脊柱段曲度的作用才表现得淋漓尽致。当腰部固定时，腰大肌有屈髋、内收和股骨外旋转作用。髂腰肌的小转子附着与股直肌的髂前下棘附着形成髋关节水平的力学交叉，在膝肘支撑的性生活过程中，髂腰肌和股直肌共同收缩起到伸髋作用。由于髂腰肌收缩引起的腰椎椎体快速前移，造成关节突关节碰撞增多，出现腰酸、腰痛症状。

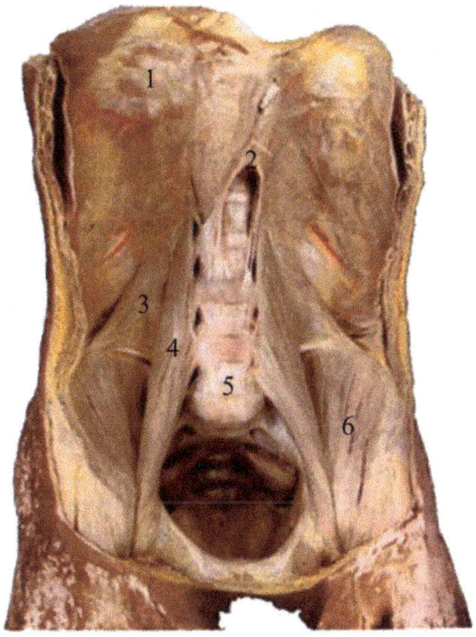

▲ 图 2-2-56　髂腰肌及周围解剖示意图

1，膈肌；2，腹主动脉裂孔；3，腰方肌；4，腰大肌；5，腰椎体；6，髂肌

（六）下肢骨骼肌

下肢肌肉包括：大腿的股四头肌、股二头肌短头；小腿前群的胫骨前肌、趾长伸肌、踇长伸肌；小腿后群深层的胫骨后肌、趾长屈肌、踇长屈肌；膝关节后侧的腘肌；小腿后群浅层的比目鱼肌、腓肠肌、跖肌；小腿外侧群的腓骨长肌、腓骨短肌。

（1）股四头肌：有 4 个头，分别为股直肌、股内侧肌、股外侧肌和股中间肌。股直肌起于髂前下棘和髋臼上缘；股内侧肌起于股骨转子间线和股骨粗线内侧缘；股外侧肌起于股骨大转子、臀肌粗隆和近端股骨粗线外侧缘；股中间肌起于股骨干前面近端 2/3 和股骨粗线远端外侧缘。股内侧肌和股外侧肌筋膜分别与髂股韧带附着的 2 个头连接，有加强髂股韧带功能的作用。股骨头坏死时，炎症刺激髂股韧带和股直肌引起髌股关节摩擦力增加，出现顽固的膝关节疼痛。股四头肌的 4 个头在远端附着于髌骨基底部，经髌韧带共同止于胫骨粗隆。收缩时，有强大的伸膝作用。股直肌为跨双关节肌肉，在伸膝的同时还有屈髋作用（图 2-2-57）。

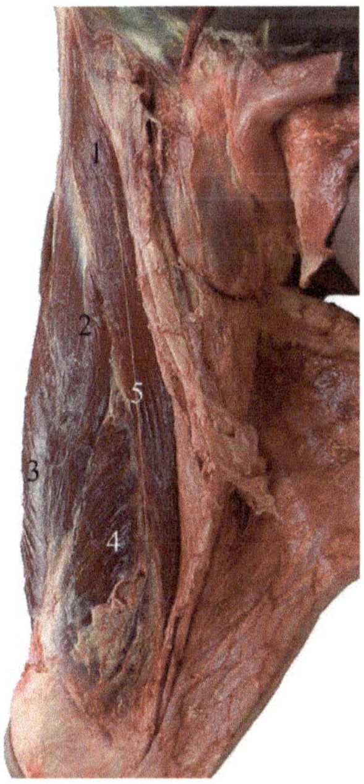

▲ 图 2-2-57　股四头肌及周围解剖示意图

1，缝匠肌；2，股直肌；3，股四头肌外侧头；4，股四头肌内侧头；5，股内侧皮神经

（2）胫骨前肌：位于小腿前筋膜室内。起于胫骨外侧髁、胫骨外侧半和小腿骨间膜，止于内侧楔骨跖面和第 1 跖骨底。收缩时有踝背屈和足内翻作用（图 2-2-58）。

（3）踇长伸肌：位于小腿前筋膜室内。起于腓骨前面中部和小腿骨间膜，止于第 1 远节趾骨背面。收缩时有踇趾背屈、踝背屈和足内翻作用（图 2-2-58）。

（4）趾长伸肌：位于小腿前筋膜室内。起于胫骨外侧髁、腓骨近端前面和小腿骨间膜，经 4 条肌腱止于第 2～5 趾中节及远节趾骨背面。收缩时有第 2～5 趾背屈、踝背屈和足外翻（图 2-2-58）。

(5) 胫骨后肌：位于小腿后筋膜室深层。起于胫骨后外侧、腓骨内侧近端 2/3 和骨间膜，止于足舟骨粗隆、第 1～3 楔骨、骰骨、第 2～4 跖骨底。收缩时有踝跖屈和足内翻作用（图 2－2－59）。

(6) 踇长屈肌：位于小腿后筋膜室深层。起于腓骨近端后面和小腿骨间膜，止于第 1 趾骨底跖面。收缩时有踇趾跖屈、踝跖屈和足内翻作用（图 2－2－59）。

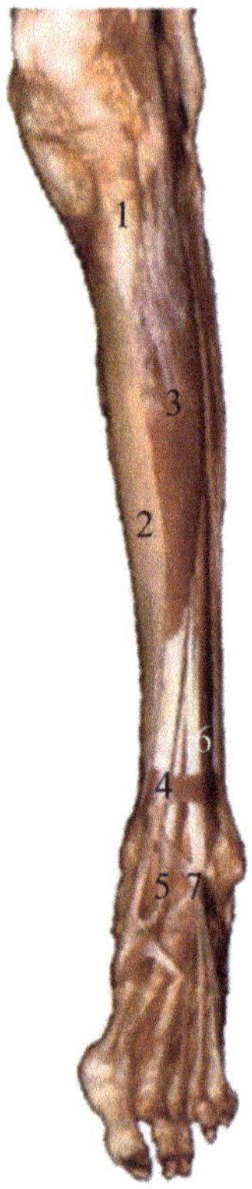

▲ 图 2－2－58　胫骨前肌及周围解剖示意图

1，胫骨粗隆；2，胫骨；3，胫骨前肌；4，伸肌支持带；5，踇长伸肌；6，趾长伸肌；7，趾短伸肌

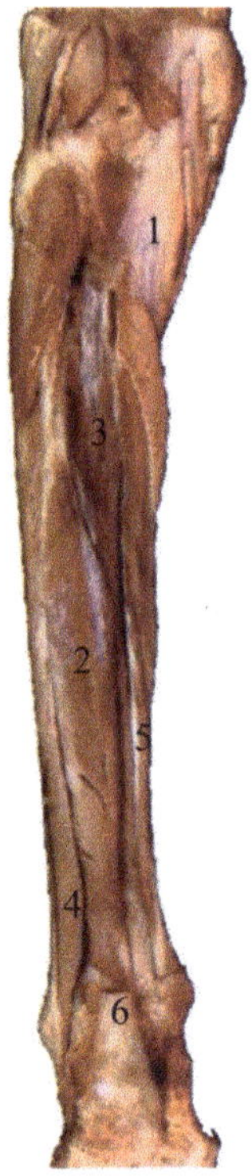

▲ 图 2－2－59　胫骨后肌及周围解剖示意图

1，腘肌；2，踇长屈肌；3，胫骨后肌；4，腓骨短肌；5，趾长屈肌；6，跟腱

(7) 趾长屈肌：位于小腿后筋膜室深层。起于胫骨后面中部，止于第 2～5 趾远节趾骨底跖面。收缩时有第 2～5 趾跖屈、踝跖屈和足内翻作用（图 2－2－59）。

(8) 腘肌：起于股骨外侧髁，止于胫骨近端后面。收缩时可以使胫骨相对股骨内旋转（图 2－2－59）。

(9) 比目鱼肌：位于小腿后筋膜室深层，慢肌纤维含量较高，为重要姿势肌。起于胫骨后面和比目鱼肌线、腓骨头后和近端，通过跟腱止于跟骨后面。收缩时有踝跖屈作用。比目鱼肌为姿势肌，在维持足踝背屈姿势时持续发挥跖屈作用。踝长时间跖屈负重时比目鱼肌容易出现黏弹性紧张（图 2－2－60）。

(10) 跖肌：起于股骨外侧髁上线远端，通过跟腱止于跟骨后内侧面。收缩时有踝跖屈、前足内旋和轻度调整踝内翻作用（图 2－2－60）。

(11) 腓肠肌：位于小腿后筋膜室浅层，受小腿后侧筋膜约束。内侧头起于股骨内侧髁后面，外侧头起于股骨外侧髁后面，通过跟腱止于跟骨后面的跟骨结节上方。收缩时有屈膝和踝跖屈作用（图 2－2－61）。

(12) 腓骨长肌：位于小腿外侧筋膜室内。起于腓骨头和腓骨外侧 2/3，止于第 1 跖骨和中间楔骨外侧面。收缩时有踝跖屈和足外翻作用（图 2－2－62）。

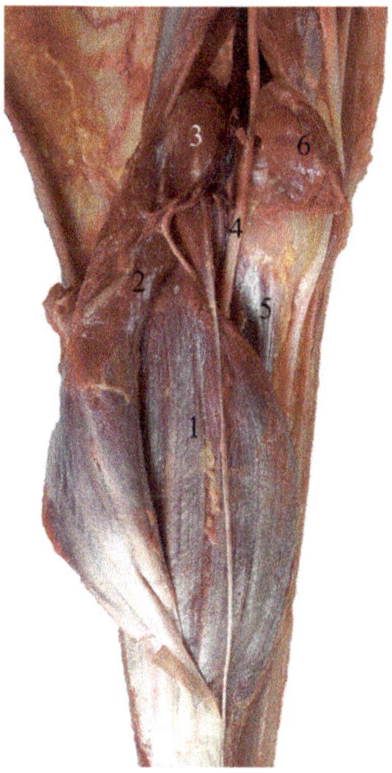

▲ 图 2-2-60　跖肌及周围解剖示意图

1,比目鱼肌;2,腓肠肌外侧头;3,跖肌;4,胫后神经;5,腘肌;6,腓肠肌内侧头

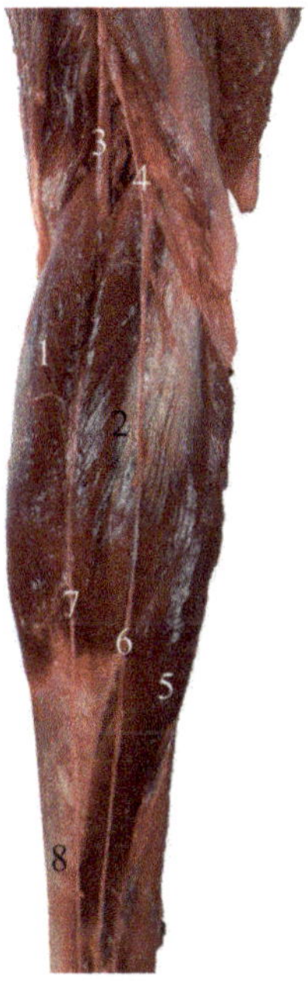

▲ 图 2-2-61　腓肠肌及周围解剖示意图

1,腓肠肌内侧头;2,腓肠肌外侧头;3,胫后神经;4,腓总神经;5,比目鱼肌;6,腓肠外侧皮神经;7,腓肠内侧皮神经;8,跟腱

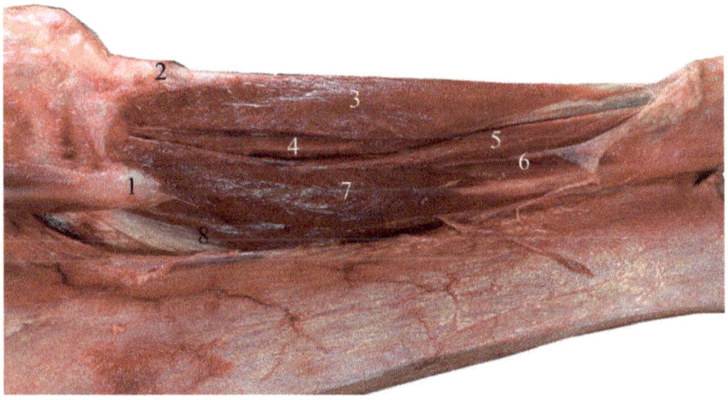

▲ 图 2-2-62　腓骨长肌及周围解剖示意图

1,腓骨小头;2,胫骨粗隆;3,胫骨前肌;4,踇长伸肌;5,趾长伸肌;6,腓骨短肌;7,腓骨长肌;8,腓肠肌

(13) 腓骨短肌:位于小腿外侧筋膜室内。起于腓骨外侧面远端 2/3,止于第 5 跖骨粗隆外侧面。收缩时有踝跖屈和足外翻作用(图 2-2-62)。

(七) 足部肌

足部肌肉包括趾短伸肌、踇短伸肌、足底方肌、小趾短屈肌、小趾对掌肌、趾短屈肌、踇短展肌、踇收肌、踇短屈肌、小趾展肌、蚓状肌。其中足底方肌、踇短屈肌、踇短展肌等维持足部纵弓的肌肉受足部力学异常影响较大。

(1) 足底方肌:起于跟骨底面两侧及跟骨结节,止于趾长屈肌腱的外缘,是趾长屈肌跖屈足踝的重要力学纠正部分,避免了穿行内踝的趾长屈肌拉偏趾骨(图 2-2-63)。

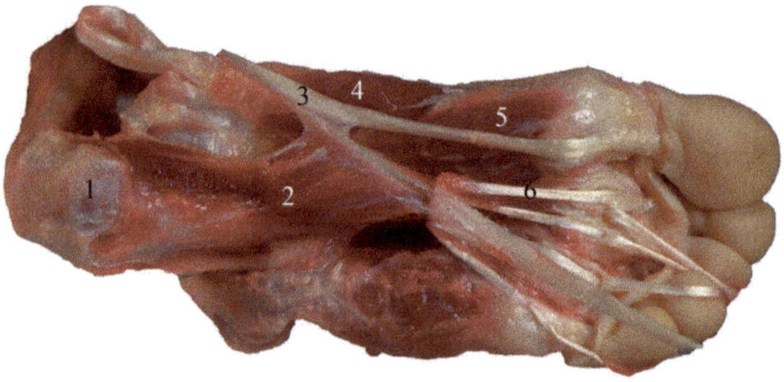

▲ 图 2-2-63　足底方肌及周围解剖示意图

1，跟骨；2，足底方肌；3，踇长屈肌；4，踇短展肌；5，踇短屈肌；6，趾长屈肌

（2）踇短屈肌：起于骰骨掌面与外侧楔骨及部分胫骨后肌肌腱上，外侧肌腱与踇内收肌连于大趾近端趾骨基部外侧，内侧肌腱与踇短展肌一起连于近端趾骨基部内侧。踇短屈肌内侧肌腱与踇短展肌在内侧纵弓压力增加时对踇外翻起到推波助澜的作用（图 2-2-63）。

第三章
运动系统软组织损害

第一节　骨骼肌功能协同与拮抗

人体运动功能的动力来源于肌肉，对于肌肉的有序收缩，中枢神经系统不断完善，形成协调的运动整体，生活中没有单纯一块肌肉产生的运动，每个运动都需要一组肌肉的协同与拮抗共同完成，这个过程中需要良好的中枢神经控制和遵循运动生物力学的原则。

一、中枢神经控制

中枢神经控制在人的不断成长中习得。人出生以后，没有了母亲子宫的庇护，开始学习独立的生存。首先练习视觉的准确性，寻找眼前移动的人和物体，视觉一直跟着移动的物体，直到不能看见为止。然后练习伸手去抓握目标，此时的准确性是很差的，总是会用双手去抓握目标，如送到眼前的奶瓶、气球等物体。经过一段时间的训练以后，抓握准确性逐渐提高。同时，练习抬起头部进行旋转，以摄取更多的视觉信息，此时的孩子对周围的世界充满无限的兴趣。抬头的动作训练了躯干前部肌肉的收缩卷曲力量，当躯干部的肌肉锻炼得足够强大时，孩子即可坐起或维持坐姿很长时间，这是躯干前部肌肉对抗重力的第一步。随着腹部肌肉收缩力的增强，具有旋转作用的腹内、外斜肌可以控制躯干的旋转动作，孩子能自由翻转身体，从出生后单纯的仰卧位转变为俯卧位。

俯卧位给婴幼儿创造了锻炼躯干后部和四肢肌肉的机会。频繁的抬头动作使颈部曲度开始出现，头颈后伸肌群力量增强，此时的锻炼对颈部骨骼的坚硬、稳定存在明显的影响，能减少成年后颈部关节突关节的抗压能力，减少颈椎病的发生。四肢在试图支撑起躯干时得到良好的核心锻炼，学会了协调四肢的运动关系以保持躯干对抗重力的稳定。脊柱两侧的肌肉在爬行运动中不断摇摆，使脊柱两侧的肌肉控制力均匀发展，逐渐强大起来，形成了可以拉起躯干上部并控制躯干稳定的力量，使上肢脱离了支撑的功能，双手解放出来，也为站立后防范脊柱侧弯创造了条件。视野在头部位置提升的同时更加开阔。

在行走之初，根基未稳，运动控制能力差，走路摇摇晃晃，容易摔倒。摔倒的特点是就原地摔，双足不离开摔倒的地方。这是重心控制训练的重要环节，足踝稳定控制，就是以足踝稳定为中心的控制能力，是人体平衡的第一步。随着行走的增多，重心控制逐渐上升，七八岁时，重心控制上升到骨盆周围，下肢的稳定协调性形成。此时的行走是在维持骨盆以下的结构稳定中发生的，躯干上部可以出现左右摇摆的动作，进一步锻炼了下肢的平衡代偿能力，此时走路很少感觉疲劳。年龄继续增长，重心控制上升，到十二三岁时，重心控制变为以头部稳定为中心，向成人化发展。

人在不断的成长中，产生不同部位的劳损或创伤。逐渐形成的慢性软组织损害使相关部位运动协调能力和纠正重心能力下降，需要其他部位参与更多的协调使重心稳定。自下而上的优先代偿是人劳损后的一般原则，即无论何处软组织损害影响人体重心的稳定性，先由其下部的力学支撑结构做出代偿动作，如果代偿的部位也有软组织损害或不能达到完全代偿状态，则需要更多的部位参加到代偿中来。所以，足踝往往是最先出现损害或代偿损害的，逐渐向膝、髋、脊柱发展，就像古语所云的“人老先老腿”一样。当脊柱、髋、膝、踝的协调能力进一步下降时，头部稳定得不到保障，失去重心的跌倒就在所难免。蹒跚的步履提示老年的到来，需要拄杖或助行器行走，这些工具是手的延伸，相当于人又回到爬行状态。

要想留住年轻的步伐，需要保持身体的协调稳定能力，维持运动系统的运动功能，需要良好的运动平衡控制能力。如何做到运动平衡控制，将运动平衡维持的各个环节保持到最佳状态，需要感受器反馈正常、中枢调控正常和肌肉功能正常共同维持。身心调适、合理健身、适度治疗成为延缓衰老、保持青春活力的前提。

人体结构组成非常精密且复杂，由于我们不当的使用，打破了原有的平衡，致使身体发生了微小的力学平衡代偿，异常的拉力蓄积引起炎症反应。由于身体是一部精密的整体，小部位损伤引起了其他部位的代偿，久之引起其他部位的损伤症状，同时引起体内器官循环运行障碍，出现各种临床表现，影响正常生活质量。

二、运动平衡原则

人生活在地球上，进行不断的运动，即使静息状态，也存在人体与外环境的交流，静态是一种感知不到的运动，如呼吸、循环的持续进行。在运动中，人体需要适应身体外部和内部带来的影响，就要遵循相应的生物力学原则，即重心稳定、信息摄取最大化和疼痛性避让。

（一）重心的稳定

机体通过调整各个骨之间的内在力学关系，将重心纳入支持面的支撑范围内。当重心落到支持面以外时，机体会通过各种动力学方式将其重新拉回支持面以内。如果不能将重心重新纳入支持面以内，就会产生异常运动趋势。超出机体调节能力的异常运动会使机体摔倒，最终将重心纳入支持面以内。一般情况下，机体尽量维持骨骼空间结构的正常位置，达到相对平衡状态。机体的不同运动过程中，每一块骨骼都存在自己的最佳空间位置，由局部到全身的骨骼排列需要尽量维持正常的空间。当某块骨所受的力出现异常时，就会出现其空间位置的改变，机体为了尽量维持其空间位置的正常，就需要削弱造成力学改变的紧张肌肉力量，或增强与其拮抗的肌肉力量，最终使骨骼维持在正常的空间位置上。如果这种调节方式中病变因素导致作用在骨骼上的力量超过拮抗肌的代偿能力，或拮抗肌疲劳时，骨骼的空间位置异常就会发生，导致局部骨骼空间位置改变。力学传递失去原有的正常状态，由此产生更多肌肉参与多部位空间力学调整。

（二）摄取环境信息最大化

人生活在自然环境中，需要不断地摄取周围环境信息以产生适应周围环境的身体变化，信息摄取成为人应对周围环境的重要环节。头部的视器和耳前庭是重要的信息摄取器官，为了尽量保证周围环境信息摄取的正常，头部的视器和前庭器需要各自保持在同一水平面上才能发挥正常的信息反馈作用，所以头部的正直稳定成为上述器官摄取信息正确的重要保证。当骨骼空间结构异常出现后，机体为了保证对外界环境信息摄取的准确性，首先要维持头颅的空间位置稳定性，也就是说要保证视觉、听觉和前庭觉的正常，表现为自然状态下的头颅正直状态。如颈椎变直前移增加导致的低头姿势，通过枕颈部伸肌群的兴奋拉起头面部，出现相对颈椎的头后仰状态。脊柱侧弯时，头颅反向侧弯纠正头颅空间位置偏歪。这些都是为了保证头颅空间位置正常，达到摄取环境信息最大化。

（三）疼痛性避让

当机体的某个部位出现炎症水肿时，尽量减少机体自身力学作用刺激该部位产生疼痛而出现的形体改变，以减少炎症刺激产生的不良感觉。机体在自然状态下主要受重力作用，其次为对抗外力做功。在骨关节周围存在着对关节起到保护和缓冲作用的脂肪组织，因为某些动作的频繁应用，导致这些脂肪组织出现无菌性炎症，使其所占的空间体积增大。增大的脂肪组织在受到挤压时，炎症物质对神经末梢的刺激增多，会产生疼痛。机体为了减少这种疼痛感觉的产生，会出现运动模式的改变，也就出现了局部骨骼空间位置异常，产生代偿性调节的启动因素，符合疼痛性避让的特点。如髌下脂肪垫损害引起的膝关节屈曲代偿。深层软组织损害后产生炎症水肿，为了减少浅层软组织紧张对深层的压力影响，浅层软组织会放松其紧张度以达到尽量无痛的状态。如腰部深层的关节突周围软组织损害或椎间孔周围的软组织损害需要骶棘肌张力下降来缓解关节突关节的相对挤压，出现站立位腰椎变直，弯腰时骶棘肌收缩减少深层牵拉的酸痛的情况。

三、肌肉的协同与拮抗

肌肉有序收缩的共同目的是顺利地完成动作，协同和拮抗关系也在发生着变化。一个肌群内部存在协同与拮抗（上下、前后、内外是反义词功能表现），如内收肌群整体作用是内收下肢，但在骨盆矢状面的控制上，长、短收肌和大收肌之间就是屈伸拮抗关系。

在人体运动中协同和拮抗也是不断变化的，如长、短收肌与腘绳肌之间存在骨盆矢状面上的拮抗关系，在站立屈髋动作过程中，耻骨结节通过两侧股骨形成的平面，长、短收肌出现伸髋力臂，与腘绳肌形成协同关系。

多组肌肉在运动中形成更复杂的协同与拮抗，如竖脊肌与长、短收肌对于骨盆的作用是前旋转协同作用，但前提是躯干上部固定，躯干上部固定需要腹直肌对胸廓和脊柱后移的控制，腹直肌对躯干的影响需要耻骨联合的稳定，长、短收肌对耻骨联合的下拉力能帮助腹直肌控制躯干后移，竖脊肌与腹直肌拮抗，腹直肌与长、短收肌拮抗，如果加入臀大肌与竖脊肌的拮抗、臀大肌与内收肌的拮抗，臀大肌与腹直肌的协同关系加入，形成完整的协同拮抗环，人体出现稳定状态。将上述肌肉分为功能组，则竖脊肌与臀大肌协同形成人体后伸力量，腹直肌与长、短收肌协同形成人体的前屈力量。躯干前后形成整体拮抗关系。

第二节　运动系统软组织损害分期

运动系统损伤分为急性损伤和慢性损伤。

急性损伤有：急性锐性损伤造成的软组织伤害，如锐器切割伤；急性钝性损伤造成的软组织伤害，如砸伤、摔伤、钝挫伤等；急性动作损伤造成的软组织伤害，如急性扭伤、拉伤等。急性软组织损伤后的保护性痉挛过度，影响软组织代谢就会出现疼痛。

慢性损伤分为两种，急性损伤后遗症和慢性累积性劳损。急性软组织损伤后没有得到良好的修复，有进行损伤部位的激惹运动，使软组织损伤持续存在并逐渐加重，形成慢性软组织损害。持续超出人体代偿能力的劳动、持续保持单一姿势或环境温度低影响软组织正常代谢都是造成慢性软组织损害的原因。

人在运动的过程中会出现不均衡的肌肉应用，单一动作是软组织损害的主要根源，无论是静息状态还是运动状态，同一块或同一组肌肉持续做功，就会出现各肌肉功能组之间的力量不均衡，尤其是处于低温环境中，微循环受到影响，软组织内代谢功能下降，代谢产物堆积，造成酸胀、疼痛等不舒适表现。

软组织损害出现后，其内部功能、结构出现不断变化，在软组织损害的不同时期存在不同的特点和不同的康复治疗方法。根据这些特点，可以将运动系统损伤分为四期。

（一）一期：肌肉痉挛期

肌肉受到外因或内环境不良因素刺激，出现保护性收缩，或在运动平衡调节过程中，参与运动平衡的主动调节，与肌梭的异常兴奋引发牵张反射有关。牵张反射为肌梭受到牵拉或理化因素刺激使梭内肌兴奋，兴奋信号传递给自主神经系统，自主神经系统做出分析后，发出神经冲动泛化肌梭周围的肌细胞兴奋或兴奋其拮抗肌。外因的寒冷刺激使浅层血管弹性回缩，减少了浅层胶原纤维降解，胶原纤维老化使筋膜框架结构塌陷缩短，嵌入筋膜的肌纤维受到牵拉。嵌入筋膜的肌纤维多存在肌梭，牵拉肌梭产生牵张反射，出现肌肉痉挛。内环境的酸性代谢产物堆积，增加透明质酸黏稠度，肌纤维间的相对滑动摩擦力加大，肌纤维被动牵拉增多，肌梭异常兴奋，出现肌肉痉挛。在运动平衡调节过程中，如耻骨结节附着的长收肌、短收肌慢性损害出现黏弹性紧张时，骨盆前倾趋势出现，坐骨结节附着的腘绳肌群及大收肌后束会兴奋收缩拮抗骨盆前倾力。拮抗肌由代偿发展为失代偿时，都可能发生肌肉痉挛。肌肉痉挛为肌细胞收缩的结果，持续消耗能量，产生代谢产物的堆积，使组织内酸碱度降低，pH 下降导致肌纤维间透明质酸黏稠度增加，影响肌纤维的相对滑动，增加摩擦阻力，肌细胞外基质在异常力的作用下使成纤维细胞发生形变，刺激胶原纤维合成增加，胶原代谢紊乱，加速黏弹性紧张的出现。此期患者多采取休息、保暖、药物、针刺、理疗、手法或拉伸、康复锻炼的方法，常很快缓解症状。如果此期治疗不彻底或没有完全修复损害软组织，软组织损害会逐渐发展为软组织黏弹性紧张期。

（二）二期：黏弹性紧张期

在肌肉痉挛期不能迅速去掉造成肌肉痉挛的因素，或继续存在整块肌肉的离心收缩，造成结缔组织黏弹性结构的牵拉，刺激成纤维细胞，产生更多的胶原纤维以对抗拉力，导致胶原纤维代谢失衡，胶原纤维互相靠近，老化交联，互相缠结，使黏弹性组织的顺应性下降，硬度增高，肌纤维相对滑动困难，出现整块肌肉的被动延展性下降，进入软组织黏弹性筋膜紧张期。

黏弹性筋膜紧张期的肌肉内胶原纤维的软框架塌陷，内部压力升高，微循环受到影响。微循环的调节有赖于毛细血管后静脉的压力，毛细血管后静脉压力增加，微循环的毛细血管内血液处于瘀滞状态，浅层静脉回流障碍，出现浅静脉怒张。对浅静脉针刺放血可降低毛细血管后静脉压力，改善组织内微循环功能，减轻组织缺氧症状，但黏弹性紧张的软组织没有改善，症状缓解只能持续两三天。黏弹性筋膜紧张期整块肌肉表现为张力增高的状态，收缩力下降、易疲劳。受天气变化时氧分压的影响，出现阴雨天症状加重的特点。

例如，慢性腰肌劳损等，劳动就痛，阴天就重。此期是临床就诊最多的时期，往往缠绵难愈，给患者带来痛苦。黏弹性筋膜紧张期的软组织并非一下就全部出现黏弹性紧张，是在肌肉痉挛期的基础上逐渐形成的，所以黏弹性紧张的软组织所占的比例直接影响各种治疗的效果。黏弹性紧张的软组织所占的比例越小，简单的治疗方法越容易有效。黏弹性筋膜紧张的软组织所占比例越大，越需要以拉伸、小幅度目标肌收缩抗阻训练或者针刺、加热的方法来放松损害组织。

（三）三期：韧带代偿期

运动平衡调节的拮抗肌兴奋收缩的作用没有消除肌肉的黏弹性紧张造成的机体力学平衡失调，会造成其作用的关节失去原来的正常空间位置，力学传递没有通过骨骼，需要关节周围附着的肌肉持续兴奋以保护关节的稳定性，关节周围附着的每条肌肉都连接关节囊周围的韧带，如股二头肌与腘弓韧带连接，半膜肌与腘斜韧带连接等。肌肉的持续兴奋牵拉其所连接的韧带，刺激韧带增生、肥厚。

另外，保护关节稳定的韧带受到关节位置异常的过度牵拉刺激，产生过多的胶原并老化沉积，出现韧带增生肥厚、黏弹性紧张，对关节的固定能力增强，而关节的活动能力随之下降，失去原有的活动范围，出现关节的僵直。例如，膝关节退行变的后期出现伸屈功能障碍。此期出现关节活动范围减小，关节变形。

（四）四期：骨性代偿期

关节周围的韧带不断增厚，胶原老化，软框架塌陷，使韧带对关节的约束力越来越高，造成关节内压力逐渐增加。关节运动有赖于关节软骨的耐磨特性，关节软骨内没有血管、神经，由纤维软骨和黏多糖构成，其中携带大量水分，其营养供应是通过滑液的组织渗透完成的。当关节内压力增高时，关节软骨不能得到良好的营养，修复能力减退甚至消失，关节软骨脱水、磨损，造成不耐磨的骨皮质相互摩擦，骨皮质随即破坏，成骨细胞活跃，骨小梁通过关节面，关节骨化，失去功能。此时不再需要韧带的限制和肌肉的收缩控制关节的稳定，软组织疼痛也随之消失。如强直性脊柱炎后期，脊柱关节融合，疼痛消失，进入稳定期。踝部距跟舟三关节融合术以消除踝部疼痛、脊柱段的椎体融合术以消除相应部位的疼痛，都和加速骨性代偿有关。

运动系统软组织损害的分期对于临床治疗、康复和预后的评估有积极意义，通过病史特点、临床查体、预示性诊断、尝试性治疗可以初步判断运动系统软组织损害的情况，选择适合的康复治疗，才可以达到最大的治疗效果。

第三节　软组织损害的代偿表现

软组织损害发生后，人体的正常平衡模式就会被打破，为了减小损害区域刺激造成的不舒适感觉、拮抗软组织损害造成的人体不平衡状态，选择代偿性姿势或运动动作，造成软组织代偿性损害。

一、软组织损害调节形式

软组织损害后，通过感受器感知，并反馈到自主神经系统中枢，进行分析后，做出适当反馈，形成软组织损害调节平衡回路。在软组织损害调节过程中存在两种调节形式。

（一）神经肌肉调节

因细菌、病毒、血液供应障碍、自身免疫因素参与或神经周围的无菌性炎症刺激等因素引起的神经元的异常反馈，影响了神经元的正常调节能力，出现其支配区域敏感度增高，产生痛觉过敏和肌肉痉挛的现象，这种现象为神经肌肉调节。

在肌肉痉挛期，通过拉伸、抗阻力训练及针灸刺激穴位的方法进行肌肉张力的调节治疗疼痛就属于神经肌肉调节的过程。神经肌肉调节和坎农与罗森布吕思的神经失调定律提及的现象相似，但不是神经元的破坏。神经元持续受到其感觉神经末梢接收的伤害性刺激后，会出现神经元功能紊乱，产生其感觉分布区的感觉过敏和运动分布区的肌肉异常兴奋。感觉区的过敏会出现有主诉痛而无压痛的情况。

例如，胸腰段椎旁软组织损害刺激脊神经后内侧支，引起同水平发出的隐神经分布区的鹅足腱疼痛或足跟内侧痛。当胸腰段软组织损害得到良好治疗后，主诉疼痛自然消失。运动区的肌肉异常兴奋作用于骨骼，使骨骼所受力学异常，引发平衡控制调节。

同样是胸腰段软组织损害，刺激脊神经后内侧支，引起同水平发出的股神经及闭孔神经，股神经兴奋引起股四头肌张力增高，闭孔神经兴奋引起内收肌张力增高。内收肌张力增高引起屈髋及代偿的屈膝动作，进一步增加了股四头肌的张力对髌股关节的影响，出现膝关节屈伸时疼痛及膝关节积液。胸腰段的手法及治疗对这种膝痛和膝关节积液有良好的治疗作用。

神经元的外在刺激消除后，长时间痉挛的肌肉逐渐进入黏弹性紧张状态，肌肉的筋膜软框架塌陷，整体长度缩短，牵拉骨骼产生骨骼力学平衡失调，就会出现机械性肌肉调节。

颈部深层或椎管内炎症刺激感觉神经末梢，使臂丛的感觉分布区域出现疼痛不适和运动神经支配的肌肉痉挛。肩部疼痛、上臂疼痛、肘部疼痛或前臂手指疼痛，这些疼痛在主诉区域找不到明显的压痛点。运动神经支配区域的肱二头肌、肱三头肌兴奋，肱骨头上移，出现肩峰撞击；肘关节压力增加，出现肘关节积液、疼痛。屈指肌兴奋性增加，摩擦腕横韧带，出现腕管综合征；屈指肌腱鞘过度摩擦，出现腱鞘炎。伸指肌兴奋性增加，腕背支持带摩擦增多，出现腕背部腱鞘囊肿。如果有潜在软组织损害的冈下肌痉挛后，会迅速诱发肩关节周围的所有肌肉兴奋收缩，出现肩关节功能障碍，即临床常见的冻结肩。

（二）机械性肌肉调节

任意一块肌肉慢性损害后出现黏弹性紧张，都会对其附着的骨骼产生过多的拉力，出现骨骼整体受力改变，导致运动平衡失调，机体通过反馈作用于相关肌肉兴奋，维持机体平衡正常工作生活，产生新的骨骼力学平衡的现象。这种现象为机械肌肉调节。如长收肌、短收肌慢性损害牵拉骨盆引起的骨盆前倾，需要坐骨结节附着的腘绳肌群及大收肌后束兴奋来平衡骨盆的空间位置。当拮抗肌无法维持力学平衡时，骨盆向前旋转，随之出现站立位躯干上部重心前移，为了纠正躯干上部重心前移带来的重心稳定性下降，脊柱或下肢发生曲度变化，使机体重心重新回归支持面以内。

通过对肌肉结构的拉伸放松及治疗，改变肌肉缩短对骨骼的异常力学牵拉，恢复骨骼原有平衡状态的治疗过程，属于针对机械肌肉调节的康复治疗。力学缓冲的脂肪组织作为引发运动模式改变的原发部位，导致运动状态下的平衡失调，肌肉异常兴奋代偿，也属于机械肌肉调节范畴。

机械肌肉调节存在下部优先的特点，即机体重心改变时，先从下部纠正。例如，腰骶后部竖脊肌张力增高引起的躯干上部重心后移，先出现背屈踝部，然后屈膝的重心纠正特点，出现跖腱膜牵拉的足跟痛、踝部肿胀或膝痛。当然，脊柱曲度的明显改变不会在单独阶段发生，会伴随整个脊柱的调整过程，出现背痛、颈痛或头痛。

机械肌肉调节以力学形式表现在骨架空间上，任何一个骨关节连接处出现的不同空间位置改变都可能导致不一样的系列骨骼空间位置改变的产生，就像搭起的积木，每一块积木的位置改变都会产生不同的倾倒方向。简单地理解运动平衡控制调节可以通过解剖学的 3 个平面进行，即矢状面、冠状面和水平面。在每个平面上产生规律的调节变化，三平面变化的叠加，造成平衡调节的千变万化。

矢状面的表现为：足趾的屈、伸；足踝的跖屈、背屈；膝关节的屈曲、超伸展；髋的屈、伸；脊柱的前、后曲度改变等。冠状面表现为：足弓高、低；足踝内翻、外翻；膝内翻、外翻；大腿的内收、外展；脊柱的侧弯等。水平面表现为各部位的旋转。冠状面上改变较多时，常会伴随水平面调节，所以有"脊柱侧弯必伴旋转"之说。

软组织损害后的运动平衡控制调节非常复杂，往往是神经肌肉调节与机械肌肉调节并存，只是哪一个占优势，就表现出哪一个的特点。神经肌肉调节和机械肌肉调节也可交替出现，产生软组织损害传递方向的改变或内脏症状。

二、软组织损害压痛点检查

（一）压痛点检查方法

通常采取经典的拇指按压方法，对软组织施压的力度明显强于触诊的按压（中医记载的切法、点穴手法，结合现代医学《宣蛰人软组织外科学》中的强刺激推拿手法），一般为 3 kg 左右的压力，视患者组织的薄厚及耐受度而定。压痛点检查与压痛点强推在手法上有明显区别，压痛点检查时，拇指对软组织顶压的时间短，拇指尖滑动频率低，引出明显的疼痛即停止，而压痛点强推在拇指顶压软组织的同时或稍后施以高频率滑动按压造成游离神经末梢周围高压状态，使能够感知疼痛的游离神经末梢可逆性压毁，从而中断疼痛反射信息引起疼痛及微血管痉挛的恶性循环（图 3－3－1）。

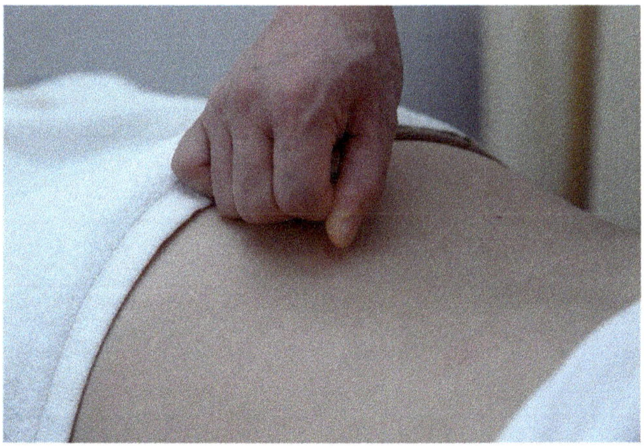

▲ 图 3－3－1 压痛点检查方法示意图

压痛点检查中发现患者所有的压痛点，包括显性压痛点和潜在性压痛点。显性压痛点为患者主诉疼痛所涉及的部位，在按压时也能查到压痛，主诉痛部位与检查痛部位结果一致。潜在性压痛点为患者主诉疼痛没有涉及的部位，在压痛点检查时查到明显压痛，主诉疼痛部位与压痛点检查所查出压痛部位存在相关性。

潜性压痛点的发掘常能给软组织原发性损害部位的确定提供重要的提示，例如，一个膝前下方痛的患者，在检查膝关节内、外侧髁有明显压痛时，常提示这个膝前下方痛来源于腰、臀、大腿根部的软组织损害，继续向上源查体时可以发现更多的潜性压痛点。

如果患者主诉疼痛的部位在按压检查时不能查到明显的压痛点，达不到主诉疼痛所描述的程度，即为假性疼痛，常由原发软组织损害部位传导造成的，需检查可能存在的上源压痛。当然，也有一些内脏疾病可以出现躯体某个部位的牵涉痛，通过病史、症状、体征进行综合分析，并做适当的影像学或化验室检查，基本能明确诊断。

【检查方法】

检查手握拳，拇指末节微曲，螺面紧抵屈曲示指的桡侧面，稍露出拇指尖端，以拇指尖端垂直软组织所在骨面发力，按照软组织损害常见压痛部位寻找压痛点。

【注意事项】

检查时指甲修平，避免引起皮肤划伤，以一点着力明确产生压痛的部位，力度不能太大，通常为 3 kg 左右的压力，引出明显疼痛后即应停止加压，征求患者同意后方可进行滑动按压，也就是强推。如果很小的压力就出现患者剧烈疼痛和不耐受，不要继续加压到 3 kg。如果患者表现出对检查时疼痛不能耐受，不可以进行强推。

颈、肩、臂部检查可在坐位时进行，背、腰、臀、腿部检查应在患者卧位时进行，患者较舒适，易于放松。

【检查顺序】

具体检查顺序有两种：一种是一开始就进行系统检查，自颈、背、腰部开始向四肢逐步检查；另一种是自主诉痛部位开始，向颈、背、腰部检查。前一种检查方法，从好发的原发部位开始，如一个肱骨外髁主诉疼痛的患者先进行腰骶部的检查，再沿脊柱两侧进行按压，一直到颈部，然后肩部最后主诉疼痛部位，一遍按压后即可大体了解疼痛的原发部位，对康复师及医师比较方便，易于掌握患者的整体情况。后一种检查方法从主诉疼痛部位开始，如一个肱骨外髁主诉疼痛患者，先按压疼痛部位，了解疼痛范围的大小及疼痛程度，再向肩背颈部按压查找，对照压痛的因果关系，然后向腰臀部按压检查压痛的分布情况。这种方法易被患者理解和接受，但在逐级寻根的过程中，可能会漏掉某些部位，出现漏诊现象。

（二）枕颈部压痛点检查

1. 项平面 项平面为颅骨枕部上、下项线所夹的骨面，所涉及的软组织由浅层到深层包括斜方肌、项韧带、头夹肌、头半棘肌、头上斜肌、二腹肌后腹、头后大直肌、头后小直肌，上斜方肌与头夹肌间隙有枕大神经穿出。项平面是枕颈部软组织损害易发的部位，可引起枕后痛、偏头痛、全头痛、前额痛、头晕及颜面五官症状，远端引起腰痛、膝痛或足跟痛。

检查时一手固定患者头部，另一手拇指尖端自下而上顶压项平面，由轻到重逐渐加力至 3 kg 左右，以患者能耐受为度。按压时，局部会有酸胀疼痛的感觉，可上传至头顶、前额或面部。凡出现明显疼痛的患者，项平面多存在原发或继发性软组织损害，强推手法预示性治疗诊断后，观察治疗效果。如强推手法后，原有主诉症状消失半小时以上，说明项平面软组织损害与主诉症状存在明确相关性（图 3－3－2）。

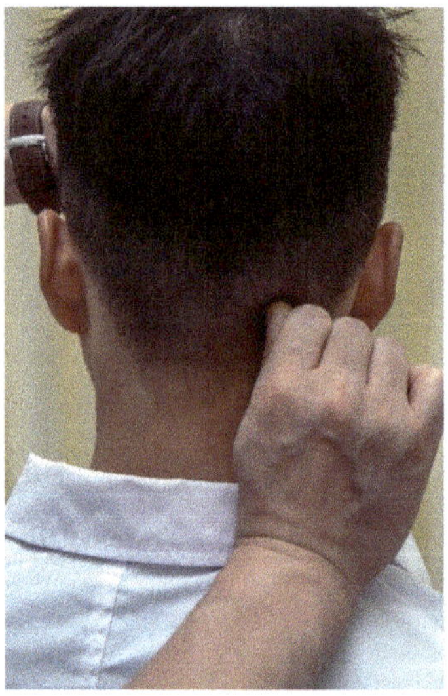

▲ 图 3－3－2 项平面检查部位及方法示意图

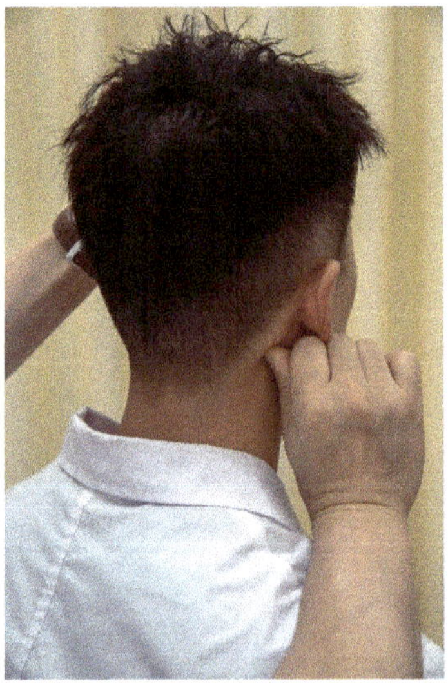

▲ 图 3－3－3 乳突检查部位及方法示意图

2. 乳突 乳突为颞骨凸起部分，由浅入深附着的肌肉有胸锁乳突肌、头夹肌、头最长肌。乳突部软组织损害可引起乳突痛、周围性面瘫、面肌痉挛、耳鸣、偏头痛、舌边麻痛等症状。

检查者一手固定头部，另一手沿乳突边缘按压，由轻到重加力至 3 kg 左右。按压时，患者主诉症状减轻或消失，即可列入软组织损害诊断范围（图 3－3－3）。

3. 颈后部 颈后部为项韧带及头颈后伸肌群附着、走行处，包括中斜方肌、头夹肌、头半棘肌、颈半棘肌、头最长肌、颈最长肌、多裂肌、回旋肌。颈后部软组织损害可引起颈部疼痛、头痛、头晕、恶心、腹痛、高血压、背痛、胸痛、肩臂痛、肘部疼痛、手痛、手麻、腰痛、膝痛等症状。颈后部压痛检查一般分为 4 个区域。

（1）棘突旁压痛检查：检查者一手固定患者头部，另一手拇指与其余四指分开形成对峙，以拇指指腹靠近尖端处顶压颈椎棘突侧缘检查压痛，检查时自 C2 棘突开始向下检查至 C7 棘突较为方便。C2 棘突易于体表定位，在枕颈连接处向下第一个明显的骨性凸起即为 C2 棘突（图 3－3－4）。

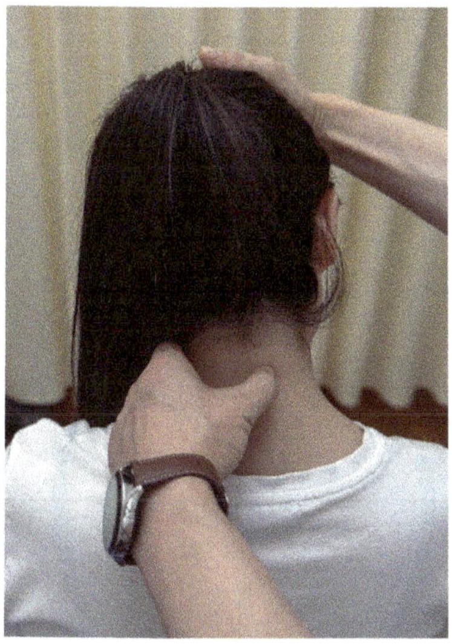

▲ 图 3－3－4　颈棘突检查部位及方法示意图

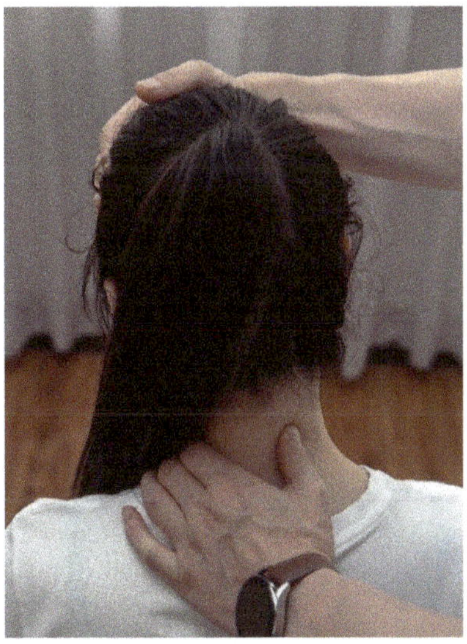

▲ 图 3－3－5　颈后伸肌检查部位及方法示意图

（2）头颈后伸肌群压痛检查：检查者一手扶持头部并向后轻推，使颈部软组织放松，以拇指与其四指对峙提捏颈部浅、深层肌肉，了解颈后部皮肤厚度、滑动度、疼痛情况；了解头颈部后伸肌群的硬度、压痛情况（图 3－3－5）。

（3）颈部深层肌、关节突关节囊检查：检查者一手固定颈部，另一手自乳突后下方 C2－C3 关节突开始，由后外向前内逐一按压关节突关节形成的柱面结构，向下至 C7－T1 关节突。检查者也可一手固定颈部，另一手自上斜方肌前缘插入 C7－T1 关节突后方，由下向上按压关节突关节囊，查找压痛点（图 3－3－6）。

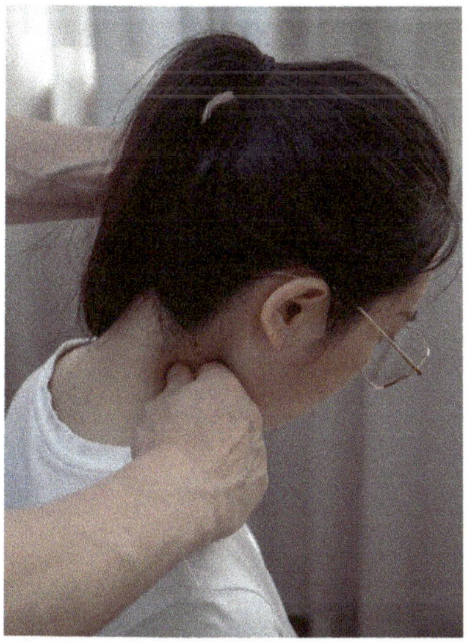

▲ 图 3－3－6　颈关节突关节囊检查方法示意图

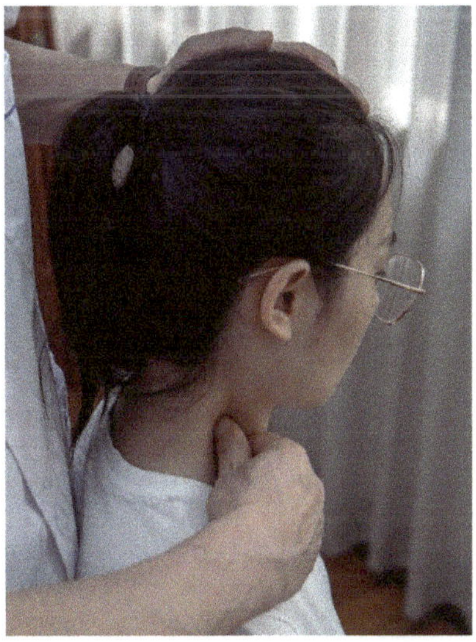

▲ 图 3－3－7　颈椎横突检查部位及方法示意图

（4）颈椎横突检查：检查者一手固定颈部，另一手由上向下或由下向上按压颈椎横突前、后结节，查找压痛分布情况。颈椎横突压痛多为其他部位软组织损害传导而来（图 3－3－7）。

4. 颈前部 颈前部主要对胸锁乳突肌的胸锁关节附着、前/中斜角肌的第 1 肋附着进行检查。此处软组织损害多为颈后部、腹外斜肌、大腿根部软组织损害传导而来，出现继发损害时，引起枕后痛、偏头痛、胸闷、手麻(痛)等症状。

患者取坐位，检查者站在患者后方，以双手拇指螺面依次按压胸骨上切迹、胸锁关节、锁骨上缘的肌肉附着处，查找胸锁乳突肌附着处压痛点。以双手示指或中指在锁骨上窝内寻找前中斜角肌第 1 肋附着处压痛点(图 3-3-8)。

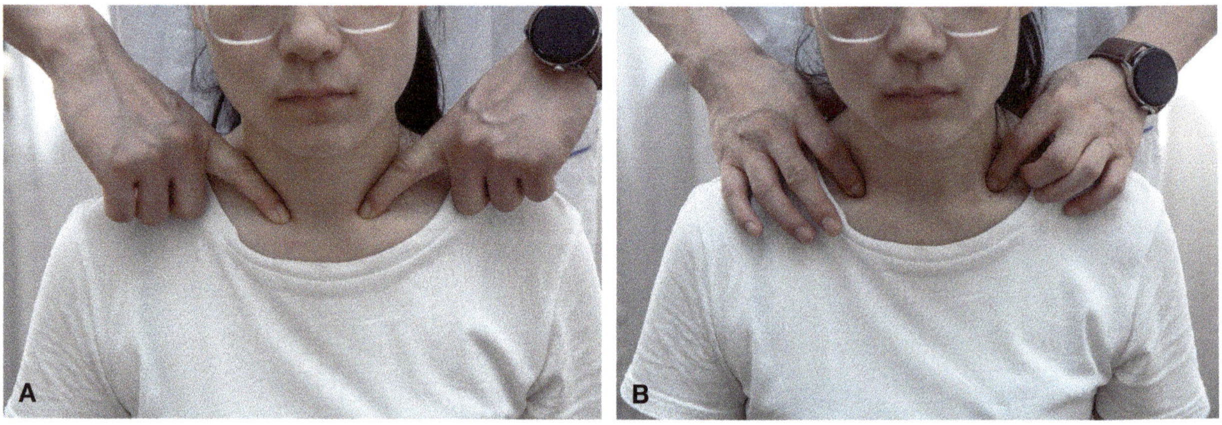

▲ 图 3-3-8 胸阔上检查部位及方法示意图

A. 锁骨端。B. 肋骨面

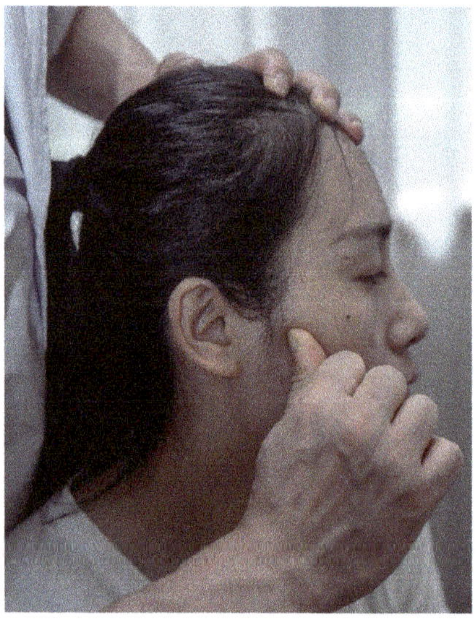

▲ 图 3-3-9 颜面部检查方法示意(颧骨下缘)

5. 颜面部压痛检查 颜面部压痛主要包括咬肌、颞肌、翼内肌、翼外肌、颏舌骨肌、下颌舌骨肌、二腹肌前腹附着处。咬肌、颞肌、翼内肌、翼外肌损害时可引起慢性腮腺炎、牙痛、偏头痛、三叉神经痛、下颌关节紊乱、张口困难、口腔黏膜及舌部溃疡、周围性面瘫、面肌痉挛等。颏舌骨肌、下颌舌骨肌、二腹肌前腹附着于下颌支内侧面，损害时可引起流涎、言语不利等。

患者取坐位，检查者一手固定头部，另一手拇指按压颜面部。咬肌检查下颌角及颧弓下缘附着处。翼内肌检查需要拇指深入下颌角内侧面，按压下颌角内侧面翼内肌附着处。颞肌检查颞骨附着处。翼外肌检查颧骨下方深面的上颌骨附着处。颏舌骨肌、下颌舌骨肌、二腹肌前腹附着处检查时，患者头轻微后伸，拇指螺面按压下颌骨内侧面(图 3-3-9)。

(三) 肩部压痛点检查

肩部压痛点检查包括肩胛内上角、冈上窝、冈下窝、肩锁关节、肩外侧的软组织附着处压痛检查。

(1) 肩胛内上角压痛检查：肩胛内上角为肩胛提肌附着处，经常出现主诉疼痛。肩胛提肌损害时，除局部疼痛外，还可引起枕颈部疼痛、枕后痛。检查者拇指螺面按压肩胛内上角，查找压痛点。肩胛内上角压痛常继发于冈下窝软组织损害(图 3-3-10)。

(2) 冈上窝软组织附着处压痛检查：冈上窝为冈上肌附着，冈上肌是上肢外展的动力之一。冈上肌损害时，出现冈上窝痛、肱骨大结节痛及肩外展痛。检查者拇指自上而下按压冈上窝，查找压痛点(图 3-3-11)。

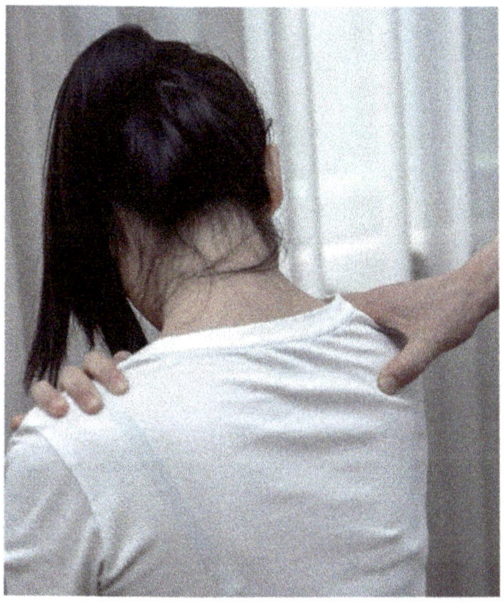

▲ 图 3-3-10 肩胛上角检查部位及方法示意图

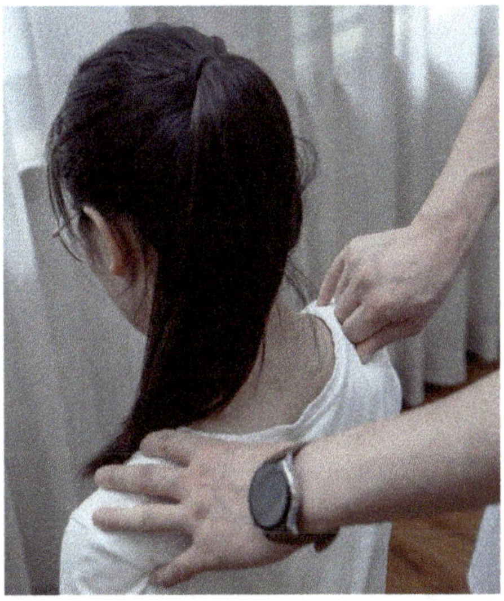

▲ 图 3-3-11 冈上肌检查部位及方法示意图

(3) 冈下窝软组织压痛检查：冈下窝大部分骨面为冈下肌附着，其外侧边缘为大圆肌、小圆肌、肱三头肌长头腱附着。软组织损害后，出现肩痛、背痛、颈痛、枕后痛、偏头痛、胸锁关节炎、上肢痛、肘内外侧痛、手麻、乳痛、心律失常、腰痛、臀腿痛、膝关节积液等症状(图 3-3-12)。

冈下窝软组织压痛检查时，根据具体情况有 3 种检查姿势：

1) 患者上肢外展功能在 130°以上，检查者以患者同侧手臂自患腋下方穿过，手扶紧患者的肩上方，使患肩固定不动，另一手的拇指与其余四指分开，捏持肩胛骨的内、外侧缘，确定肩胛骨冈下部分的轮廓，以拇指按压轮廓内的软组织自中心向周围或自内侧向外侧按压查找压痛点。

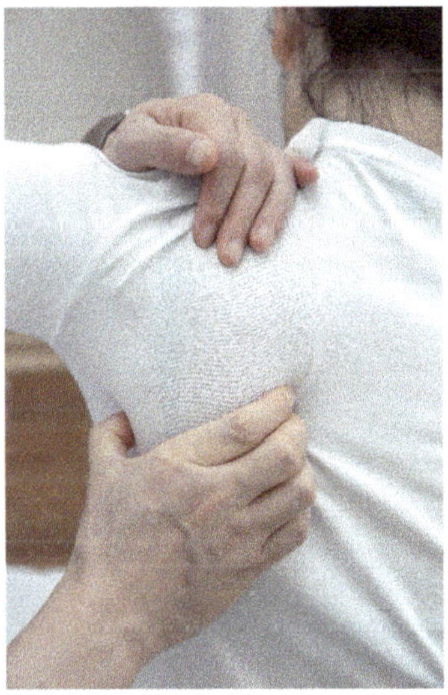

▲ 图 3-3-12 冈下窝检查部位及方法示意图

2) 患者上肢外展在 90°～120°的，检查者站在患者的患侧，一手抓握患肢的上臂，另一手拇指与其余四指分开，捏持患侧肩胛骨的内、外侧缘，确定肩胛骨冈下窝的轮廓，拇指按压轮廓内的软组织，自中心向周围或自内侧向外侧按压查找压痛点，此时软组织压痛多较敏感，按压力度适中，以患者能耐受为度(图 3-3-13)。

3) 患者上肢外展小于 90°的，检查者站于患者患侧，一手自患者前方固定患肩，另一手拇指与其余四指分开，捏持患侧肩胛骨的内、外侧缘，确定肩胛骨冈下窝的轮廓，拇指按压轮廓内的软组织，自中心向周围或自内侧向外侧按压查找压痛，按压力度适中，以患者能耐受为度(图 3-3-14)。

冈下窝外侧边缘按压，在找到压痛点的同时能感觉到大、小圆肌的僵硬条索感。盂下结节按压时，自腋后线向前上按压容易找到压痛点。

(4) 肩锁关节压痛检查：肩锁关节为锁骨外侧端与肩胛骨肩峰端形成的平面关节，此关节可以做 60°的相对旋转。当肩胛骨旋转功能异常时，肩锁关节受到扭力影响出现疼痛。另外，肩锁关节上方附着上斜方肌，过度应用也会出现损害。检查者拇指螺面向下按压肩锁关节上方骨面查找压痛点(图 3-3-15)。

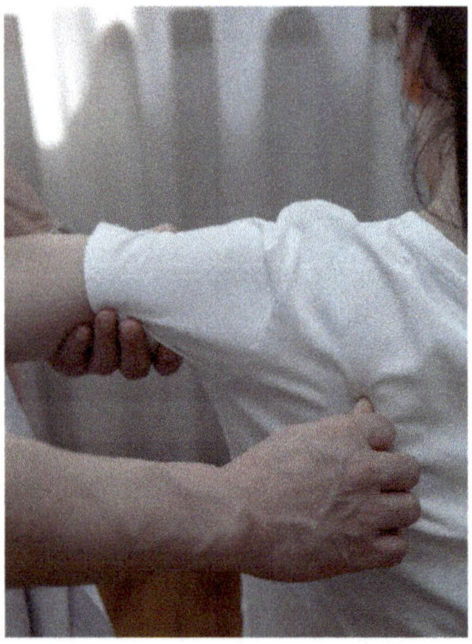

▲ 图 3-3-13　冈下窝检查部位及方法示意图

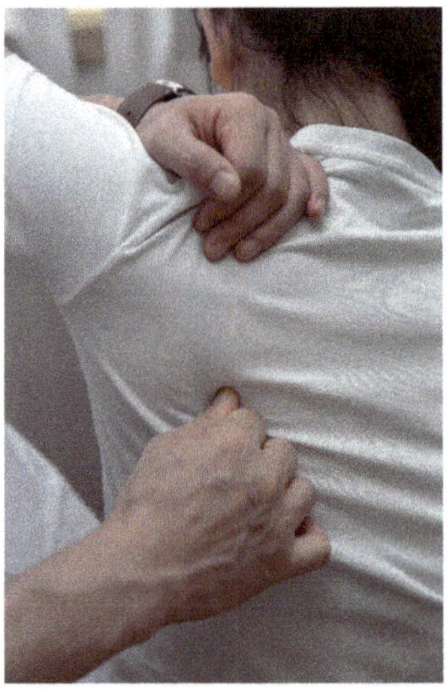

▲ 图 3-3-14　冈下窝外边缘检查及方法示意图

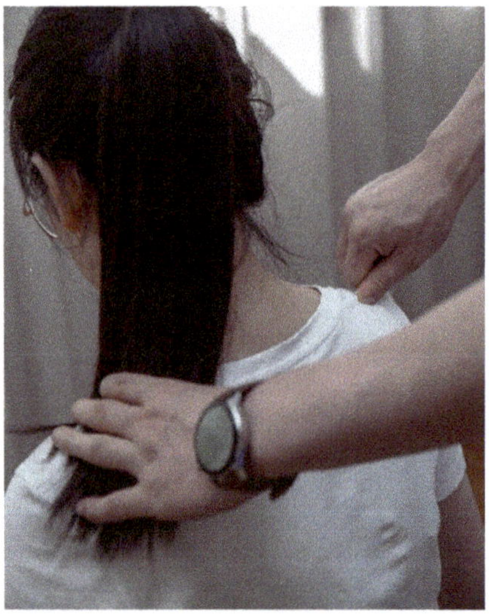

▲ 图 3-3-15　肩锁关节检查部位及方法示意图

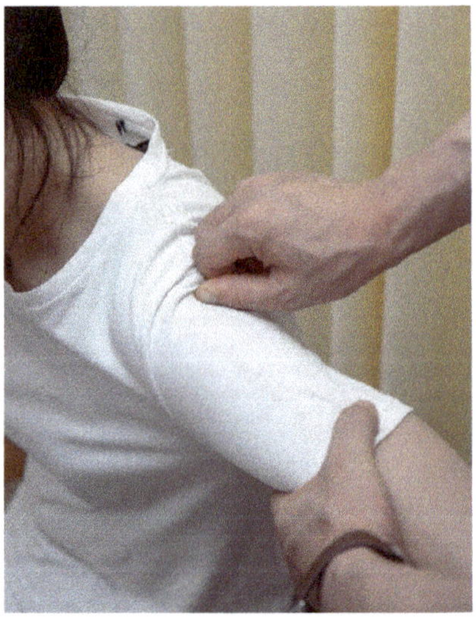

▲ 图 3-3-16　肩锁关节外侧检查部位及方法示意图

(5) 肩外侧压痛的检查：肩外侧为三角肌、肩峰下滑囊及肱骨大小结节、喙突软组织附着处，损害时出现肩外侧痛、肩峰撞击症等。检查者一手固定患肩，另一手拇指分别按压肩峰周围、喙突、肱骨大小结节及周围的软组织附着处，查找压痛，了解肩外侧压痛的分布情况。肩外侧软组织损害多为继发损害(图 3-3-16)。

(四) 背部压痛点检查

背部压痛主要指胸脊柱段两侧软组织压痛，肋骨外面的压痛多数只做参考。胸脊柱段两侧的软组织包括下斜方肌、背阔肌、胸半棘肌、多裂肌、回旋肌。胸脊柱段软组织损害时，出现背痛、胸痛、肋间神经痛、肋软骨痛、腹壁痛、胃痛、反酸、烧心、膝痛、臀腿痛等症状。

检查时，患者取俯卧位，上肢放于身体两侧，全身放松，头转向检查者，便于随时观察患者表情。如驼背明显者，可在上腹部垫一高度适合的枕头。检查者一手沿胸椎棘突两侧及棘突旁开 2 cm 处关节突关节位置自上向下或自下而上做按压检查，查找压痛点。软组织损害时间长的患者在胸脊柱段两侧可以摸到较硬条索，按压时有橡皮样感觉。背部的压痛可继发于腰骶臀部软组织损害。另外棘突旁开 3 cm 左右的肋横突关节处也可查到压痛。如果压痛点孤立存在，与局部软组织损害有关；如果分布较广，多为继发损害（图 3－3－17）。

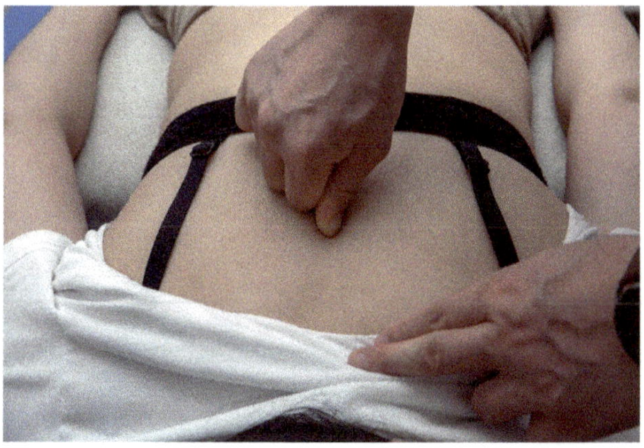

▲ 图 3－3－17　背部棘突检查部位及方法示意图

（五）肘部压痛点检查

包括肘内侧、肘外侧、肘前侧软组织附着骨面。软组织损害时出现局部疼痛、屈肘疼痛、手麻、尺骨茎突疼痛及桡骨茎突疼痛。

（1）肘内侧压痛检查：检查者站在患者对面，以患者对侧手握住患者腕部，另一手张开，托住肘下方，拇指按压肱骨内上髁前臂屈肌总腱附着处及旋前圆肌起始部。如检查患者右侧肘关节内侧，检查者以左手抓握患者腕部，右手张开托住患者肘部，用右手拇指按压肘内侧前臂屈肌总腱附着处。肘内侧软组织损害可引起手尺侧麻及腕管综合征（图 3－3－18）。

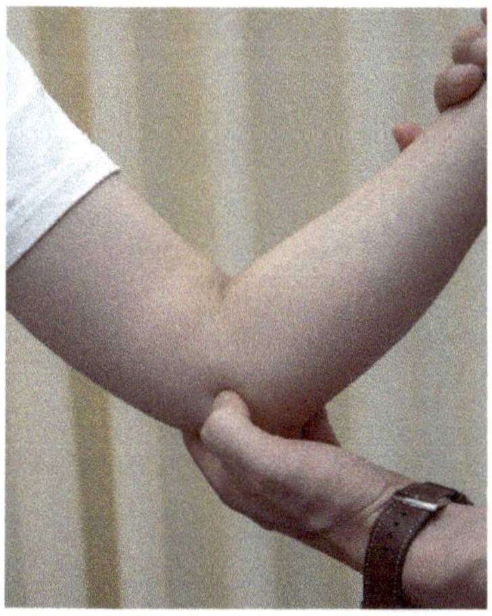

▲ 图 3－3－18　肘关节内侧髁检查及方法示意图

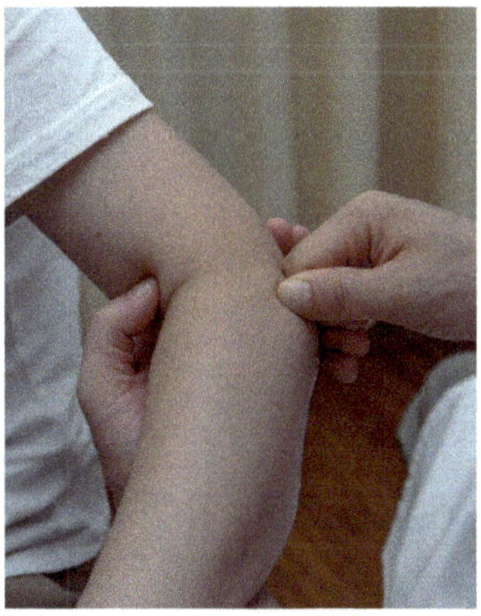

▲ 图 3－3－19　肘关节外侧髁检查部位及方法示意图

（2）肘外侧压痛检查：检查者站在患者对面，以患者同侧手握住患者腕部，另一手张开，托住肘下方，拇指按压肱骨外上髁前臂伸肌总腱附着及桡骨小头、环状韧带。检查桡骨小头、环状韧带时，握患者手腕的手可协助旋转前臂，增加压痛的检出机会（图 3－3－19）。

(3) 肘前侧压痛检查：肘前侧主要检查尺骨冠突压痛，此处为肱肌附着。检查者一手托住患者肘下方，另一手拇指按压肘前侧肘窝处，肱肌损害时会有明显压痛及条索感(图 3-3-20)。

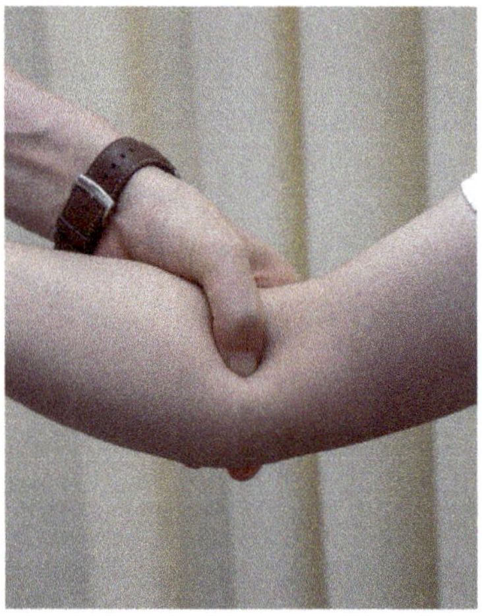

▲ 图 3-3-20　肘关节前检查部位及方法示意图

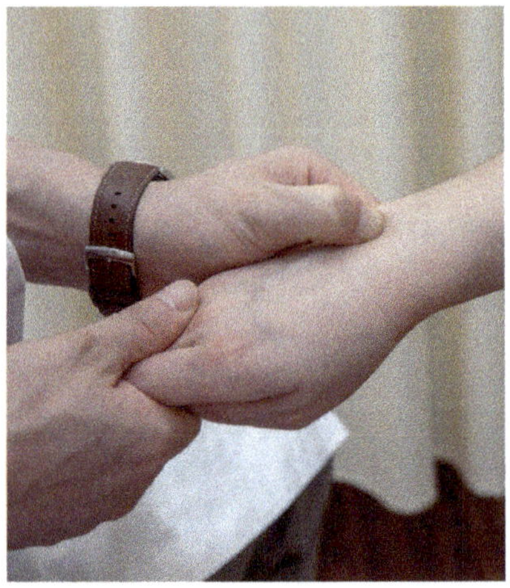

▲ 图 3-3-21　腕背尺、桡骨及关节检查方法示意图

(六) 腕关节压痛点检查

腕关节为多骨关节结构，前臂肌肉张力异常时，腕关节摩擦力及压力均增加，出现腕关节屈伸、尺偏、桡偏终末时出现疼痛。检查者拇指尖嵌入腕关节内、外侧及腕背关节间隙，滑动按压查找压痛点。拇指按压腕掌侧，检查腕管周围的软组织压痛情况。在腕关节压痛检查的同时，进行掌指各关节的压痛点检查。除单纯手部劳损引起局部软组织损害外，其余多为传导痛(图 3-3-21)。

(七) 腰骶部压痛点检查

腰骶部包括腰脊柱段两侧、骶骨背面及髂后上棘内上缘外至腰三角外侧、下至骶髂关节下端的髂骨骨缘软组织附着处。腰骶部软组织损害可引起腰痛、臀腿痛、膝痛、足踝痛、跟底痛、下肢冷、下肢热、小腹痛、慢性盆腔炎、痛经、尿频、性功能异常、背痛、颈痛、头痛、肩痛、手麻、肘外侧痛等症状。

(1) 腰椎两侧压痛检查：患者俯卧位，头转向检查者，便于随时观察患者表情。检查者一手自上而下或自下而上分别沿腰椎棘突两侧及腰椎棘突旁开 2～2.5 cm 处后关节突关节所在位置按压检查，因腰部肌肉较粗壮厚实，有时拇指按压查不到压痛或查到的压痛不明显，影响诊断的准确性。可在棘突旁开 3 cm 左右的竖脊肌外缘斜向内按压关节突关节，或选择叩诊的方法，即检查者一手握拳，小手指掌指关节的尺侧面向下叩击需要检查的部位。如有深部软组织损害，可在叩击时产生明显的叩击痛或向下肢传导的感觉(图 3-3-22)。

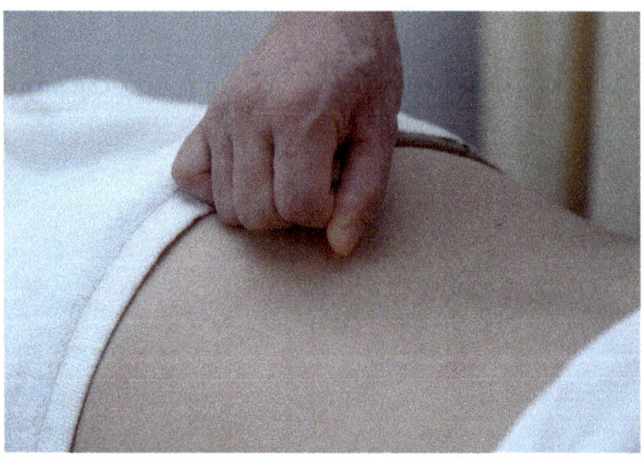

▲ 图 3-3-22　腰椎、骶嵴棘、椎板检查方法示意图

(2) 横突压痛检查：检查者双手拇指与其余四指分开，双手平放于背部，并沿背部下滑至肋弓下缘后，双手拇指向内顶按，即为 L3 横突检查部位，然后拇指尖向内上推压，即为 L2 横突检查部位，最后拇指尖向下推压，即为 L4 横突检查部位，如有软组织损害，可查得明显压痛。横突尖周围

的软组织损害多继发于腰骶后部或臀大肌、臀中肌交界处。L2 横突的软组织损害可引起查不到原因的腹痛。L3－L4 横突损害则多引起臀腿痛(图 3－3－23)。

(3) 骶骨背面压痛检查:患者俯卧位,沿骶中嵴两侧按压骶骨背面软组织,并向外按压骶后孔周围软组织(图 3－3－24)。

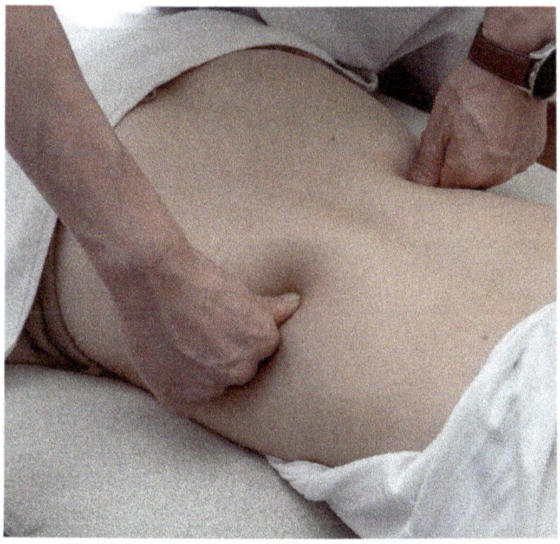

▲ 图 3－3－23　L3 横突检查部位及方法示意图

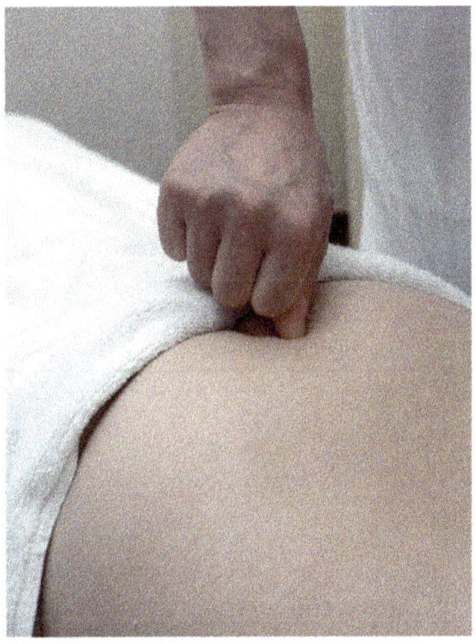

▲ 图 3－3－24　骶骨背面检查部位及方法示意图

(4) 髂骨边缘压痛检查:患者俯卧位,检查者拇指尖嵌入髂骨中缘,自髂后上棘向下、向外循按髂骨边缘,向下至骶髂关节下端及骶骨外下端,向外至腰三角外侧。这个部位又称为腰骶后部(图 3－3－25)。

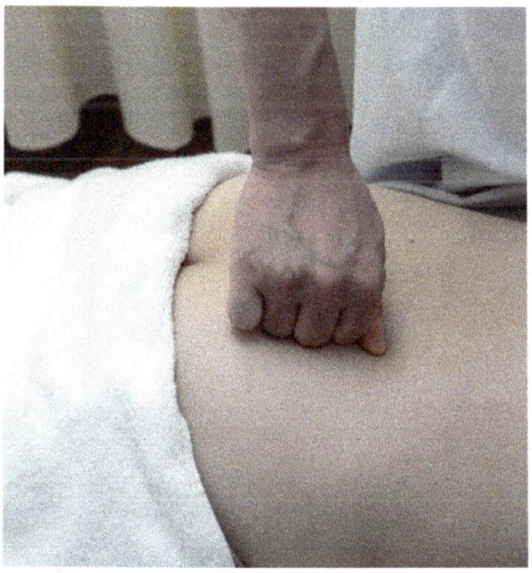

▲ 图 3－3－25　髂骨边缘、髂后上棘检查部位及方法示意图

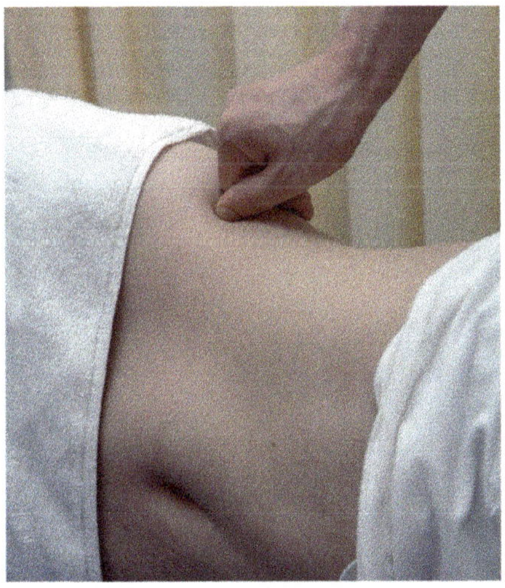

▲ 图 3－3－26　髂嵴边缘附着处检查及方法示意图

(八) 腹内(外)斜肌、腹横肌附着处压痛点检查

患者侧卧位,检查者拇指嵌入腹内(外)斜肌、腹横肌附着的髂骨中缘,向骨面垂直按压查找压痛点。此处软组织损害可引起翻身腰痛、臀旁侧疼痛、不安腿、膝痛、足踝外侧疼痛、提裤子肩痛、上肢后伸摸背肩痛、颈部旋转痛、偏头痛等症状(图 3－3－26)。

(九) 臀部压痛点检查

臀部为臀大肌、臀中肌、臀小肌、阔筋膜张肌附着，自髂后上棘、髂嵴高点向下画垂线，将臀部分为臀内侧、臀后侧和臀旁侧。臀内侧软组织损害引起臀痛、臀腿痛、腰痛、背痛、偏头痛及三叉神经痛等症状。臀后侧软组织损害引起臀痛、臀腿痛、大腿根痛、腰际痛等症状。臀旁侧软组织损害引起臀痛、臀腿痛、大腿根痛、膝痛、外踝痛、小腿外侧麻、足背伸无力、腰痛、肩痛、偏头痛等症状。

(1) 臀内侧、臀后侧压痛检查：患者俯卧位，检查者拇指垂直髂骨骨面自臀内侧臀大肌附着处由骶尾部沿髂骨边缘向外逐点按压检查压痛，直到髂嵴外缘，然后向大转子后上方按压臀中肌中下段(图3-3-27)。

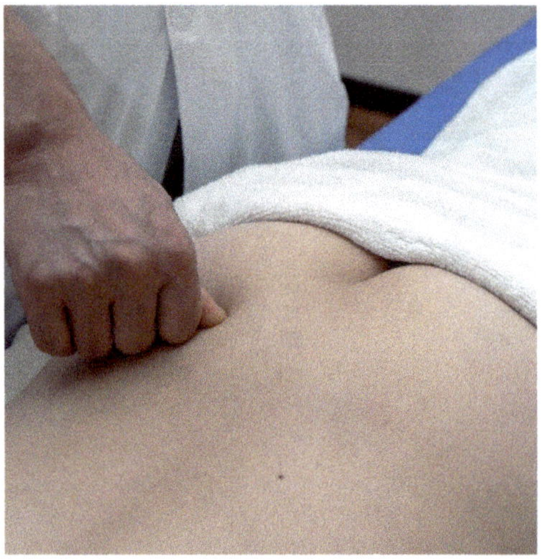

▲ 图3-3-27 臀后部检查部位及方法示意图

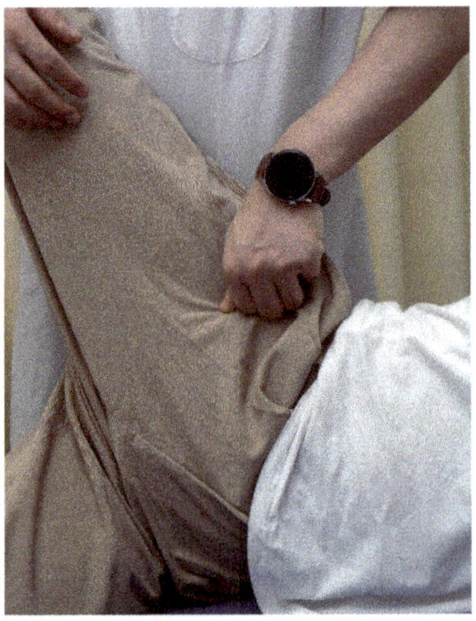

▲ 图3-3-28 臀旁侧检查部位及方法示意图

(2) 臀旁侧压痛检查：患者侧卧位，检查者站立于患者背后，以一侧臂膀托起在上的大腿使臀旁侧肌肉处于放松状态，另一手拇指自股骨大转子高点至髂前上棘连线中点阔筋膜张肌走行部位开始按压，然后拇指沿髋臼上缘按压至臀后侧，查找压痛的分布情况。股骨大转子高点与髂前上棘连线中点为阔筋膜张肌检查部位，股骨大转子上方为臀小肌检查部位，股骨大转子后上方为臀中肌检查部位。如有臀旁侧软组织损害，按压检查时常有明显疼痛，并有酸胀疼痛感觉下传小腿外侧。

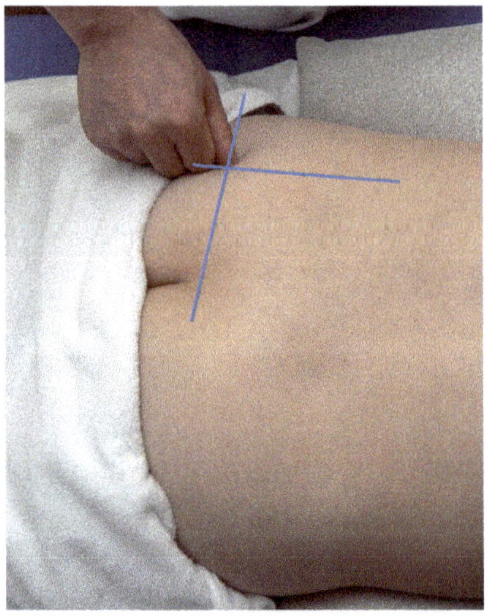

▲ 图3-3-29 坐骨大切迹检查部位及方法示意图

如果检查者力气较小，可以采取患者仰卧下肢分开体位，检查者拇指沿放松的臀旁侧垂直髂骨骨面按压臀旁侧(图3-3-28)。

(十) 坐骨大切迹压痛点检查

患者俯卧位，检查者自髂骨嵴向下大约10 cm处沿坐骨切迹外上缘向上推压坐骨切迹处软组织，查找压痛点。此处为梨状肌与坐骨大切迹交界处，梨状肌损害后，与坐骨大切迹粘连，影响坐骨神经在梨状肌内或梨状肌下缘的滑动，出现坐骨神经痛及腘窝后方痛(图3-3-29)。

(十一) 大腿根部的压痛点检查

大腿根部为耻骨肌、长收肌、短收肌、股薄肌、大收肌、闭孔外肌的耻/坐骨附着处。此处软组织损害可引起大腿内侧痛、髋外侧痛、膝痛、膝关节积液、小腿痛、足跟痛、大脚趾假性痛风、臀内侧痛、腰痛、痛经、尿频、性交痛、肛周不适、阳痿、前列腺炎、背痛、颈痛、头痛、手麻等症状。

患者仰卧位屈膝屈髋大腿外展位，检查者沿耻骨上支、耻骨结节、耻骨下支、坐骨支、坐骨结节依次按压软组织骨面附着处(图 3-3-30)。

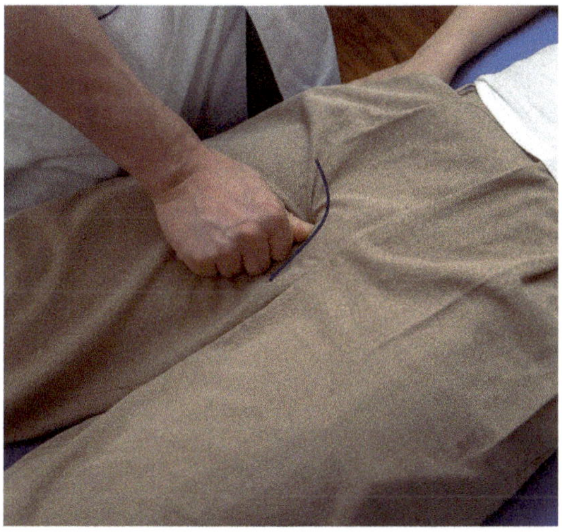

▲ 图 3-3-30　耻骨结节，耻骨上、下支检查及方法示意图

(十二) 耻骨联合上缘压痛点检查

耻骨联合上缘为锥状肌、腹直肌附着处，此处软组织损害可引起痛经、小腹痛、胃脘痛、腹胀、膝痛、腰痛、背痛、胸闷、头痛等症状。患者仰卧位，检查者拇指嵌入耻骨联合上缘骨面，分别沿骨缘向两侧按压，查找压痛点(图 3-3-31)。

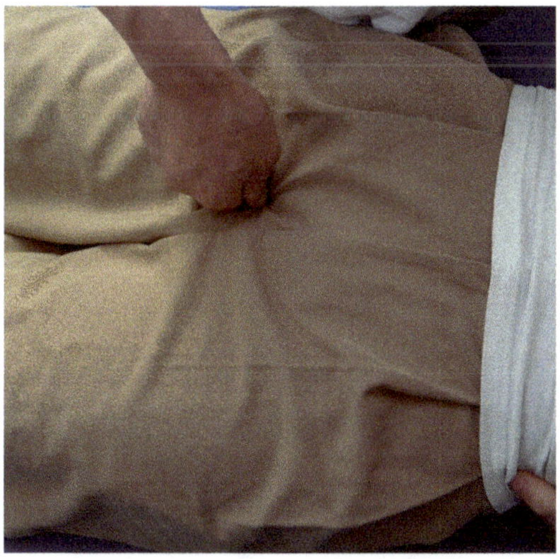

▲ 图 3-3-31　耻骨联合上缘检查部位及方法示意图

(十三) 坐骨结节压痛点检查

坐骨结节除大收肌部分附着外，主要为半腱肌、半膜肌、股二头肌长头附着及坐骨滑囊。此处软组织

损害可引起坐位臀痛、大腿后侧痛等症状。患者俯卧位或侧卧位，检查者沿坐骨结节骨面按压上述软组织附着处，查找压痛点(图 3-3-32)。

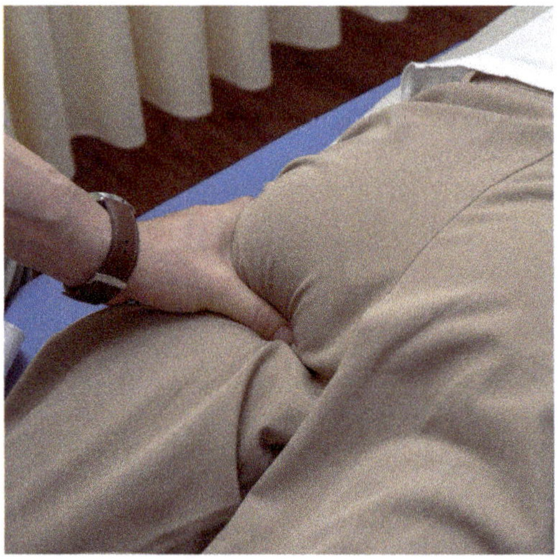

▲ 图 3-3-32　坐骨结节检查部位及方法示意图

(十四) 大腿外侧压痛点检查

大腿外侧主要检查股骨前侧和股骨外侧压痛点，为股四头肌附着。此处软组织损害可引起大腿前外侧痛、大腿寒冷感、膝痛、膝关节屈曲不到位等症状。患者仰卧位，检查者沿股骨干软组织附着按压查找压痛。大腿前侧压痛多继发于腰臀大腿根部软组织损害(图 3-3-33)。

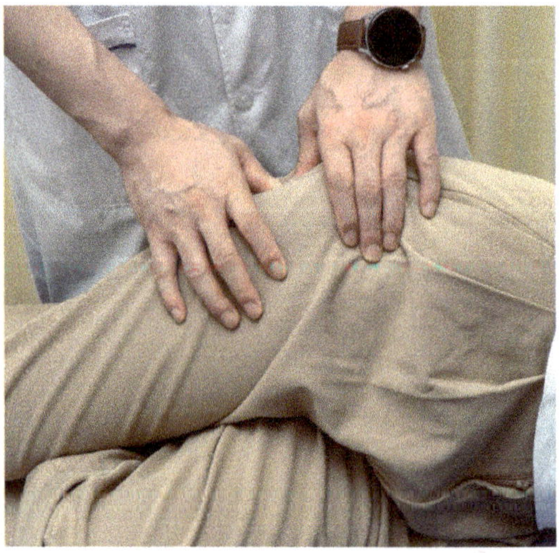

▲ 图 3-3-33　臀肌粗隆检查部位及方法示意图

(十五) 膝关节压痛点检查

膝关节周围压痛可分为膝内侧压痛、膝外侧压痛、膝前侧压痛和膝后侧压痛。

(1) 膝内侧压痛检查：范围包括膝关节内侧间隙、股骨内上髁和鹅足滑囊。患者仰卧位，下肢伸直放松，检查者拇指尖嵌入膝关节内侧间隙进行按压，查找关节间隙压痛。此处为膝关节内侧关节囊及半月板附着处，压痛多由内收肌耻骨附着处、收肌结节、髌下脂肪垫、臀旁侧、腰骶后部或跗骨窦软组织损害传导而来。检查者拇指垂直股骨内上髁收肌结节骨面按压查找压痛点。此处为大收肌后束附着，损害时可引起膝关节内侧痛、内膝眼痛、小腿内侧痛、足跟内侧痛等症状。此处损害可继发于内收肌耻骨附着处、腰骶后部、臀内侧、臀旁侧。检查者拇指垂直胫骨鹅足肌腱附着处按压。此处损害引起鹅足滑囊处痛。可由骨盆周围软组织损害、胸腰段损害或跗骨窦损害传导而来(图 3-3-34)。

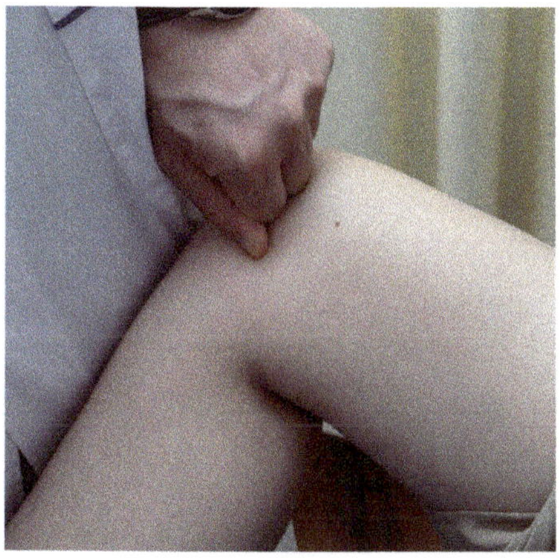

▲ 图 3-3-34 膝关节内侧检查及方法示意图

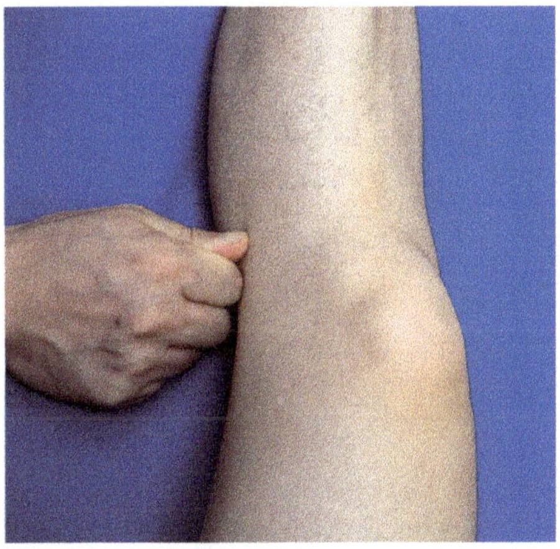

▲ 图 3-3-35 膝关节外侧腓骨、股骨外侧髁检查方法示意图

(2) 膝外侧压痛检查:检查范围包括膝关节外侧间隙、股骨外上髁。患者仰卧位,下肢伸直放松,检查者拇指尖嵌入膝关节外侧间隙查找关节间隙压痛。此处可发生孤立性软组织损害,与膝关节外翻角增大有关,也可继发于跗骨窦、臀旁侧、腰骶后部、臀内侧软组织损害。检查者拇指按压股骨外上髁后侧骨缘,查找腘肌、腓肠肌外侧头、跖肌压痛,此处损害可引起膝关节外侧痛、外膝眼疼痛。股骨内、外上髁同时出现损害可引起膝前下方痛(图 3-3-35)。

(3) 膝前侧压痛检查:包括髌下脂肪垫及髌骨周围压痛。患者仰卧位,下肢伸直放松,如不能伸直,可以在腘窝垫一薄枕。

1) 髌下脂肪垫检查:检查者一手拇、示指推压髌骨上缘使髌骨下移,髌尖翘起,另一手拇指螺面向上按压髌下脂肪垫髌尖附着处,查找压痛点。如髌骨向下推移时出现髌底推压处疼痛,则提示股四头肌有过度代偿应用。髌尖粗面压痛提示髌下脂肪垫存在原发或继发损害。髌下脂肪垫损害可引起膝前下方痛、膝上方痛、大腿前侧痛、小腿前侧痛、腘痛、小腿后侧痛、足跟痛、足背及第 2~4 足趾发麻等症状(图 3-3-36)。

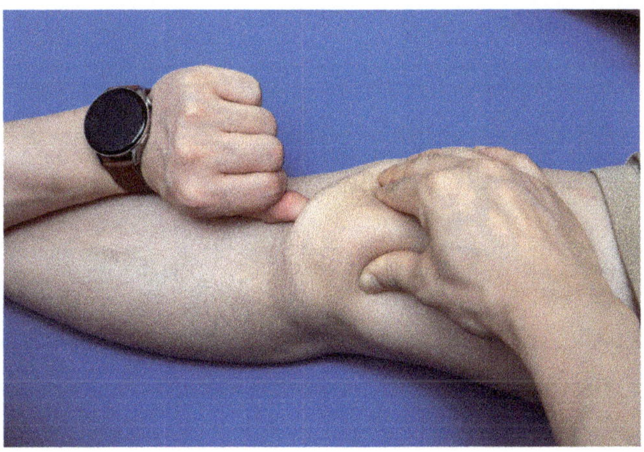

▲ 图 3-3-36 髌下脂肪垫检查部位及方法示意图

2）髌骨周围压痛检查：检查者双手捏持髌骨做上下左右研磨动作，检查髌骨移动度及研磨痛；一手固定髌骨，另一手拇指尖按压髌股间隙，查找压痛点。髌骨移动度差提示髌骨周围韧带张力增高，研磨疼痛提示髌骨周围附着软组织损害。髌骨移动度下降可引起膝关节屈伸不良，软组织损害可引起膝关节屈伸过程中疼痛（图3－3－37）。

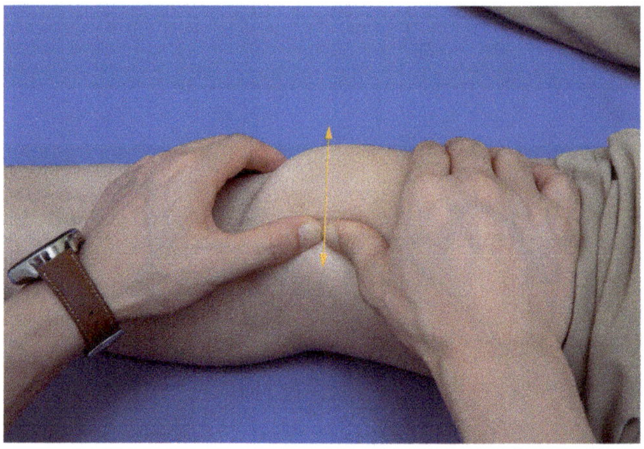

▲ 图3－3－37　髌骨活动度检查方法示意图

（4）膝后侧压痛检查：膝后侧为后关节囊、腘窝填充脂肪及其间走行胫神经，主诉腘窝疼痛多为继发传导而来。患者仰卧屈膝，足底着床，检查者示指或中指按压腘窝软组织查找压痛，轻按即痛并向小腿传导，为胫神经刺激症状，提示椎管内软组织损害，重按至关节囊才出现疼痛的，提示继发软组织损害。

（十六）小腿压痛点检查

包括小腿前肌群、小腿外侧肌群及小腿后侧肌群的附着处检查。

（1）小腿前肌群检查：为胫、腓骨之间前侧肌群，损害时可引起小腿前侧痛、小腿脱毛、足背痛、足背麻、足下垂等症状。患者仰卧下肢放松，检查者一手固定患者小腿，另一手拇指按压胫骨外缘和腓骨前缘软组织附着处，查找压痛（图3－3－38）。

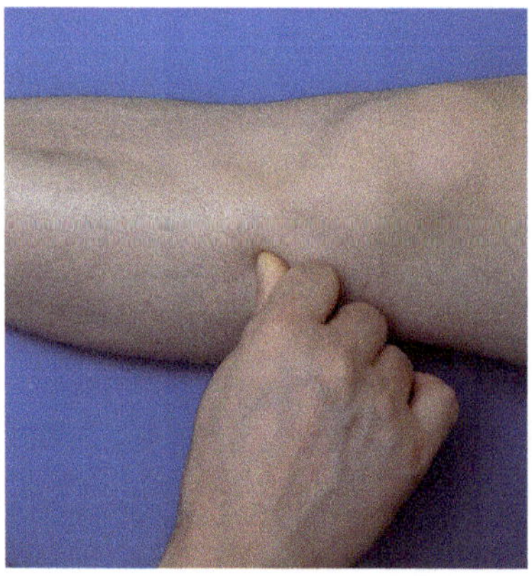

▲ 图3－3－38　胫骨前外侧检查部位及方法示意图

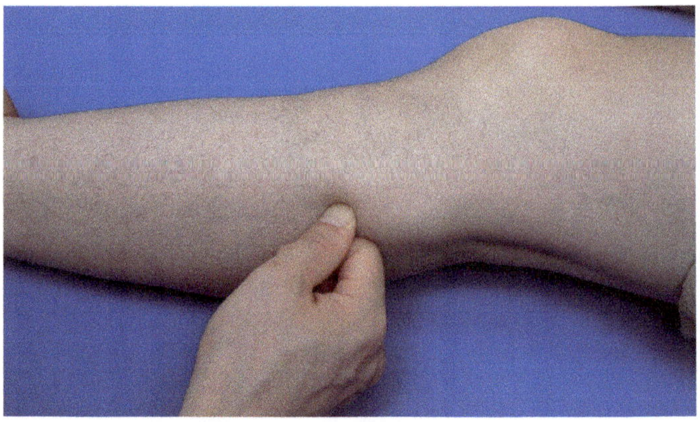

▲ 图3－3－39　腓骨外侧附着处检查方法示意图

（2）小腿外侧肌群检查：检查者一手固定小腿内侧，另一手拇指按压腓骨外侧的小腿外侧肌群。小腿外侧肌群压痛多受跗骨窦损害影响(图 3-3-39)。

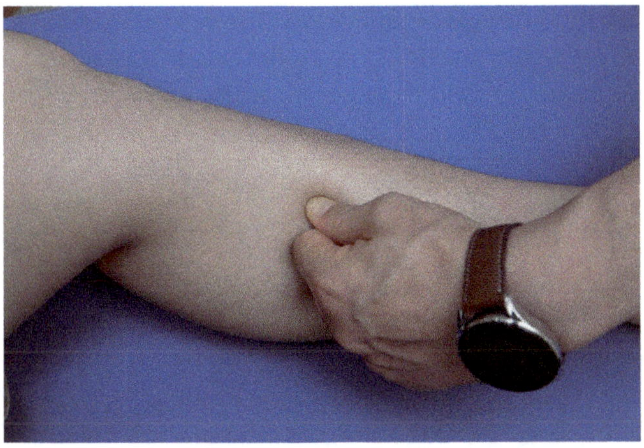

▲ 图 3-3-40　胫骨内侧缘附着处检查方法示意图

(3) 小腿后侧肌群检查:患者俯卧位,检查者拇指按压小腿后肌群,查找压痛。小腿后肌群丰厚,可以沿着胫骨、腓骨后侧分别按压,有时会有肌肉内部的硬块出现,强推后患者感觉走路轻松。在小腿后肌群检查时,可以按压胫骨内后缘,查找小腿后肌群的筋膜附着处,此处软组织损害对于小腿后肌群的张力及收缩力都有明显影响(图 3-3-40)。

(十七) 踝关节周围压痛点检查

踝关节是足踝的纽带,承载重要的力学承托与传递作用。检查包括踝后脂肪垫压痛、踝内侧压痛、踝外侧压痛、踝前关节囊压痛及跗骨窦压痛检查。

(1) 踝后脂肪垫检查:踝后脂肪垫位于踝关节后方和跟腱前方之间,起到缓冲踝关节后侧组织间压力作用。此处损害可引起跟腱炎、跟底痛、足底麻、前足痛、小腿后侧酸痛等症状。患者仰卧或坐于床上,屈膝、屈髋、足底着床,检查者一手固定患者下肢,另一手拇指自小腿后上方向下按压跟骨骨突上缘、跟腱前方踝后脂肪垫附着处。然后沿骨面向跟骨两侧按压,查找压痛点(图 3-3-41)。

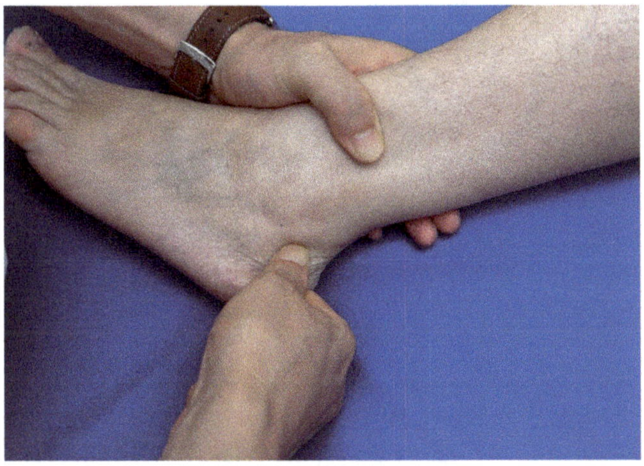

▲ 图 3-3-41　踝后脂肪垫外侧检查及方法示意图

(2) 踝内侧检查:为内踝关节囊及踝关节内侧支持带附着处,软组织损害时可引起踝内侧痛、跟底内侧痛、足内侧痛、大踇趾疼痛及感觉异常等症状。患者侧卧暴露踝内侧或检查者一手托扶踝部,另一手沿踝关节内侧骨缘自前向后或自后向前按压关节囊周围及跟骨内侧骨面，查找压痛点(图 3-3-42)。

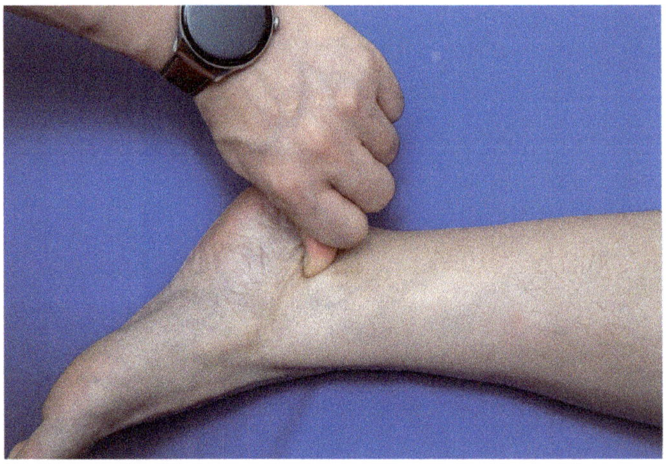

▲ 图 3-3-42　踝内侧髁检查及方法示意图

(3) 踝外侧检查：为外踝关节囊及踝关节外侧支持带附着处，软组织损害时可引起踝外侧痛、跟底外侧痛、足背外侧痛、小趾痛及感觉异常等症状。患者侧卧暴露踝外侧或检查者一手托扶踝部，另一手沿踝关节外侧缘自前向后或自后向前按压关节囊周围及跟骨外侧骨面，查找压痛点(图 3-3-43)。

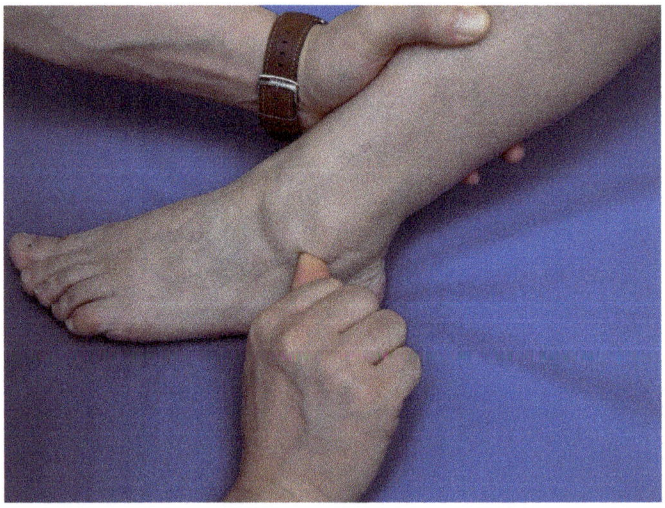

▲ 图 3-3-43　踝外侧髁检查及方法示意图

(4) 踝前关节囊检查：踝前关节囊为小腿远端前侧骨缘与距骨头之间的关节囊，损害时可引起踝关节前方痛、足背痛、足背麻、小腿后侧酸胀感等症状。患者仰卧或坐位暴露踝关节，检查者一手托扶踝部，另一手拇指分别对踝前关节囊的边缘及中心部进行按压，查找压痛点(图 3-3-44)。

(5) 跗骨窦检查：跗骨窦为距下关节间的骨性腔隙，腔隙内主要为脂肪组织，以及小的血管、神经、韧带，是足踝运动的力学转接反馈部分，软组织损害时可引起跗骨窦肿胀、跟底痛、拇外翻、前足痛、跟腱炎、膝关节内侧痛、膝关节外侧间隙痛、大腿根痛、腰臀痛、颈部疼痛、头面痛、耳鸣、下颌关节紊乱等症状。患者仰卧或坐于床上，屈膝、屈髋、足底着床，或检查者一手固定患者足踝，另一手拇指垂直骨面按压跗骨窦边缘及中心查找压痛点(图 3-3-45)。

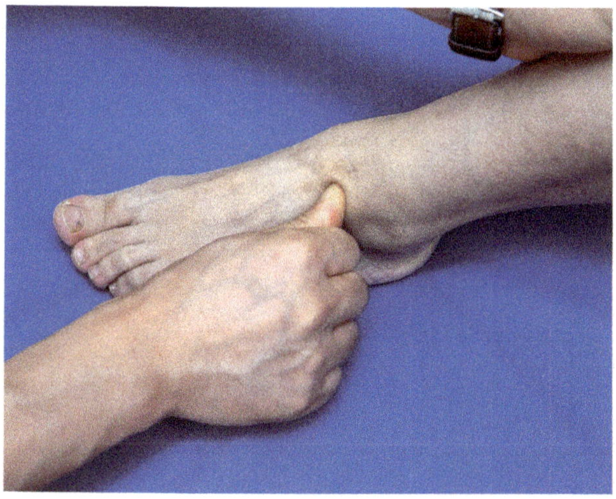

▲ 图 3-3-44　踝前关节囊检查及方法示意图

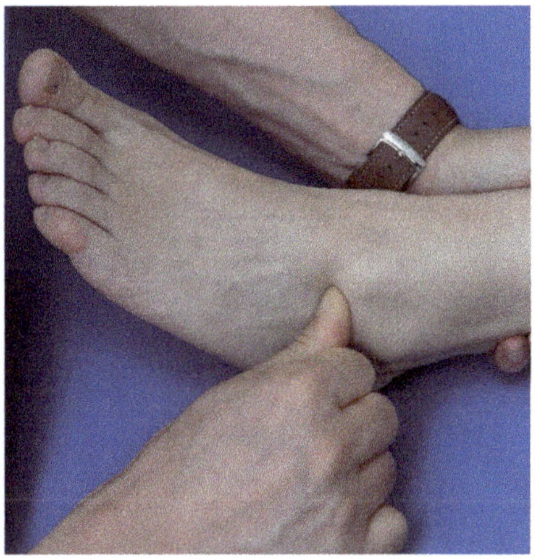

▲ 图 3-3-45　跗骨窦检查及方法示意图

（十八）足部压痛点检查

足部跖趾关节及跖骨头下方为常见检查部位，足底及足背也偶有压痛，多为传导痛。检查者一手固定患者足部，另一手捏持、按压相关部位查找压痛点（图 3-3-46～图 3-3-48）。

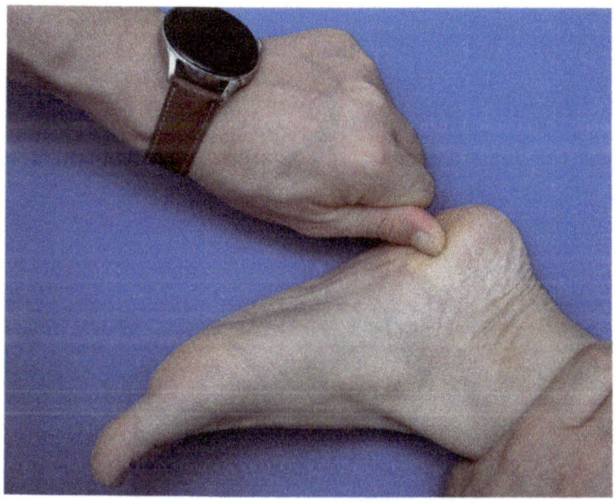

▲ 图 3-3-46　跟骨结节检查及方法示意图

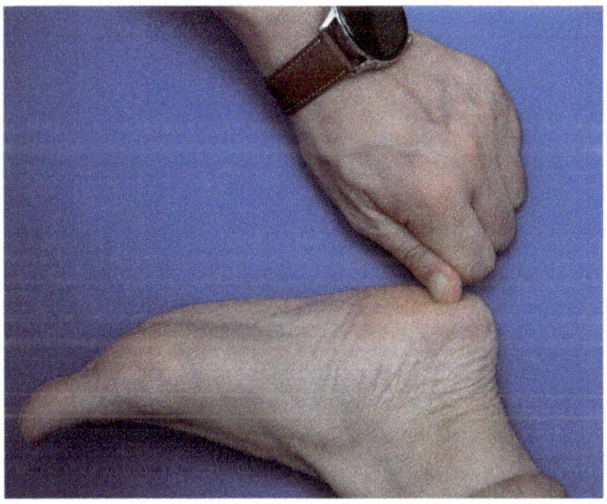

▲ 图 3-3-47　足底脂肪垫检查及方法示意图

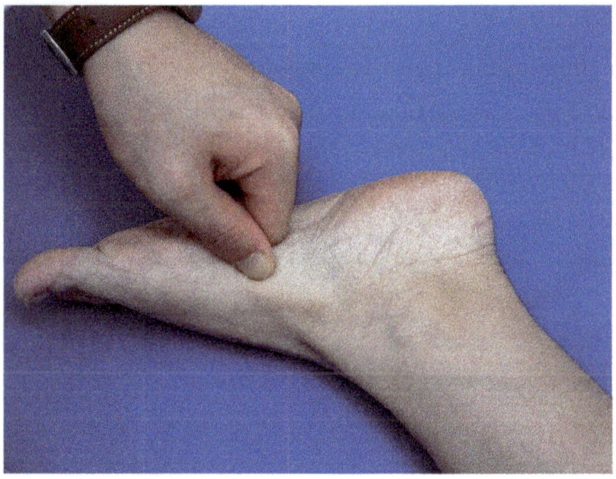

▲ 图 3-3-48　第 1 跖趾关节检查及方法示意图

三、运动系统损伤特殊检查

(一) 压顶、压颈试验

压顶、压颈试验又称椎间孔挤压试验。患者端坐位，检查者用双手重叠按压患者头顶，并控制颈椎在不同角度下进行按压，如引起项痛、颈痛、臂痛和放射痛者为阳性，说明颈神经根周围炎症刺激引起肌痉挛挤压神经(图 3-3-49)。

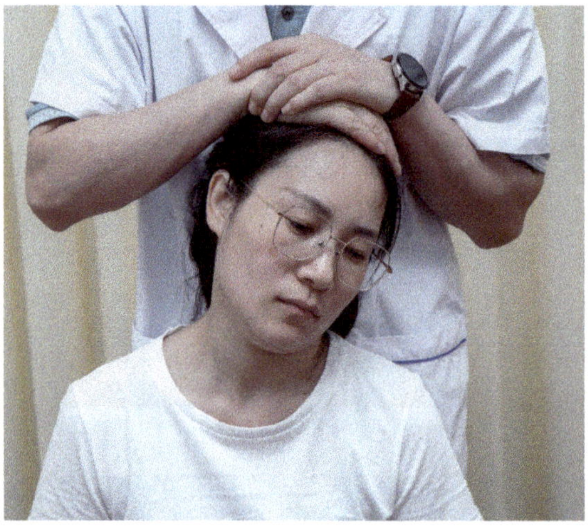

▲ 图 3-3-49　压顶、压颈试验检查方法示意图

(二) 臂丛牵拉试验

患者颈部前屈，检查者以一手抵住患侧头部，一手握患侧上肢腕部，反方向被动对抗牵拉，患者出现患侧上肢疼痛或麻木感为阳性提示臂丛受挤压或神经根周围炎症(图 3-3-50)。

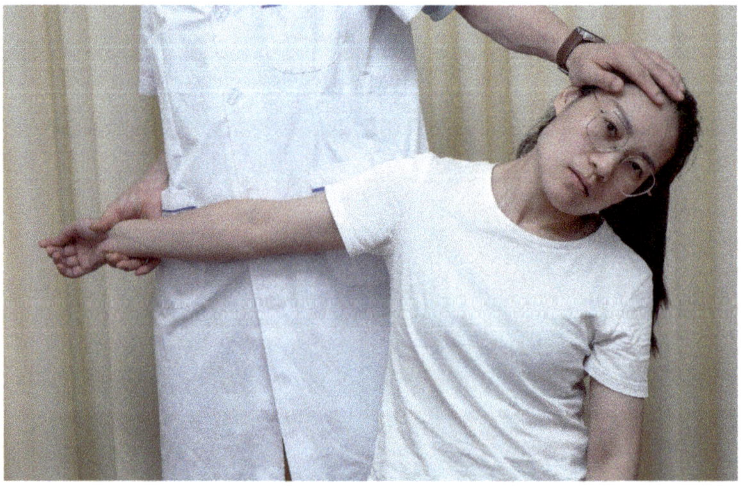

▲ 图 3-3-50　臂丛牵拉试验方法示意图

(三) 屈颈试验

患者仰卧，主动或被动屈颈 1～2 分钟，引起腰腿痛或颈、臂痛为阳性，提示椎管内应力升高，脊神经根受压(图 3-3-51)。

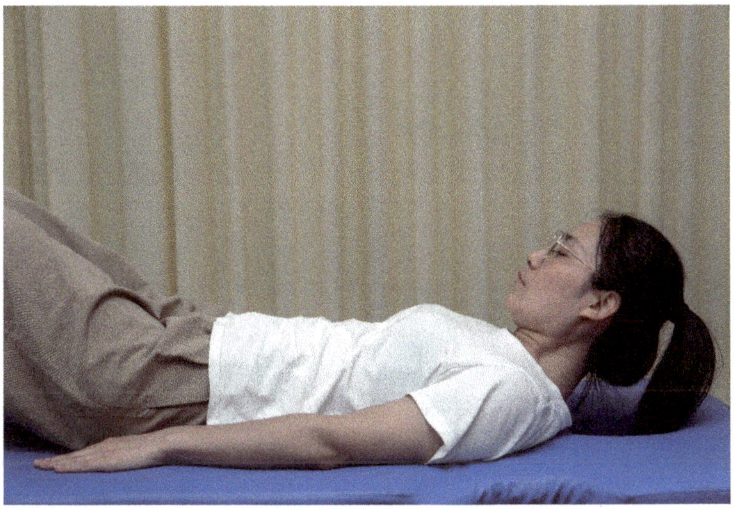

▲ 图 3-3-51　仰卧位屈颈试验方法示意图

（四）屈髋、屈膝分腿试验

患者仰卧，检查者将患者双下肢屈髋、屈膝同时向下压，如果髋关节活动受限、疼痛、卡压为阳性，腹股沟痛表示内收肌有损害，大腿外侧疼痛表示臀旁侧损害，腰骶部痛表示竖脊肌损害，臀部痛表示臀部有损害（图 3-3-52）。

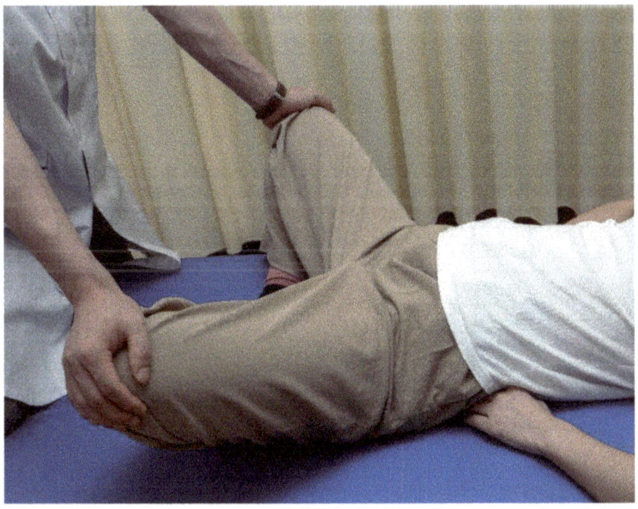

▲ 图 3-3-52　屈髋、屈膝分腿试验方法示意图

（五）骨盆分离或挤压试验

患者仰卧，检查者用两手分别按压在两侧髂骨翼的髂前上棘处，并用力向外按（分离）或向内挤压。有疼痛者为阳性，提示骶髂关节病变、骶髂关节压力升高（图 3-3-53）。

（六）下肢仰卧"4"字试验

患者仰卧，健侧下肢伸直，患肢髋关节屈曲外旋，使足置于健侧膝上方，检查者一手压住患侧的膝上方，另一手压住健侧髂前上棘，使患侧骶髂关节扭转，产生疼痛为阳性，即骶髂关节有病变（图 3-3-54）。

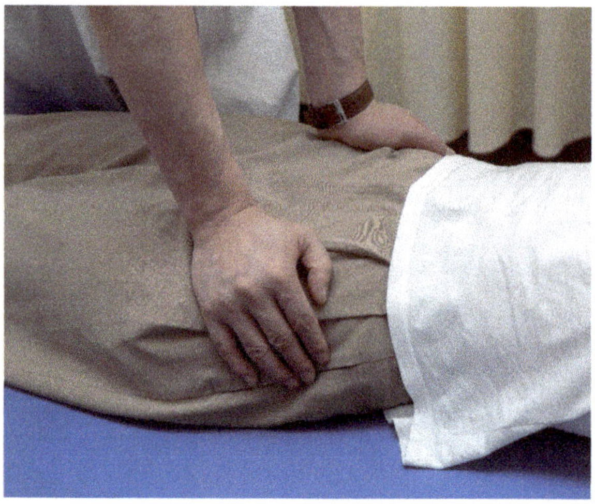

▲ 图 3-3-53　骨盆分离试验方法示意图

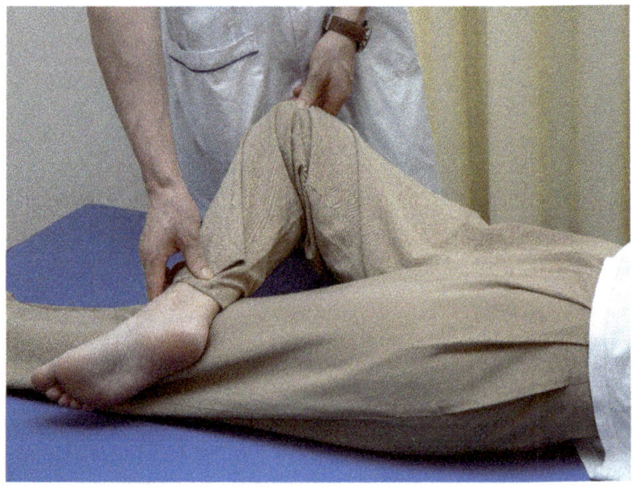

▲ 图 3-3-54　仰卧"4"字试验方法示意图

(七) 直腿抬高和足背屈试验

患者仰卧,两腿伸直,在保持膝关节伸直的情况下,分别做直腿抬高动作。测量抬高时无痛的范围(抬高肢体与床面的夹角)。如有神经根炎症刺激,可出现直腿抬高明显受限,一般多在 60°以下,即出现神经根分布区的疼痛,为直腿抬高试验阳性。然后将下肢降低 5°～10°至疼痛消失,并将足背屈,坐骨神经痛再度出现为加强阳性。后者较前者对腰椎间盘纤维环破裂症的诊断更有临床价值。髂胫束及腘绳肌紧张时直腿抬高试验亦可阳性,而足背屈加强试验阳性是单纯坐骨神经受牵拉的多点表现(图 3-3-55)。

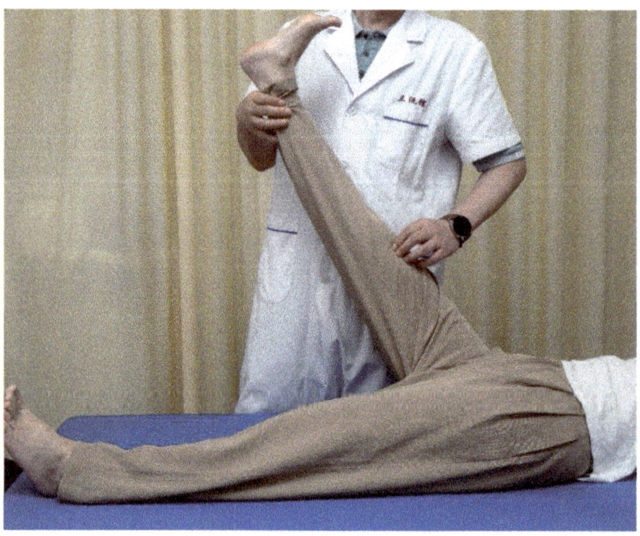

▲ 图 3-3-55　直腿抬高、直腿抬高加强试验方法示意图

(八) 搭肩试验

正常人手搭于对侧肩部时,肘关节可以紧靠胸壁,而搭肩试验阳性时,可见到当手搭于对侧肩部时,肘关节不能靠紧胸壁。提示有肩关节脱位的可能及肩周围损伤(图 3-3-56)。

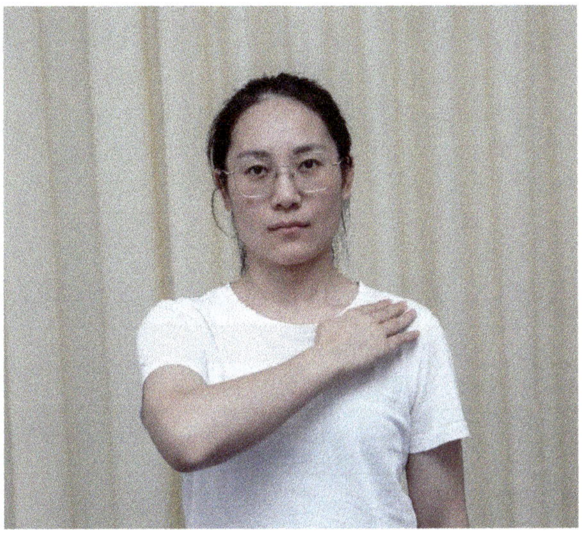

▲ 图 3-3-56　搭肩试验方法示意图(阳性)

(九) 肩关节外展试验(图 3-3-57)

(1) 肩关节功能丧失，并伴有剧痛时，可能为肩关节脱位或骨折。

(2) 肩关节炎时从外展到上举过程皆有疼痛。外展开始时不痛，越近水平位时肩越痛，可能为肩关节囊粘连。

(3) 外展过程中疼痛，上举时反而不痛，可能为三角肌下滑囊炎。

(4) 从外展至上举 60°～120°范围内有疼痛，超越此范围时反而不痛，可能为冈上肌肌腱炎。

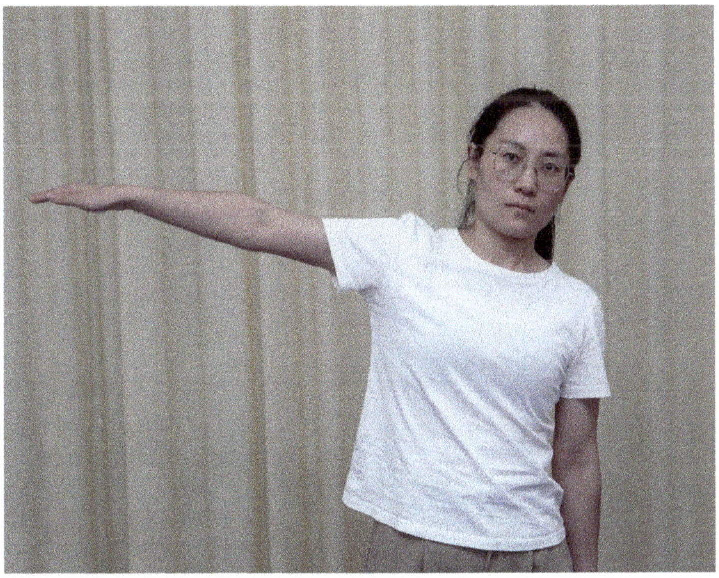

▲ 图 3-3-57　肩外展试验方法示意图(疼痛弧)

(十) 网球肘——密耳试验

前臂稍弯曲，手半握拳，腕关节尽量屈曲，然后将前臂完全旋前，再将肘伸直。如在肘被动伸直时，肱桡关节的外侧发生疼痛，即为阳性(图 3-3-58)。

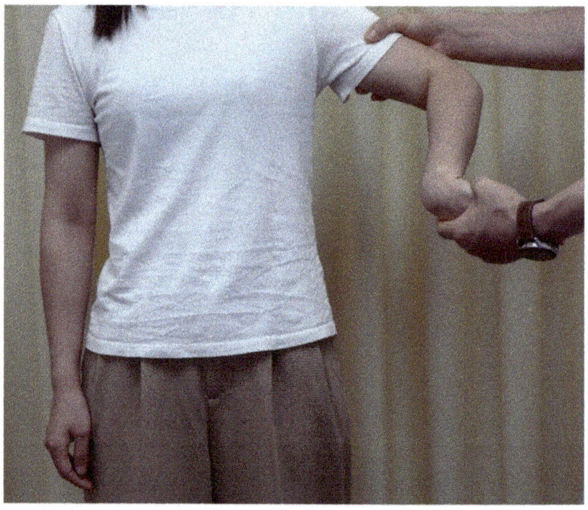

▲ 图 3-3-58　网球肘——密耳试验方法示意图

(十一) 前臂屈、伸肌紧张试验

(1) 患者握拳、屈腕，检查者以手按压患者手背，患者抗阻力伸腕，如肘外侧疼痛则为阳性，提示肱骨外上髁有炎性病灶(图 3-3-59)。

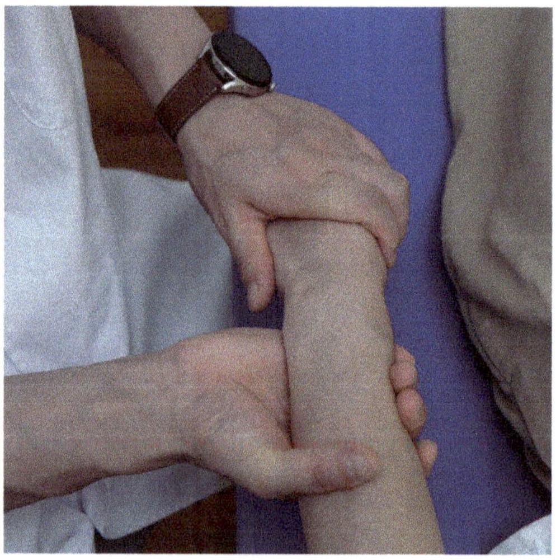

▲ 图 3-3-59　前臂伸肌抗阻力试验方法示意图

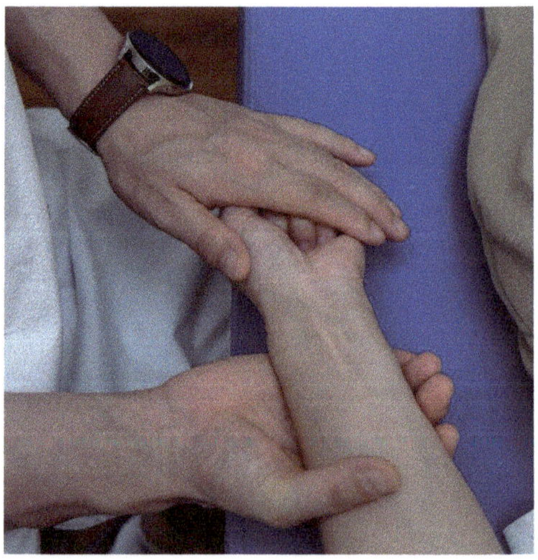

▲ 图 3-3-60　前臂屈肌抗阻力试验方法示意图

(2) 患者握拳背伸腕关节，检查者以手按压患者手掌，患者抗阻力屈腕，肘内侧痛为阳性，提示肱骨内上髁炎症病变(图 3-3-60)。

(十二) 髋关节过伸试验

患者俯卧，两下肢伸直。检查者一手压住骶骨后部固定骨盆，另一手提起患侧小腿，使髋关节过伸，如髋关节或骶髂关节有病变，用力后伸时，则骨盆随之抬起，髋或骶髂关节疼痛为阳性(图 3-3-61)。

(十三) 髋关节屈曲试验

患者仰卧，将健侧髋、膝关节极度屈曲，置骨盆前倾体位，患髋即表现出屈曲畸形，大腿与床面的夹角增大即表示屈曲角度为阳性，表示髂腰肌痉挛短缩表现，观察小腿与地面的垂直状态，了解股四头肌的紧张程度(图 3-3-62)。

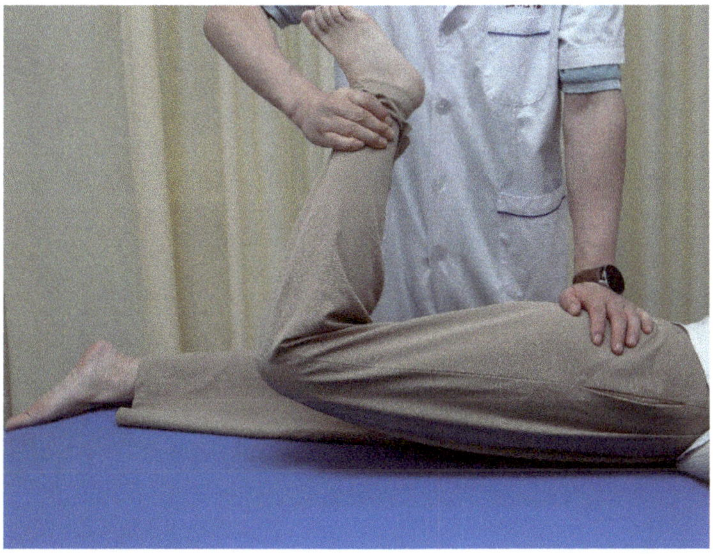

▲ 图 3-3-61 髋关节过伸试验方法示意图

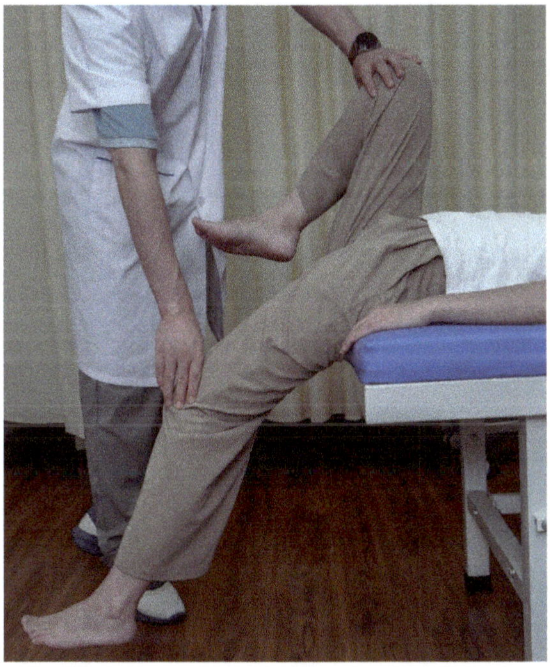

▲ 图 3-3-62 髋屈曲试验方法示意图
（股四头肌紧张）

（十四）浮髌试验

患者平卧，患肢伸直，膝关节放松。检查者一手将髌骨上方髌上囊内液体向下挤入关节腔；另一手示指按压髌骨，一压一放，反复数次。如有波动感，即表示关节腔内有积液，浮髌试验阳性（图 3-3-63）。

（十五）膝侧向应力活动试验

患者仰卧，患膝伸直，股四头肌放松，做膝关节被动内翻或外翻活动，正常时无侧方活动，亦无疼痛。如韧带完全撕裂，则出现侧方异常活动；如韧带扭伤或部分撕裂，则引起疼痛（图 3-3-64）。

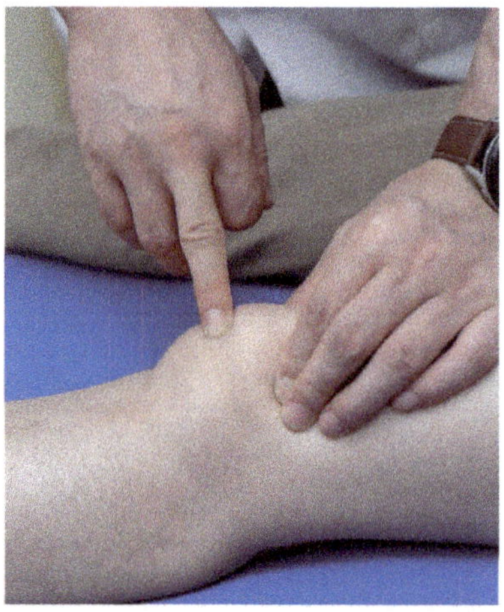

▲ 图 3-3-63　浮髌试验方法示意图

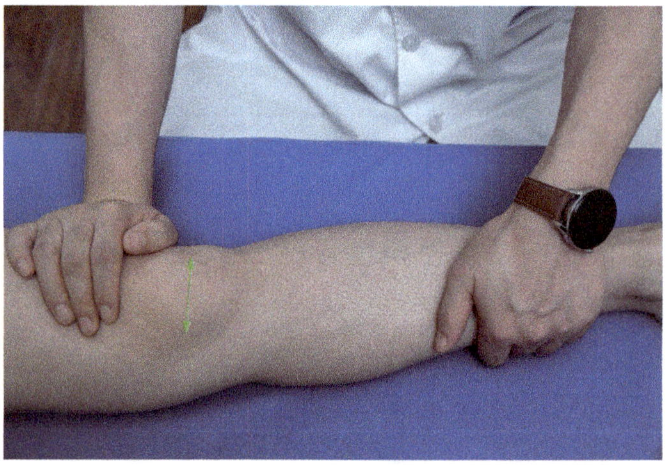

▲ 图 3-3-64　膝侧向应力检查方法示意图

(十六) 膝关节抽屉试验

患者仰卧，屈膝至 90°，肌肉放松，检查者双手握住小腿上端将其向前、向后反复推拉，感受前后移动的活动度，正常没有异常活动(图 3-3-65)。

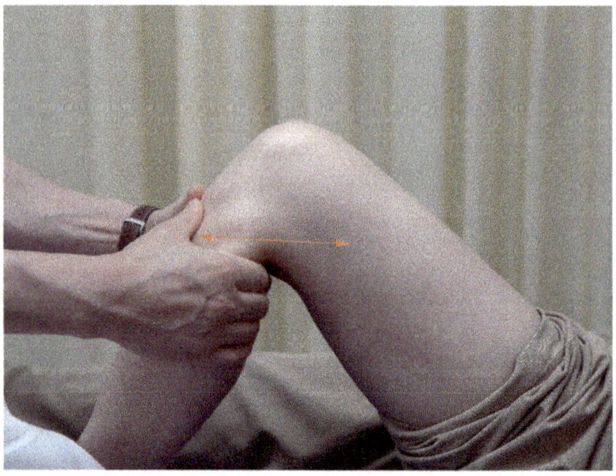

▲ 图 3-3-65　膝关节抽屉试验方法示意图

（十七）膝研磨试验

患者仰卧位，膝关节伸直，检查者用掌根挤压髌骨，并旋转研磨髌骨，引起疼痛、摩擦弹响者为阳性，提示膝关节骨性关节炎及髌股关节有磨损（图 3-3-66）。

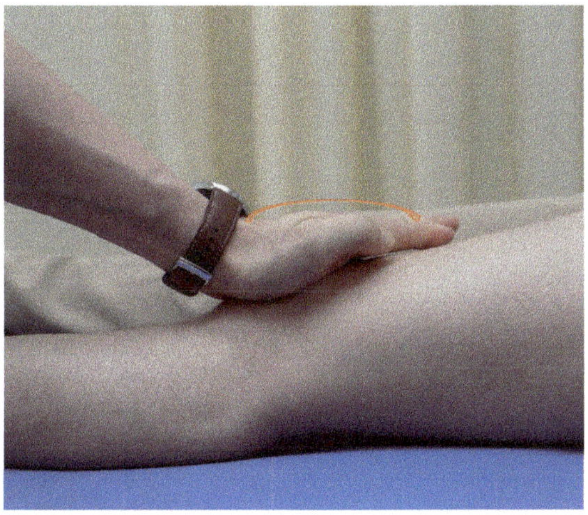

▲ 图 3-3-66　膝研磨试验方法示意图

（十八）足内、外翻试验

检查者一手固定小腿，另一手握足，将踝关节极度内翻或外翻，如同侧挤压疼痛损害或对侧被动牵拉疼痛损害（图 3-3-67）。

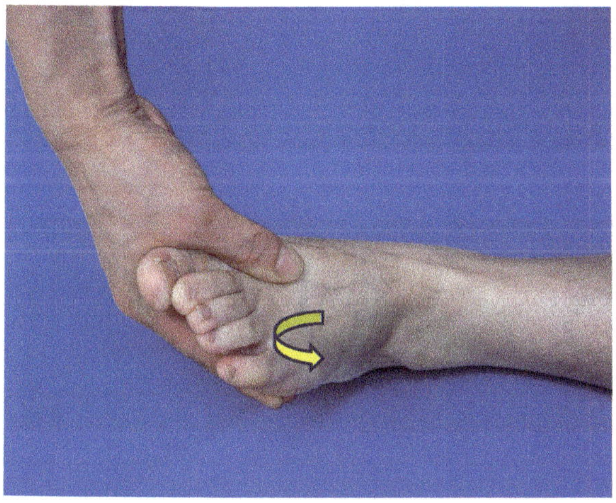

▲ 图 3-3-67　足踝外翻试验方法示意图

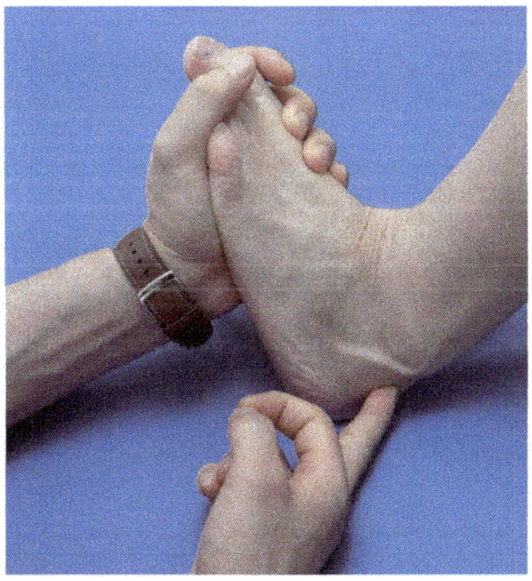

▲ 图 3-3-68　跟腱反射试验方法示意图

（十九）跟腱反射

患者仰卧位、髋关节外旋、膝关节屈曲，检查者一手推足底，使踝关节略背屈，另一手用叩诊锤叩击跟腱，其反应是足跖屈为阳性（图 3-3-68）。

（二十）踝阵挛反射

常与跟腱反射亢进同时存在，患者仰卧，髋、膝关节微屈，检查者用手托住患者腘窝，另一手握足跟，骤然背屈踝关节，并持续压于足底，阳性者可见到同侧腓肠肌及比目鱼肌出现节律性持续收缩。提示有锥体束损害、脊髓病变（图 3-3-69）。

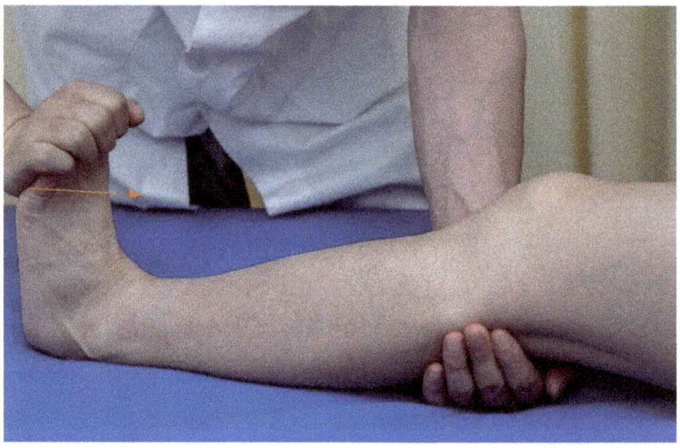

▲ 图 3-3-69 踝阵挛反射试验方法示意图

(二十一) 巴宾斯基征试验

检查时用钝尖物轻划患者足底外侧缘，由后向前。阳性者脚趾缓缓背屈，其他各趾轻度外展，提示有锥体束损害、脊髓病变(图 3-3-70)。

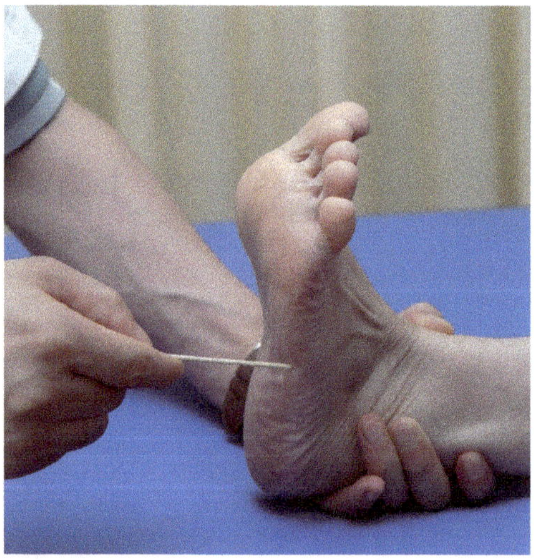

▲ 图 3-3-70 巴宾斯基征试验方法示意图

第四章

运动系统软组织损害传导痛诊断

第一节　传导痛检查

软组织压痛检查时会查得一系列有规律的压痛，这些压痛点哪些是原发部位产生的，哪些是继发传导痛形成的，哪些是真性压痛点（原发部位），哪些是假性压痛点（继发部位），如何进行区别，涉及传导痛、制约痛的检查诊断鉴别。

传导痛的检查以两个人同时操作较为准确，初学单人操作则易出现假象。单人在查得一个压痛部位时，另一手按压其上源可能发生疼痛部位，很难协调 2 个压痛点的用力情况，会引起检查试验偏差。双人操作则没有造成上述偏差的因素，能提高诊断的准确性。

一、传导痛检查方法

检查者查到主诉疼痛部位的一个最明显压痛点，嘱其助手以拇指尖端按压确认后，拇指不动，检查者按压其可能引起传导痛的上源部位，如上源可能引起疼痛的部位存在明显的压痛，则以拇指按压其最敏感压痛点，患者能耐受为度，不可滑动按压或做强推，避免上源部位肌肉松弛，影响传导痛的检查。此时，嘱助手滑动按压其拇指所压部位，如疼痛消失，检查者松开按压的手指，助手继续滑动按压，疼痛又出现，视为传导痛试验阳性。提示主诉疼痛部位所查得的压痛为传导痛，不是软组织损害的原发部位。如果检查者按压上源可能引起传导痛的部位引出疼痛，助手按压时压痛程度减轻一半以上，但不能完全消失，说明两者存在传导关系，但继发传导部位已形成炎症损害或继发传导部位不是由一个原发部位传导形成的，应将所有可能的传导部位全部查出。如果检查者按压上源可能引起传导痛的部位引出明显疼痛，而助手滑动按压的疼痛点仍存在，则说明此处软组织损害与所按压的可能上源压痛点没有因果关系，需另找可能上源原发传导部位进行鉴别诊断。所有可能上源传导部位均鉴别完毕后，如未发现传导关系，主诉疼痛的部位是原发性软组织损害的部位。

软组织压痛检查时，传导痛分布广泛。常见的传导方式有以下几种。

（1）四肢疼痛多为离心性传导，即由躯干向肢体末端传导。如颈背部软组织损害可向上肢传导，出现肱骨内、外侧髁的疼痛，手腕尺、桡侧的疼痛及多发的屈指肌腱鞘炎。腰骶部软组织损害向下肢传导出现膝、踝、足跟疼痛等。

（2）躯干疼痛的上下呼应。头颈部软组织损害出现臀腿部症状，腰骶臀部软组织损害出现颈背部甚至上肢手指症状，总体分布为腰、骶、臀、大腿根部软组织损害发生概率较大。

（3）少数患者出现四肢软组织损害向躯干的传导，如踝部扭伤可以上传出现臀腿痛或继续上传出现颈及偏头痛。临床检查不可死板，需要灵活运用，应参考问诊时疼痛的发生变化的情况。

二、传导痛检查技巧

传导痛在检查时有技巧性，不能以事先固化的思维方式做传导痛检查，如果考虑为原发病灶的压痛部位，就施加很大的力，会使患者主诉疼痛部位的压痛因其他部位的强烈疼痛造成的感觉转移而表现为疼痛减轻或消失的假阳性结果。尤其是老年人，其对疼痛的表述本就不清楚，在进行检查时可因慌乱或上述强力按压而提供错误的信息，导致检查结果的不准确。为了避免这种情况出现，应放慢检查速度，缓慢加力，注意观察患者的表情变化，以获取有价值的信息。

临床常见的传导痛存在潜在的线索性，如腕关节尺侧疼痛的患者可以依次检查的上源传导部位有：肱骨内髁前臂屈肌总腱附着处，喙突周围软组织附着处，肩胛骨背面软组织附着处，颈胸椎旁软组织附着处，腰骶后部、臀部软组织附着处。看似很小的腕关节尺侧疼痛或类似“尺骨茎突炎”之类的病症，在软组织压痛检查时，需要检查到全身很大的范围，这样检查下来，才不致漏掉原发部位。临床上，在疼痛部位做阻滞治疗，疼痛就消失一段时间，但过一段时间疼痛又出现了，过去认为是劳累或是外在因素作用导致的复发，其实是原发病症没有祛除掉的结果。

第二节　常见传导痛路线规律

常见的传导途径可用以下流程示意表示，应用逆向思维思考。

（1）腕关节尺侧疼痛←肱骨内髁软组织附着处←喙突周围、肩胛骨背面软组织附着处←颈胸椎旁软组织附着处←腰骶后部、臀部软组织附着处。

（2）腕关节桡侧疼痛←肱骨外髁软组织附着处←肩胛骨背面冈下三肌附着处←颈胸椎旁软组织附着处←腰骶部软组织附着处。

（3）足跟内侧痛←踝后内侧软组织附着处←膝内侧股骨内髁内收肌附着处←大腿根部内收肌群附着处←腰骶后部软组织附着处。

（4）足跟外侧痛←踝后外侧软组织附着处←膝外侧股骨外侧髁软组织附着处←臀旁侧髂翼外三肌附着处←腰骶后部臀内侧软组织附着处。

（5）足跟底痛←踝关节内、外侧及踝后软组织附着处←腰臀部软组织附着处←膝关节髌下脂肪垫附着处←腰臀大腿根部软组织附着处。

（6）足背、踝前痛、跗骨窦痛←髌下脂肪垫←股骨内、外侧髁软组织附着处←臀旁侧、大腿根部软组织附着处←腰骶后部软组织附着处。

（7）大足趾及足内侧痛←踝前内侧软组织附着处←股骨内侧髁软组织附着处←大腿根部软组织附着处←腰臀部软组织附着处。

（8）小足趾及足外侧痛←踝前外侧、跗骨窦软组织附着处←膝关节外侧股骨外侧髁软组织附着处←臀旁侧髂翼外三肌附着处←腰骶后部软组织附着处。

（9）头面部压痛←项颈部软组织附着处←腰臀部软组织附着处。耻骨结节内收肌附着处、耻骨联合上缘棱锥肌、耻骨肌、腹直肌附着处。

（10）腰骶部软组织疼痛←颈部软组织附着处。

（11）颈部疼痛←腰骶部软组织附着处。

第三节　软组织损害的代偿临床症状

慢性软组织损害发生后，由于过程缓慢，很少在损害局部出现明显的主诉症状，而是出现远离损害部位出现症状，这些症状存在规律性，在运动平衡调节中表现出机械肌肉调节和神经肌肉调节的特点。

一、足踝部软组织损害代偿与症状

跗骨窦软组织损害造成局部无菌性炎症因子蓄积，机体为减少炎症对神经末梢的刺激，用“水”来稀释炎症因子浓度，减少对神经末梢的刺激。水肿的出现使损害的软组织所占空间体积增加，正常的挤压会产生疼痛。通过疼痛性避让改变局部骨骼的空间结构，达到扩容的目的。踝内翻、背屈的避让性动作出现。站立位时，踝内翻、背屈的动作表现为小腿前内侧倾斜，足底重力线通过的地方向前内侧移动。踝的空间位置变化在远端表现为前足的内翻转；胫骨的前内侧倾斜需要胫骨轻度内旋转才能完成。胫骨的内旋在屈膝时才能完成，胫骨的前倾造成的躯干重心前移也需要屈膝的动作进行重心纠正。胫骨内倾的出现使膝关节内侧间隙增加，稳定膝内侧结构的韧带受到牵拉。胫骨的内旋转动作带动股骨内旋，牵拉内收肌、臀大肌、臀中肌、髂腰肌、臀深部 6 条小肌及缝匠肌，使患侧骨盆产生同侧旋转、下沉，腰脊柱产生对侧旋转、侧弯代偿。腰脊柱的代偿使同侧肩向后上移动，颈脊柱段出现同侧弯、同向转。刺激颈部神经，出现肩、臂、手症状。虽然是发生在很小的部位的软组织损害，在进行运动平衡调节以后，引起全身各部位的参与。在运动平衡调节的过程中，长期肌肉兴奋收缩的、长期韧带牵拉的、长期关节压力升高的部位一旦出现失代偿状态，就会出现主诉症状。当某个部位出现失代偿后，同样会启动其他部位的运动平衡调节，出现千变万化的主诉症状（图 4-3-1）。

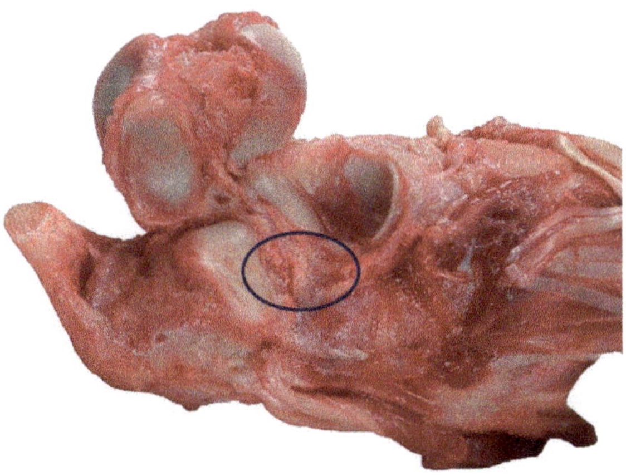

▲ 图 4-3-1　跗骨窦脂肪垫损害位置示意图

踝后脂肪垫损害造成局部无菌性炎症蓄积、水肿，通过疼痛性避让引起踝背屈。踝背屈引起足趾向下弯曲，有时会看到患者不是趾腹接触地面，而是趾尖接触地面。站立位时，踝背屈表现为小腿前倾。小腿前倾造成足底重力线前移，引发足跟痛。小腿前倾，躯干重心前移，通过屈膝、伸髋动作进行运动平衡纠正。屈膝代偿过度，出现膝关节疼痛。伸髋代偿过度，出现臀后痛。明显的屈膝、屈髋引起脊柱段侧弯调节，出现脊柱调节的相关症状（图 4-3-2）。

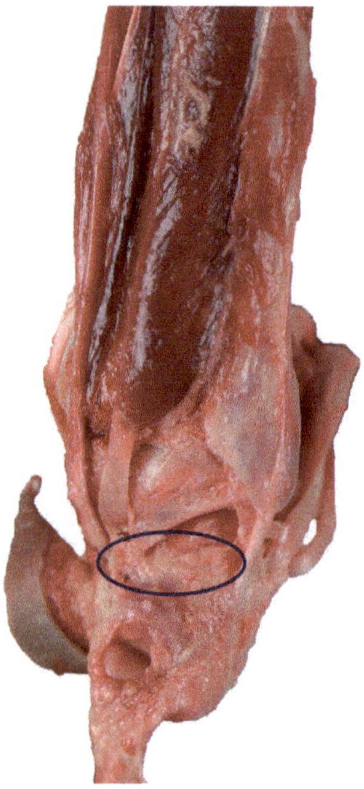

▲ 图 4-3-2 踝后脂肪垫损害位置示意图

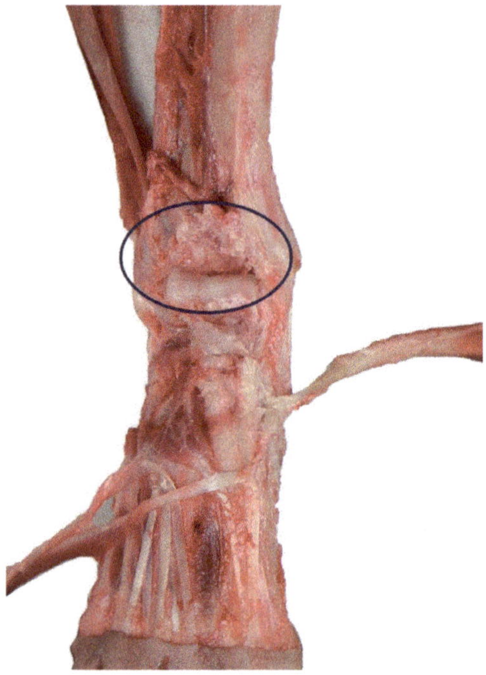

▲ 图 4-3-3 踝前囊损害位置示意图

踝关节囊损害表现为内、外侧及踝前关节囊损害。各部位损害都会通过疼痛性避让改变踝部骨骼的空间结构。出现踝内翻、外翻或跖屈。踝外翻使前足内转，第 5 跖骨扭力及接触地面的机会增加。踝跖屈使躯干重心后移，需要过伸膝关节或屈髋来完成重心纠正。过伸膝关节造成髌下脂肪垫高压刺激。屈髋造成屈髋肌损害(图 4-3-3)。

二、髌下脂肪垫损害代偿与症状

髌下脂肪垫损害，局部无菌性炎症蓄积、水肿，通过疼痛性避让引起膝关节微曲。站立位时，膝关节微曲需要膝关节周围附着的肌肉做功增加，出现髌下痛、大腿前侧痛、大腿后侧痛、小腿前侧痛、小腿前皮肤脱毛、小腿后侧痛、小腿后侧酸胀、跟腱炎等。膝关节与踝关节、髋关节存在联动关系。屈膝会伴有踝背屈或屈髋动作，这也是重心纠正所需要的。踝背屈需要胫骨前肌、趾长伸肌、踇长伸肌的兴奋收缩，足背支持带摩擦出现足背囊肿。足底重力线前移，足底筋膜拉力增加，出现跟骨骨质增生、足跟底痛。踝背屈造成肌肉长期收缩和踝前软组织挤压，出现踝前痛、足背麻。屈髋调节造成伸髋抗重力部分持续紧张，出现臀腿痛(图 4-3-4)。

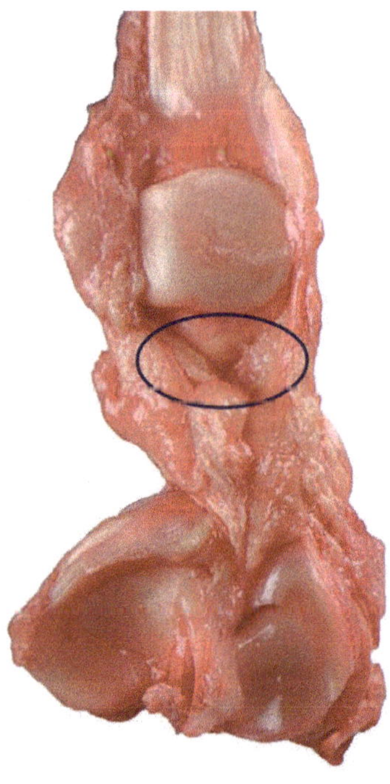

▲ 图 4-3-4 髌下脂肪垫损害位置示意图

三、内收肌群损害代偿与症状

内收肌结节处软组织损害，大收肌后束及股内侧肌黏弹性紧张。大收肌后束为伸髋肌肉，引起屈髋肌的运动平衡调节。股内侧肌紧张造成髌骨拉力方向改变，需要股外侧肌兴奋纠正，出现髌骨外上方疼痛。另外，大收肌后束与股内侧肌及筋膜形成收肌管，中有隐神经通过。出现无菌性炎症后，会刺激隐神经，出现隐神经分布区的内膝眼痛、鹅足囊痛、膝关节内侧间隙痛、小腿内侧痛、足跟内侧痛。

内收肌耻骨结节、耻骨上/下支附着处损害，出现黏弹性紧张，引起骨盆前旋转趋势，通过运动平衡调节使伸髋肌和外展髋部肌肉兴奋。伸髋肌兴奋，则直腿抬高动作受限。外展髋部肌肉兴奋，髂胫束摩擦股骨大转子，出现弹响髋。当髋部局部的运动平衡调节失代偿时，单侧损害出现骨盆前旋及对侧旋转；双侧损害出现骨盆前旋转。骨盆前旋转为单平面改变，导致躯干重心前移，轻度的重心前移可以通过膝过伸纠正，明显的重心前移可以通过屈膝、背屈踝纠正，也可以通过腰脊柱的前凸增加纠正。过伸膝关节造成髌下脂肪垫压力增高，损害后出现屈膝改变。屈膝、背屈踝代偿造成膝关节周围、踝关节周围软组织代偿应用增多，出现相应症状。腰脊柱段前凸过度，造成整个脊柱段调节参与，胸脊柱段曲度增加，颈脊柱段曲度增加，出现腰痛、背痛或颈痛。颈脊柱段的继发性损害还可引起头痛及颈部神经刺激症状，出现肩、臂、手症状。交感神经链在不同阶段受到牵拉，出现相应症状。骨盆前旋转可牵拉腹直肌、胸廓及前中斜角肌、胸锁乳突肌，出现脘腹胀满、食欲不振、胸闷、头昏、手麻等症状。骨盆的前旋及对侧旋转是多平面的骨骼空间位置改变，在矢状面重心改变的同时，伴随着旋转的发生。多平面的骨骼空间变化导致多平面的重心纠正，产生更加复杂的临床症状（图 4－3－5）。

坐骨结节软组织附着处损害，这种情况在常见的慢性劳损中很少发生，多为继发性损害。出现黏弹性紧张时，引起骨盆后旋转趋势，通过运动平衡调节使屈髋肌和髋部外展肌兴奋。屈髋肌兴奋，则大腿后伸受限。外展肌兴奋，则久坐臀腿痛、小腿外侧麻、坐骨结节痛。当局部运动平衡失代偿时，单侧损害造成骨盆后旋转及同侧旋转。双侧损害造成骨盆后旋转，需要屈膝、背屈踝或腰脊柱曲度变小来纠正重心。腰部生理曲度的改变及膝、踝部骨骼空间位置的改变都可能出现上诉症状（图 4－3－6）。

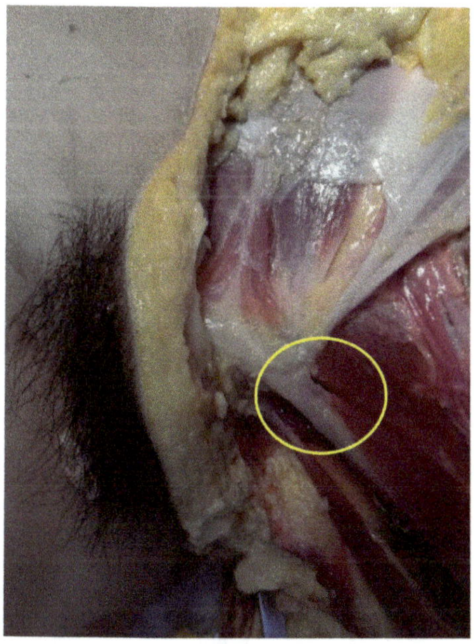

▲ 图 4－3－5　内收肌群损害位置示意图

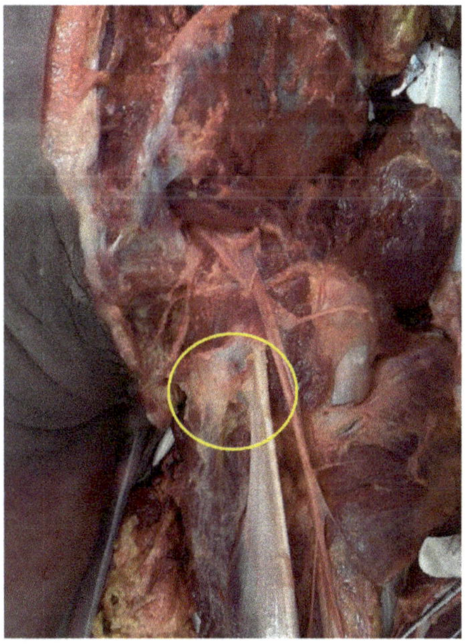

▲ 图 4－3－6　坐骨结节损害位置示意图

四、臀部肌群损害代偿与症状

臀内侧臀大肌及部分臀中肌损害，运动平衡调节造成屈髋，髋部外展肌及对侧臀部相应软组织兴奋代偿。失代偿时，站立位，因下肢固定，主要引起骨盆的空间位置改变。单侧损害引起骨盆后旋转及同侧旋转、腰脊柱前凸曲度加大和对侧旋转。腰椎关节扭转增加，关节突关节压力增加，深层损害易出现腰痛，易闪腰。棘突和横突旋转增加，出现棘突或横突痛。腰脊柱段的空间位置改变伴随着整个脊柱段的调节，出现背痛、肋软骨痛。如果椎旁软组织稳定性较差，可能会出现脊柱侧弯。颈脊柱段的代偿，可出现颈痛，偏头痛和肩、臂、手症状。颈前舌骨上、下肌群紧张造成咀嚼肌损害的三叉神经痛。走路时下肢摆动期，因躯干固定出现下肢外旋转、八字脚，足跟外侧与地面撞击增加，足跟外侧痛。坐位时，因下肢附着点空间位置的改变，出现大腿岔开增加的情况；下肢固定引起骨盆同侧旋转，启动脊柱调节。双侧损害，骨盆后旋转，腰脊柱曲度变小，胸脊柱段随之变直，出现相应症状。另外，臀大肌下段覆盖于坐骨神经后方，炎性刺激可出现坐骨神经分布区的疼痛(图 4-3-7)。

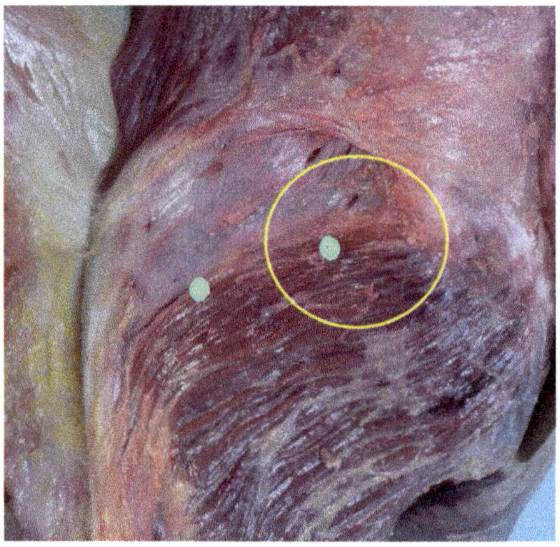

▲ 图 4-3-7　臀大、中肌交界处损害位置示意图

臀后侧臀中肌损害引起下肢内收作用的肌群兴奋，进行运动平衡调节。失代偿时，导致下肢固定的骨盆侧倾。平卧时，表现为患侧下肢缩短。站立位，腰脊柱向对侧弯曲以纠正中心。胸脊柱段或颈脊柱段发生反向纠正，出现腰、背、颈、头、肩、臂、手症状。尤其是臀中肌前部肌束损害，其与耳鸣的发生有明显关系。

臀旁侧阔筋膜张肌、臀小肌、部分臀中肌及股直肌反转端损害，表现为屈髋、大腿外展趋势，需要伸髋和大腿内收的肌肉兴奋，进行运动平衡调节。失代偿后，出现骨盆的前外侧倾斜，躯干重心明显移向患侧。平卧位，患侧下肢缩短。站立位，腰脊柱向对侧侧后方弯曲，发生健侧腰、臀、腿痛。胸脊柱段或颈脊柱段发生相应调节，出现背、颈、偏头、同侧肩、臂痛及手部症状。因涉及臀中肌前束，与耳鸣的发生有密切关系。同时，臀旁侧软组织对髂骨边缘的牵拉，引起腹外斜肌的兴奋，带动胸廓下侧壁下移，兴奋前锯肌下部肌束与冈下肌竞争肩胛骨内侧缘，出现肩痛。股直肌的紧张造成膝关节压力增加，出现膝关节疼痛或积液(图 4-3-8)。

五、髋前侧软组织损害代偿与症状

股直肌髂前上棘附着处损害引起髌股关节压力增高及髌骨所受股四头肌合力的改变。髌股关节压力增高，出现膝关节疼痛或积液。髌骨拉力方向的改变引起髌骨关节内侧缘摩擦增多，出现内侧缘疼痛。股外侧肌平衡拉力代偿应用增多，出现髌骨外上方疼痛。

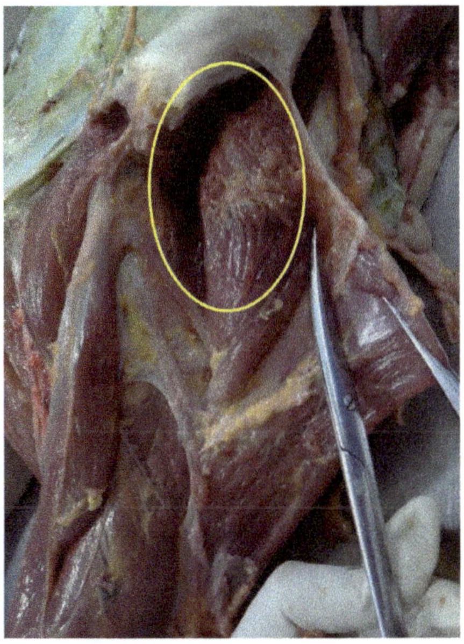

▲ 图 4-3-8　臀旁侧的位置示意图

髋关节囊前侧软组织损害造成股骨头周围的动脉环压力增高，股骨头血液供应下降，易发生股骨头缺血性坏死。此处的无菌性炎症可刺激邻近的股直肌和髂腰肌，使这两块肌肉出现保护性痉挛。髂腰肌的痉挛会造成屈髋、大腿外旋转动作，引出与臀旁侧软组织损害相似的骨盆空间位置改变，出现相应症状。股神经走行在腰大肌表面，受到炎症刺激后引起股四头肌痉挛，出现顽固性膝痛和隐神经分布区的疼痛。闭孔神经同样受到刺激引起内收肌紧张和持续存在的压痛（图 4-3-9）。

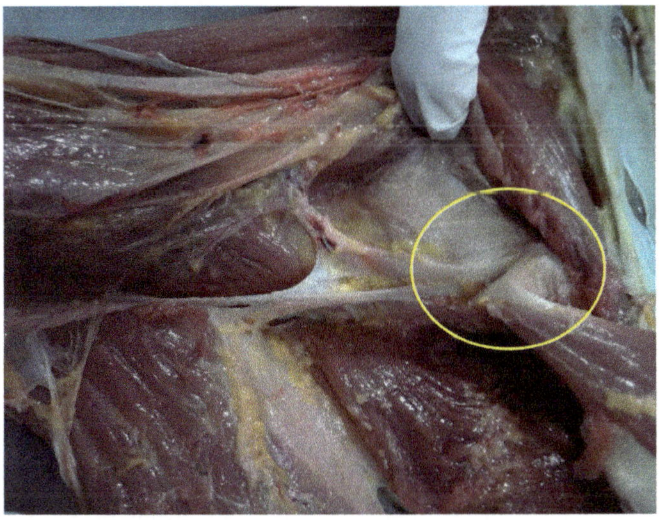

▲ 图 4-3-9　髋前侧损害位置示意图

六、腹肌损害的代偿与症状

耻骨联合上缘腹直肌附着处损害引起耻骨联合与肋弓下缘空间位置的缩短。耻骨联合的牵拉，引起长收肌、短收肌的运动平衡代偿。腹直肌缩短，导致出现食欲不振、腹胀、心悸等症状。躯干重心前移，引起骶棘肌的兴奋代偿，出现腰痛、背痛。胸锁乳突肌、前中斜角肌与腹直肌对胸廓的竞争，出现乳突痛、偏头痛、臂丛受压症状。髂嵴腹内斜肌、外斜肌、腹横肌损害使胸廓下缘下移，腹腔压力增加。出现脘腹胀满、食欲不振。挤压胸腔，出现胸闷、气短。挤压脊柱，出现腰脊柱段曲度变小、胸脊柱段曲度变大、骨盆后旋转的情况。腰曲变小、胸曲变大，引起颈前伸、头前探的姿势，出现头颈部相关症状。颈前空间的开大，造成舌骨上、下肌群的紧张，出现颜面、口腔的相关症状。腹外斜肌对髂骨边缘的竞争，使阔筋膜张肌、股直肌兴奋，出现大腿外侧或膝关节症状。腹外斜肌损害同样竞争胸廓下外侧胸壁，引起前锯肌兴奋，依次使冈下肌、上斜方肌兴奋，出现相应症状。腹内、外斜肌同时损害，骨盆水平面空间稳定性的本体感觉反馈异常，出现不安腿或静息状态下下肢的痉挛性抖动。腹内、外斜肌损害导致身体前部承重时不能使躯干重心后移，造成骶棘肌做功明显增加，出现疼痛。如抱孩子时腰痛，而将孩子背在身后就不会有腰痛，因为背着孩子时，躯干重心可以前移以平衡整体重心位置，使肌肉做功减少(图 4－3－10)。

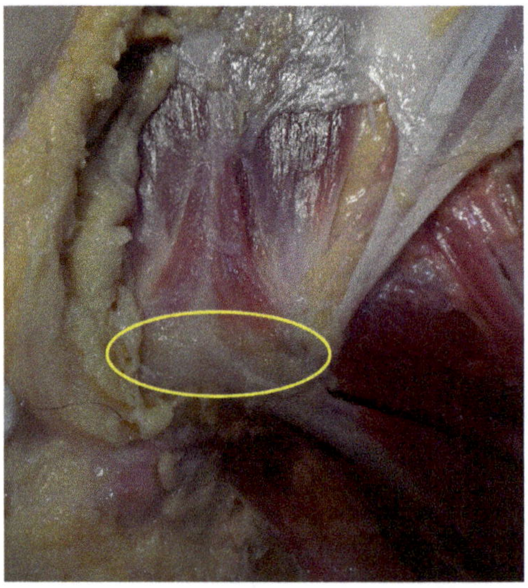

▲ 图 4－3－10 腹直肌附着损害位置示意图

七、腰骶部软组织损害代偿与症状

腰骶后部腰背筋膜后叶、骶棘肌、腰方肌损害分为单侧损害和双侧损害。单侧损害时，腰脊柱段向同侧弯曲趋势引起对侧腰骶后部软组织和同侧臀大、臀中肌交界处兴奋，进行运动平衡调节。当出现失代偿时，腰脊柱段同侧弯。继之，胸脊柱段对侧弯、颈脊柱段同侧弯，纠正躯干重心的稳定性，顺序影响肩、臂部。行走时，因腰方肌的提髋力量不一致，出现双脚摆动期轨迹不同，严重的患侧下肢摆动近似偏瘫步态。臀大、臀中肌交界处的兴奋引起臀旁侧软组织的运动平衡调节，膝关节外翻力增加，膝内侧限制外翻的韧带过度应用。臀大肌覆盖于坐骨神经后侧，发生炎症时对坐骨神经产生刺激，出现臀腿痛。如果存在椎间孔周围的炎症，腰脊柱侧弯会增加炎症刺激神经根的机会，出现腰、臀、腿痛。脊神经后支的刺激也会通过神经根的反射出现腰、臀、腿痛。双侧损害使腰脊柱前凸曲度增加，深层软组织受压引起深层软组织损害。胸脊柱段后凸、颈脊柱段前凸、头后伸的代偿会出现背痛、颈痛、头痛，胸脊柱段失代偿出现肋间痛、肋软骨痛。颈脊柱段失代偿出现曲度变直、肩痛、手麻等症状。骨盆的代偿性前旋纠正重心后移，屈髋肌代偿损害出现臀腿痛。伸髋肌群的应激状态，出现大腿后侧吊紧。收肌管的紧张，出现隐神经分布区的酸胀不适(图 4－3－11)。

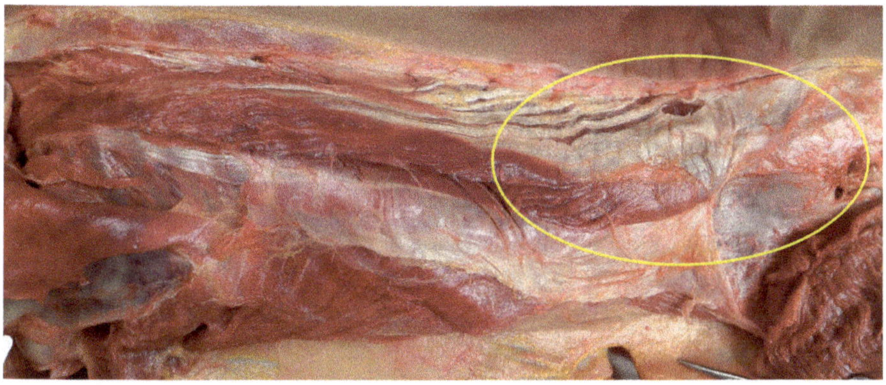

▲ 图 4-3-11 腰骶部附着处损害位置示意图

腰部深层软组织损害继发于浅层肌损害之后，出现多裂肌、回旋肌及关节突关节周围的软组织炎症、水肿。明显的水肿增加了深层软组织的空间体积，损害部位脊柱段曲度变直，增加深层空间体积，并将力传导转移至椎体。深层软组织损害可以直接刺激神经根产生疼痛。损害脊柱段的变直需要其相邻脊柱段的过度弯曲或更远处骨骼的空间位置改变来纠正力学平衡，达到重心稳定。腰骶角的加大影响其前方的交感链，出现下肢发冷。胸腰段向后弯曲牵拉相应阶段的交感链，出现脘腹冷痛，肠道运动功能减退的腹胀、便秘等。骨盆的后旋转代偿，出现孤立的臀内侧痛。屈膝代偿出现膝关节疼痛。腰椎管内的软组织无菌性炎症刺激导致椎管容积开大表现，腰脊柱段后凸，需要更多部位的骨骼空间位置改变代偿，产生更多、更顽固的症状(图 4-3-12)。

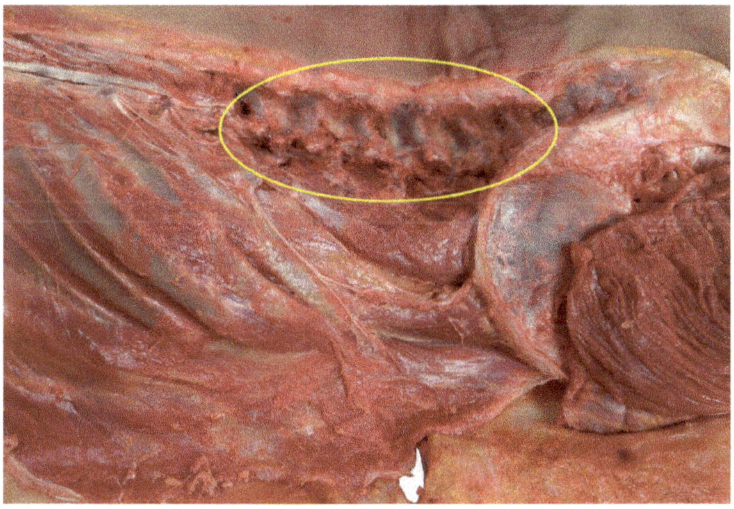

▲ 图 4-3-12 腰部深层附着处损害位置示意图

八、胸腰部软组织损害代偿与症状

胸腰段软组织损害刺激脊神经后支，引起同根脊神经前支的感觉区敏感和运动区肌肉兴奋。出现大腿内侧痛、膝内侧痛、鹅足痛、小腿肌足跟内侧痛。大腿内收肌兴奋，骨盆前旋转，屈膝、背屈踝部代偿，出现膝、踝痛。胸腰段软组织损害出现后伸腰部痛(图 4-3-13)。

胸段软组织损害浅层较多，因胸脊柱段弯曲向后，深层受压的机会很少，所以深层损害较少。当出现

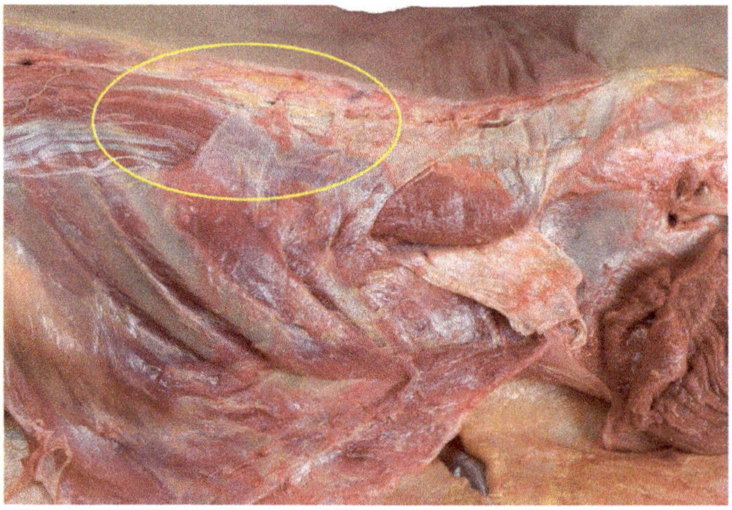

▲ 图 4-3-13 胸腰部附着损害位置示意图

深层软组织损害时，胸脊柱段后凸增加以减小深层压力，需要增加腰椎曲度和颈椎曲度来纠正重心的前移。卧位时需要腰脊柱段曲度增加以减少胸腰段深层的挤压，出现卧位腰痛。往往颈椎受到的影响最大，颈椎曲度增加，继之出现深层损害而变直，使颈胸交界后伸或枕颈交界处后伸，引发交感链紧张的症状。颈部深层损害刺激神经，出现肩、臂、手部症状。胸脊柱段深层软组织损害造成浅层的下斜方肌拉力增加，使肩外侧下沉，锁骨挤压胸壁，出现臂丛和锁骨下静脉受压的相关症状。菱形肌与冈下肌竞争肩胛骨内侧缘，出现肩、背部疼痛(图 4-3-14)。

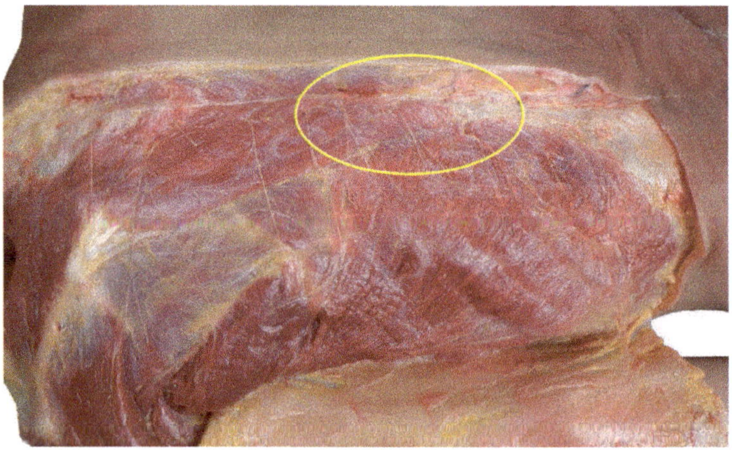

▲ 图 4-3-14 胸腰结合部损害位置示意图

九、枕颈部软组织损害代偿与症状

颈脊柱段软组织损害分为浅层损害和深层损害。浅层损害使颈脊柱段曲度增加，如果存在椎管内容积缩小的基础因素，会加重椎管狭窄的程度。颈髓的挤压导致四肢协调运动能力下降，增加运动损伤的机会。当椎管内软组织出现轻度无菌性炎症时，这种对椎管内容物的挤压会出现躯干、四肢的疼痛感觉和肌肉的紧张。如果存在机体某个部位的软组织损害，会诱发加重。深层损害导致颈脊柱段变直，刺激颈部的神经出现颈、肩、臂、手症状。变直的颈脊柱段使头的空间位置前移，上斜方肌对肩外侧的悬吊力学方向发生改变，带动肩外侧前移，出现“圆肩”现象。变直的颈脊柱段引起枕颈部和颈胸结合部的代偿，牵拉交感链，出现头晕、高血压、心律变异及自主神经系统紊乱的症状。枕颈部后伸曲度的增加，需要连接枕颈部肌肉的持续收缩，出现枕后痛及头痛(图 4-3-15)。

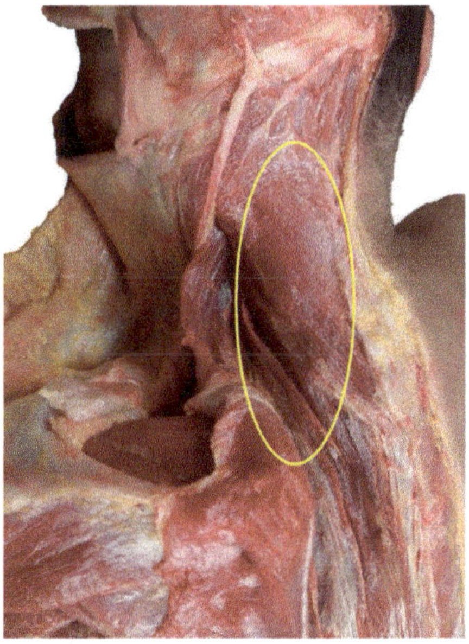

▲ 图 4-3-15　颈部损害位置示意图

项平面软组织损害需要减小肌肉对项平面的拉力来降低刺激，头面部前屈而出现低头姿势，头颅空间位置影响信息摄取，下颈段浅层肌兴奋、腰脊柱段骶棘肌兴奋、骨盆后旋转、屈膝均可纠正这一异常的空间位置。失代偿时出现颈痛、肩痛、腰痛、臀痛、膝关节疼痛和足跟痛(图 4-3-16)。

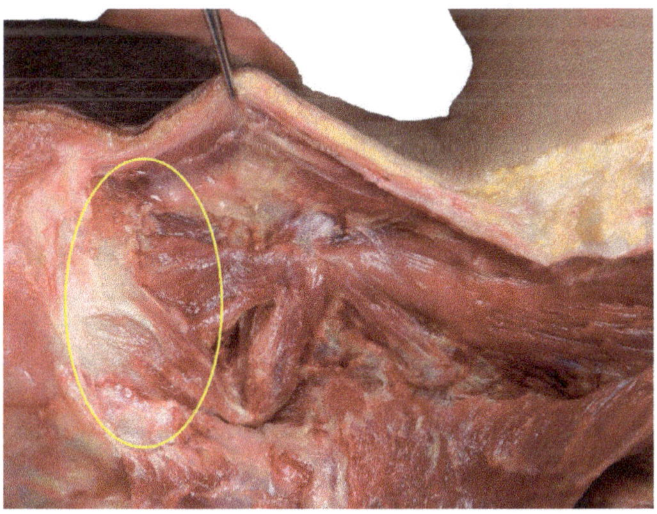

▲ 图 4-3-16　项平面损害位置示意图

十、肩、臂软组织损害代偿与症状

冈下三肌损害后，其延展性下降。在进行上肢运动时，引起所有维持肩胛骨稳定的肌肉兴奋来保证肩部各骨空间位置的正常，菱形肌、肩胛提肌、背阔肌、肩胛下肌、前锯肌、胸小肌兴奋稳定肩胛骨。为了尽量完成肩部的外展高举动作，需要上斜方肌的抬肩代偿以增加手的触及范围，下颈段作为支点，关节突关节压力增加，引发局部软组织炎症。同时刺激相应神经根，出现肩臂部感觉过敏和肌肉紧张度增加。肩臂之间的旋转力学传递造成了肘、腕部的软组织损害。肩部运动功能障碍增加了腰臀部旋转运动的应用，腰臀痛随即发生。背阔肌的紧张导致两侧腰背部疼痛，同时牵拉肩部向下后旋转，造成胸腰段反向旋转代偿，出现胸腰段关节突关节压力增加，产生无菌性炎症。此处炎症可诱发股神经、闭孔神经分布区感觉过敏和肌肉紧张度增加，出现内收肌群的张力增高和隐神经分布区的膝内侧、鹅足、小腿内侧、足跟内侧痛。前锯肌与腹外斜肌的拮抗导致骨盆前方空间位置的上升，缝匠肌、阔筋膜张肌和股直肌的牵拉使膝关节的内部压力升高，膝关节积液就此发生。冈下肌、小圆肌对肱骨的旋转兴奋了胸大肌，胸大肌、胸小肌的兴奋使肩胸筋膜张力增高，出现胸部满闷、气短，女性乳腺内部筋膜受到牵拉，乳腺管迂曲，使分泌物不能顺利排出，刺激腺体，出现增生或炎症(图 4-3-17)。

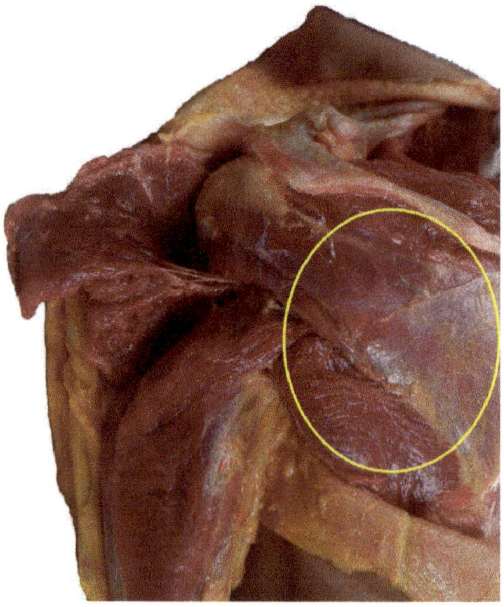

▲ 图 4-3-17 冈下窝损害位置示意图

肘内、外侧软组织损害的产生多见于手工工作者，在以上肢为动点的情况下，对肩部的影响是很轻微的，但当上肢固定进行劳作时，肘部的软组织损害就会对肩部乃至颈背部产生影响。如手持钎探机的工人，肘部因不正常姿势出现损害，会引起肩背部的肌肉做功增加。

第五章

运动系统损伤常见病

在常见病、多发病的诊断上，运动软组织康复有自己的认识。运用软组织损害后的运动平衡控制分析，结合软组织损害的特有查体特点，寻找原发软组织损害部位。结合病史、治疗史、诱发特点、发病规律、压痛情况、强推效果等综合分析诊断，制订康复治疗方案。

第一节　颈　椎　病

颈椎病作为疾病的诊断名词是比较模糊的，凡是因颈椎间盘及其附属结构、关节突关节退行性改变引起的脊髓、血管、神经刺激或压迫症状，全部可以用颈椎病命名。颈椎作为脊柱最上节段，为什么会出现退行性改变？为什么出现不同的症状？通过颈椎病的传统分型，从运动软组织代偿角度进行分析，颈椎病的形成并非颈椎退行性改变那么简单。

颈椎病可分为颈型颈椎病、神经根型颈椎病、椎动脉型颈椎病、交感型颈椎病、脊髓型颈椎病和混合型颈椎病。除脊髓型颈椎病因椎间盘压迫脊髓出现神经系统损害症状外，其他类型颈椎病都是可以从运动软组织损害的角度进行分析的。

一、颈型颈椎病

颈型颈椎病表现为颈部肌肉僵硬、疼痛。软组织外科学认为疼痛是无菌性炎症刺激游离神经末梢引起的，颈部疼痛说明颈部软组织存在无菌性炎症或颈部的感觉神经发出、走行处受到无菌性炎症刺激，两者间存在明显差异。

(1) 颈部软组织无菌性炎症刺激游离神经末梢分为筋膜层刺激和肌肉层刺激。筋膜层无菌性炎症刺激游离神经末梢在触诊时有皮肤提捏痛，而肌肉压痛表现不明显，反复皮肤提捏后颈部疼痛缓解。肌肉层无菌性炎症刺激游离神经末梢触诊时无明显皮肤提捏痛，而肌肉压痛非常明显，进行肌肉骨面附着处强推后颈部疼痛缓解。

颈部的筋膜层炎症或肌肉层炎症从何而来？可以是单纯颈部劳损引起的无菌性炎症，也可以是颈部代偿动作增多引起的无菌性炎症。颈部以下的支撑结构改变都可能会引起运动过程中的颈部代偿动作增多，如脊柱各阶段曲度改变的反向代偿、肩部软组织损害对颈部的牵拉作用、骨盆位置变化对脊柱曲度的影响、下肢支撑结构对躯干的影响等，都是造成颈椎位置及肌肉、肌膜张力改变的原因。通过系统的压痛点检查、传导痛检查和压痛强推，逐步确定颈部软组织损害的原因，对颈部疼痛的康复治疗效果就会持久稳定。

(2) 颈部的感觉神经发出、走行处受到无菌性炎症刺激多为椎管内神经鞘膜外无菌性炎症刺激。在颈部压痛检查时,有压痛但不明显,或压痛强推后不能缓解颈部疼痛,这种颈部疼痛很难通过单纯康复治疗痊愈,需要配合神经阻滞或药物治疗。

二、神经根型颈椎病

神经根型颈椎病表现为颈部疼痛,同时伴一侧或双侧上肢疼痛、麻木。颈部活动引起疼痛、麻木加重。神经根型颈椎病的临床特点是神经根受到无菌性炎症刺激引起的神经发出、走行、分布区域的疼痛、麻木症状,说明发病部位在椎间孔。但实际临床手法压痛检查时,很多神经根型颈椎病通过 C4 - C7 的关节突关节强推消除症状,或内收肌耻骨附着处强推消除症状,或跗骨窦强推消除症状。这些临床现象提示神经根型颈椎病的临床表现并非神经根受到刺激所独有的,与责任神经的同神经元反馈或走行区域无菌性炎症刺激有关。

主诉疼痛区的疼痛麻木涉及的神经为责任神经,其同神经元的脊神经后支受到无菌性炎症刺激,可以出现责任神经分布区症状。关节突关节周围肌肉因无菌性炎症刺激痉挛,使关节突关节上、下关节面叠加增多,椎间孔横径变小,神经根挤压增多,出现其神经走行区域胀麻感。如果椎间孔周围已经存在轻微无菌性炎症,椎间孔变小增加神经根刺激症状,出现其神经走行分布区域的疼痛。

上肢的痛麻症状与臂丛走行区域的压迫及无菌性炎症刺激有关,能引起臂丛挤压刺激的部位有 3 个,即前中斜角肌间隙、锁骨下间隙、喙突下间隙。

前中斜角肌张力增加,挤压臂丛,引起上肢及手麻,存在局部炎症时,出现上肢麻痛。高举上肢,利用胸大肌拉起胸壁,减少前中斜角肌牵拉,能明显缓解或消除上肢麻痛。前中斜角肌的紧张与无菌性炎症则与前中斜角肌悬吊胸廓负荷增加有关。

锁骨下间隙变小与肩带位置异常有关,肩外侧的下沉、后移直接影响锁骨下间隙的大小。下斜方肌及背阔肌的张力增加均可引起肩外侧下沉。锁骨下间隙变小挤压臂丛,引起上肢及手麻。锁骨下软组织出现无菌性炎症刺激臂丛时,出现上肢及手痛。因锁骨下静脉与臂丛神经伴行,锁骨下静脉受压引起上肢静脉回流功能障碍,出现手肿胀。

喙突下间隙变小与喙突点头下压有关,引起这一变化的直接因素为胸小肌过度紧张。胸小肌张力增加与大圆肌产生肩胛骨旋转拮抗。喙突下间隙的挤压和无菌性炎症刺激与锁骨下间隙变小存在相同的临床症状,只是在上肢高举时会加重上肢麻痛感觉。

无论是上述哪种病理因素引起的所谓"神经根刺激症状",在颈部旋转牵拉或关节突研磨时都有可能诱发症状加重。所以,临床表现不能确定神经根型颈椎病的存在。

三、椎动脉型颈椎病

椎动脉型颈椎病表现为头晕,转头时加重或突然头晕出现。两侧的椎动脉入颅后汇合成基底动脉,是大脑血液供应的来源之一,主要供应大脑后部和小脑血液。基底动脉分出大脑后动脉,与颈内动脉及其分出的大脑中动脉、大脑前动脉在大脑基底部通过交通动脉形成大脑动脉环。大脑动脉环可有效提供侧支循环,对某一分支痉挛引起的血液供应障碍有良好的代偿作用。所以,一侧椎动脉痉挛不会引起大脑血压循环障碍,出现头晕的机会不会太多。另外,通过枕颈部的强推,大部分头晕患者症状明显缓解或消失,并没有改变骨性结构的形态,说明软组织损害与头晕症状有关。颈椎椎体前有交感神经链通过,交感神经链受颈部曲度影响较大,尤其上颈段或枕颈部后伸曲度加大时,颈上神经节上极紧贴椎体前方,转头动作可使 C1 横突直接刺激颈上神经节,出现颈上神经节异常兴奋。颈上神经节兴奋可导致颈外及颅内动脉痉挛。这种血管痉挛是大范围的，足以引起头晕及头晕发作。强推枕颈部能有效降低枕颈部后伸曲度，减少颈上神经节刺激，减轻或消除头晕症状。

四、交感型颈椎病

交感型颈椎病表现为心慌、胸闷、出汗、四肢无力等交感神经刺激症状。颈交感神经链位于颈椎椎体前方，椎体前缘增生或颈部前凸过度都可能刺激颈交感神经链。单纯颈脊柱段前凸增多影响双侧颈交感神经链功能较少见，多数情况是颈椎某些节段变直或反张，造成两端的颈椎过度代偿向后曲度引起。

如平时叠加程度较多的 C3－C5 节段因叠加研磨出现关节突关节损害，为避让挤压疼痛而变直，枕颈部及颈胸交界处后伸曲度增加，牵拉相应的颈上神经节及星状神经节出现交感神经刺激症状。在头颈部旋转运动时，椎体向前旋转的一侧会增加相应交感神经节的刺激量，或快速抬头时增加颈交感神经链的牵拉速度，都可能出现心慌、胸闷、出汗加重的情况。

肩部软组织损害造成菱形肌牵拉增多，颈胸交界处棘突牵拉增多，刺激前方星状神经节，形成阵发性心慌、胸闷的刺激因素。

五、混合型颈椎病

混合型颈椎病表现为不同类型颈椎病的症状混合在一起，说明上述颈部结构或功能的改变同时出现。

【诊断】

1. 主诉症状的病程、发生范围、疼痛程度、疼痛性质 主诉症状病程长，说明软组织损害程度重；病程短，软组织损害程度轻。是否以疼痛为主要表现或存在交感刺激症状，是否单纯颈部疼痛，还是同时存在其他部位的疼痛，这些都能提示是否单纯颈部软组织损害。疼痛程度重，说明软组织无菌性炎症重。疼痛轻微，以麻木或僵硬为主要表现的，说明软组织无菌性炎症程度轻，但软组织张力较高。钝性疼痛较为常见；刺痛或胀痛提示局部存在明显的微循环障碍；酸痛为主的提示筋膜层张力增高。

2. 日常的工作姿势、生活习惯 工作姿势及生活习惯的单一是引起相应部位软组织损害的直接因素。通过相关动作分析，推断可能发生原发软组织损害的部位。如物品搬运工，长期双上肢及腰背部肌肉的过度应用，出现头颈部症状时，要将肩部及腰背部软组织损害的因素考虑进去。

3. 主诉症状诱发及加重规律 温度变化或何种动作诱发主诉症状，通过动作的分析，确定重点排查部位。如头晕症状在行走时加重，重点排查足踝周围软组织损害。

4. 主诉症状治疗史 是否进行过药物、物理及针刺治疗，治疗部位及治疗效果是判断进一步康复治疗方案的重要线索，原有治疗有效，但效果持续时间短的，提示原发软组织损害部位诊断不全或治疗不到位；原有治疗无效，提示治疗部位不正确或疾病诊断有误。

5. 压痛点检查 检查一定要局部结合整体，单纯局部检查容易遗漏原发病变部位。

6. 传导痛检查 是否存在主诉相关的传导痛，对于主诉症状的治疗效果稳定与否有决定性作用。

7. 强推 是验证原发部位诊断正确与否的重要一环。

【鉴别诊断】

影像学检查是颈椎病鉴别诊断的重要手段，对颈部结构了解的同时排查肿瘤、结核及血管畸形。在排查颈部疾病的同时，排查颅脑疾病，很多颅内疾病也会出现颈部相关症状。

第二节　肩峰撞击症

肩峰撞击症是症状诊断，是肱骨在冠状面外展高举的过程中，肱骨大结节与肩峰撞击引起的一系列临床症状。肱骨内旋、外展时增加肩峰撞击症状的出现。肩峰撞击过程中可有单纯的上肢外展高举卡顿感，有时患者并不在意这个现象，直到出现明显疼痛才就诊治疗。上肢下垂重力位时，肱骨大结节的冈上肌附着位于肱骨最高点，在其上方为肩峰下滑囊，起到缓冲肩峰与肱骨运动摩擦力的作用。肩峰撞击时，冈上肌腱及肩峰下滑囊均会受到撞击，反复的撞击使冈上肌腱损伤和肩峰下滑囊水肿。

肩关节为上肢运动的主要支撑关节，由肩胛骨的关节盂和肱骨头构成骨性结构。关节盂的关节面面积是肱骨头关节面面积的1/4，说明上肢运动时，肱骨头存在大量相对滑动运动。这样的结构给上肢运动提供了更多的运动空间。解剖体位，关节盂的仰角只有4°，对肱骨头的承托能力是很弱的，需要关节盂唇增加关节窝深度，关节周围韧带的限制和肩部周围肌肉的动力性加固作用共同维持肩关节的运动稳定性。异常的肌肉张力增加导致肩关节内压力增加，关节面相对滑动摩擦力增加，出现运动过程中滑动速度减慢的情况。如果肱骨外展高举的过程中，肱骨头下滑速度减慢，向上滚动距离增加，肩峰下间隙明显变小，肱骨大结节与肩峰撞击的机会增多。

上肢在冠状面上外展高举的过程中存在明显的节律关系，即肩肱节律。上肢自然下垂位为0°，在0°～30°外展过程中，肩胛骨下角几乎不向外旋转；在30°～150°外展过程中，肩胛骨外展的速度与肱骨外展速度呈1∶2的节律关系，即肱骨外展2°，肩胛骨外展1°；在150°～180°外展高举过程中，肩胛骨与肱骨关系相对固定，锁骨远端上移30°，肩胛骨向后翻转10°左右。

肩峰下滑囊炎症水肿时，肱骨外展60°～120°的区间出现肩外侧疼痛，又称疼痛弧。将肱骨提前外旋转，使肱骨大结节转到肩峰后方，疼痛弧多会消失。

肩部外展运动有赖于冈上肌和三角肌的收缩，冈上肌收缩外展肱骨的同时，下压肱骨头，增加肩峰与肱骨头的间隙，有利于外展运动。如果冈上肌损伤，收缩速度下降，肱骨头没有有效下移，肩峰撞击机会增多。三角肌收缩外展肱骨的同时，上提肱骨头，减小肩峰与肱骨头的间隙，增加肩峰撞击机会。如果三角肌张力异常增加，上提肱骨头后，增加肩峰撞击机会。冈上肌和三角肌同受臂丛支配，如果C5－C6节段软组织损害刺激神经，出现冈上肌和三角肌应激性紧张，则三角肌的上提肱骨头作用更加明显，同样会增加肩峰撞击的机会。另外，在上肢外展的初始阶段，冈下肌上束参与肱骨外展运动，同时牵拉肱骨大结节后移，有利于外展的顺利进行。如果冈下肌上束损害，收缩速度下降，肩峰撞击的机会也会增多。

上肢悬吊肌肉的高张力使肱骨上移，肩峰与肱骨头间隙变小。三角肌、喙肱肌、肱二头肌、肱三头肌长头为上肢悬吊肌肉，受臂丛支配。臂丛发出、走行区域的无菌性炎症刺激引起上述肌肉应激性紧张，肱骨头上移，肩峰撞击机会增多。上肢悬吊肌肉本身也可因损害变短，引起肱骨头上移，需要查体确定。

异常的肩部周围肌肉张力增高导致肱骨头向下滑动速度减慢，增加肱骨头上移撞击肩峰的机会。肩部肌肉本身损害缩短或肩部肌肉痉挛均可引起这一现象。肩部肌肉痉挛与其支配神经受到异常刺激有关。

【诊断】

1. 临床表现　肩峰撞击症表现为上肢外展高举过程中的卡顿与疼痛，外旋肱骨后外展高举，卡顿或疼痛症状缓解。

2. 影像学检查　X线检查可见肩峰与肱骨头距离<1 cm，有时可出现肱骨头顶端皮质硬化；肩部

MRI显示肩峰下滑囊水肿、冈上肌腱毛糙、肱骨头骨皮质下水肿等。

3. 压痛点检查 肩峰周围、冈下窝、冈上窝、颈椎关节突关节、腰骶后部、腹内(外)斜肌附着髂骨边缘、臀旁侧、内收肌耻骨附着处、胸脊柱段为常见压痛出现部位。

4. 传导痛检查 腰骶后部、臀旁侧、腹内(外)斜肌髂骨附着处为常见传导部位。

5. 压痛点强推 确定软组织原发损害后,进行强推,如果推拿后肩峰撞击症状缓解,即可确定软组织损害引起肩峰撞击症的诊断。

第三节 冻 结 肩

冻结肩为肩部主、被动运动功能不良的临床表现,好像肩部被冻结了一样。好发于50岁左右人群及肩部外伤后。部分冻结肩与身体内环境稳定状态有关,一般数月到半年可自愈;另一部分则与肩关节及周围软组织损害有关。

与肩关节及周围软组织损害有关的冻结肩按成因可分为三类:关节囊粘连、肩部周围肌肉黏弹性紧张和肩部周围肌肉痉挛。

肩部外伤或过度应用导致关节内炎性介质渗出,在重力作用下流入腋下陷窝。腋下陷窝为上肢下垂位肩关节囊叠加处,发生粘连后,肩关节囊不能伸展,形成关节囊粘连。盂肱关节的相对旋转同时受到影响,肩关节前屈、后伸功能下降。

肩部肌肉长时间的过度应用、外伤后遗症或劳动后寒冷刺激使肩部周围肌肉黏弹性紧张,黏弹性紧张的肌肉延展性下降,在肩部外展时限制肱骨与肩胛骨夹角开大,出现肩部外展功能受到限制的情况。同时,肩关节前屈、后伸功能也受到影响。

肩部周围肌肉的支配神经受到无菌性炎症刺激,出现应激性痉挛,限制肩胛骨与肱骨夹角的开大,出现肩部外展功能障碍。因为肌肉痉挛产生大量代谢产物,肩关节运动时常出现明显疼痛。

【诊断】

1. 临床表现 以主、被动肩关节外展高举功能受限为主要表现,常伴有疼痛、肿胀等症状。

2. 影像学检查 X线检查可见盂肱关节间隙消失,肩峰与肱骨头距离<1 cm。肩部MRI可见肩关节间隙变小,关节囊水肿、积液,肱骨及关节盂骨皮质下水肿等,有时伴有冈上肌肌腱损伤。

3. 压痛点检查 肩关节局部压痛检查,包括冈上窝、冈下窝、肩前外侧。肩部周围肌肉黏弹性紧张多存在冈下肌、大圆肌、小圆肌僵硬及压痛。单纯肩关节囊粘连时,肩部肌肉压痛及压硬不明显,盂肱关节后关节间隙及盂下结节外侧间隙僵硬或有明显压痛。肩部周围肌肉痉挛为主,冈上窝、冈下窝肌肉压痛高度敏感。

压痛检查应扩展到颈椎、上胸段、腰骶后部、臀旁侧、腹外斜肌髂骨附着处、内收肌耻骨附着处及跗骨窦。

4. 传导痛检查 肩部肌肉痉挛引起的冻结肩多存在颈椎、上胸段、腰骶后部、臀旁侧、腹外斜肌髂骨附着处、内收肌耻骨附着处及跗骨窦等处的传导制约情况。此种冻结肩是所有冻结肩中最容易缓解的类型。

5. 压痛点强推 存在完全制约关系的冻结肩,只需要对确定的原发部位进行强推,即可验证疗效。肩关节周围肌肉黏弹性紧张的冻结肩,强推能大部分缓解疼痛,但不能明显改善肩部功能。肩关节囊粘连的冻结肩,强推肩部活动功能改善很少。

【鉴别诊断】

冻结肩主要鉴别疾病为肺部肿瘤，侵犯胸壁的肺部肿瘤可诱发肩关节周围肌肉痉挛，乃至挛缩形成冻结肩。胸部影像学检查可明确诊断。

第四节 背部筋膜炎

背部筋膜炎以背部沉紧疼痛为主要临床表现，伴疲乏、无力及情绪波动。与背部承载异常张力及低温刺激有关。劳累后或阴雨天出现前症状加重，情绪低沉加重躯体不适感觉。

背部承载异常张力与工作姿势及胸脊柱段弯曲代偿有关。久坐的文案工作或其他长期弯曲背部的工作使背部筋膜层承受长时间的牵拉，筋膜层为胶原纤维构成的张力结构，长期受到牵拉，胶原纤维合成增多，出现黏弹性紧张，增加了筋膜内部感受器的压力，表现出沉重感。对其深层的肌肉挤压，造成缺血的无氧代谢增加，表现出酸、累的感觉。

低温刺激对皮下血液循环影响明显，小动脉收缩，局部温度降低。人在劳动后，需要良好的微循环功能清除代谢产物及老化胶原纤维。如果长期存在低温刺激，老化胶原纤维沉积增多，筋膜张力增加；代谢产物不能有效清除，刺激感觉神经末梢引起沉紧、疼痛的感觉。

【诊断】

1. 临床诊察 背部视诊可见皮肤粗糙、毛囊粗大、色素沉着或毛囊炎等皮肤功能不良的现象。

背部触诊皮肤滑动度差，提捏痛明显。

2. 压痛点检查 胸椎棘突旁存在明显压痛，无背部深压痛。腰骶后部、冈下窝、腹外斜肌髂骨附着处或内收肌耻骨附着处可出现明显压痛。

胸椎棘突旁压痛的传导制约关系明显，腰骶后部、冈下窝、腹外斜肌髂骨附着处或内收肌耻骨附着处压痛多可制约棘突旁压痛。对相关传导制约部位进行强推，背部沉紧疼痛症状消失即可确立原发软组织损害诊断。如无制约关系的，提捏背部皮肤并抖动可迅速改善症状，说明背部筋膜炎原发于局部，筋膜层的治疗会起到明显效果。

第五节 肋软骨炎

肋软骨为肋骨与胸骨之间缓冲区域的透明软骨，由软骨细胞及软骨纤维构成。软骨纤维呈螺旋状，因其螺旋稳定性，有利于呼吸运动中肋骨的翻转动作。

肋软骨炎分为非特异性和感染性两种。感染性肋软骨炎由细菌或真菌感染引起，发炎局部有红、肿、热、痛，不是软组织损害引起，在此不做讨论。非特异性肋软骨炎病因不明，目前认为与外伤、上呼吸道病毒感染及肋软骨营养不良有关，存在自限性，如反复发作或经久不愈，则需要治疗。主要表现为肋软骨肿胀或胸部疼痛，好发于女性、老年患者，第2～4肋软骨发病较多。

胸部外伤造成的肋软骨微损伤在呼吸运动时被反复扩大化，出现胸痛或肋软骨胀痛。频繁的咳嗽需要肋骨的快速翻转动作，容易造成肋骨与软骨连接处的损伤，出现症状。身体的营养不良或肋软骨局部筋膜张力增高引起肋软骨营养不良，软骨纤维合成、代谢出现问题，呼吸运动造成软骨损伤。

肋软骨在运动系统功能整体来看，如果肋骨与胸廓的空间对位关系异常，肋软骨承受较多的扭转力的作用，肋软骨损伤更容易发生。肋骨的空间位置受肋椎关节和肋横突关节影响，如果脊柱在运动代偿过程中出现椎体侧倾或旋转，或因强直性脊柱炎、脊柱关节炎及类风湿关节炎等需要椎体旋转的避让动作，相应肋骨的位置就会改变。肋软骨微损伤的因素去掉后，肋软骨炎逐渐恢复，临床症状消失。

【诊断】

典型的非特异性肋软骨炎疼痛呈钝痛、隐痛或针刺样疼痛，位置固定，拎重物、咳嗽或深呼吸时诱发加重。

运动系统损伤形成的肋软骨炎可在相应胸椎旁找到明显压痛，按压压痛部位引出疼痛时，可使肋软骨处疼痛或诱发痛消失。强推胸椎旁压痛部位，临床症状消失或明显缓解。

胸脊柱段的异常力学作用与肩背部及腰骶部、腹外斜肌髂骨附着处、内收肌耻骨附着处损害对脊椎的影响有关，需要将上述部位的压痛与胸椎旁压痛做制约关系检查，如果存在制约关系，扩大治疗范围是彻底治愈非特异性肋软骨炎的重要途径。

【鉴别诊断】

非特异性肋软骨炎应与感染性肋软骨炎鉴别，感染性肋软骨炎持续疼痛，局部红、热或伴有波动感，影像学检查可见软骨破坏。

第六节　腰椎间盘突出症

腰椎间盘突出症为椎间盘构件或整体结构失去原有力学承托位置，挤压或诱发炎症刺激硬膜囊或神经根鞘出现的一系列相关症状的综合征。

腰椎间盘为腰椎椎体间的软性结构，约占25%的椎体高度，给脊柱的屈伸和侧弯运动提供可能。如果没有椎间盘撑开椎体间的空间，脊柱运动只能发生少量的旋转。

腰椎椎间盘由髓核和纤维环构成。髓核为一个位于椎间盘中后部的胶质状结构，青少年的腰椎椎间盘含有70%～90%的水分，由大分子分支蛋白多糖增稠为胶冻状，内含少量软骨细胞和成纤维细胞，存在良好的移动性，能将椎体间垂直压力转化成水平分力分散掉，从而减小椎体终板承受的压力冲击。随着年龄增长，髓核的含水量逐渐下降。纤维环由15～25层胶原纤维构成，外层胶原纤维含量较高，向内胶原纤维含量逐渐减少，移行为髓核结构。胶原纤维层的纤维走向与身体长轴形成65°夹角，相邻两层胶原纤维互相交织，形成编织网状结构，这一特点可以保护髓核的稳定性，并能适应拉伸、相对滑动及旋转剪力。外层纤维环含有血管，内层纤维环及髓核的营养供应通过慢性弥散完成，人体的运动增加髓核的形变，使椎间盘产生压缩和复张的交替状态，形成椎间盘深层结构营养代谢的动力。

当躯干上部重心因某种原因向前或侧前方移动时，躯干下部产生相应的承重结构变化，使身体的重心回归支持面以内。如果这种平衡调节发生在腰骶部，表现出竖脊肌紧张缩短，腰脊柱前凸增加。随着腰脊柱前凸曲度加大，椎体间的力学传递转移到了椎体后缘和关节突关节。持续椎体后缘压力增加，使纤维环的营养供应出现障碍，长久的营养和氧供应障碍使纤维环发生断裂，不同程度的纤维环损坏使椎间盘整体结构完整性出现异常。

随着日常生活中腰部弯曲动作的出现，髓核在力的作用下向后移动，如果卡到破损的纤维环内，则本阶段的椎体间出现力学传递不稳定，椎体周围的相关肌肉全部紧张，用来稳定异常的力学传递节段，椎体终板受到异常力学刺激，形成应力性水肿，出现急性腰痛、椎体终板骨皮质下水肿及许莫结节等。如果纤维环损坏较多，不能良好约束髓核运动，在弯腰或弯腰用力时将出现不同程度的椎间盘膨出、突出或脱出。

椎体周围的肌肉痉挛祛除后，椎间压力下降，髓核逐渐回到原有的力学承托位置，局部高压力状态解除，水肿消退，在影像学上可以看到突出的椎间盘变小或消失。

【诊断】

腰椎间盘突出症的诊断以影像学诊断为主，结合临床腰痛或腰臀腿痛的特点进行诊断。

1. 临床症状 主诉症状诊断与突出的椎间盘不符合时，如影像学显示腰椎间盘左后突出，右腿出现症状，或 L4 - L5 椎间盘突出，出现大腿外侧症状等，这些多为运动软组织损害引起的疼痛，需要进行相应的软组织检查，确定软组织损害情况。

腰椎间盘突出与软组织损害引起的腰腿疼痛同时存在腰椎间盘突出的影像学特点时，需要进行临床鉴别，即软组织外科学中的椎管内、外软组织损害的鉴别诊断。

椎间盘突出引起临床症状的情况多存在腰部急性扭伤史或位置纠正治疗史，出现以腰部前屈为主要疼痛缓解体态，直立或后伸加重症状，腰椎旁为疼痛起始点的腰痛或腰臀腿痛，多呈放射性疼痛。在进行腰、脊柱三种试验检查时，出现以胫神经弹拨试验为主的 2 种或 2 种以上试验阳性。压痛检查时出现孤立的臀内侧疼痛或无明显压痛的情况。腰部位置纠正为腰腿痛临床治疗的理念之一，以腰椎小关节错位或椎间盘错位为主要认知特点，包括腰部牵引和正骨治疗。腰椎牵引通过对腰部的纵向拉伸，降低椎体间压力，使髓核还纳。炎症吸收的治疗方法，对腰腿疼痛的治疗有积极作用。如果腰椎牵引的负荷过重或牵引时间过长，导致牵引负荷去掉后的腰部肌肉的应激性痉挛，挤压椎间盘引起症状加重。正骨治疗是通过对腰部进行快速的旋转剪力治疗，使对位异常的小关节回复，从而达到治疗腰腿痛的目的，在腰腿痛治疗时有快速的短期效果。

软组织损害引起的类腰椎间盘突出症状以慢性迁延性疼痛为主，凉冷刺激或劳累后加重。腰、脊柱三种试验阴性。存在规律的软组织压痛，强推后能明显缓解临床症状。

2. 压痛点检查 在腰骶后部、腰部深层、臀部、内收肌群及颈椎、项平面或冈下三肌存在明显的压痛点。

3. 传导痛检查 骶棘肌或关节突关节周围肌肉的过度应用是导致腰臀腿痛的重要环节，原发于局部损害的，没有制约关系，如果继发于其他部位，多存在明显的制约关系。如腰腿痛患者主诉在高举上肢向高处放东西后，出现腰腿疼痛加重，则冈下三肌原发性损害的机会增多，需要检查冈下三肌对腰骶部压痛的制约关系。

第七节 腰椎管狭窄症

腰椎管狭窄症表现为行走时的间歇性跛行，弯腰休息后缓解。在腰椎管狭窄的成因中分为骨性腰椎管狭窄和软组织性腰椎管狭窄。腰椎管为腰椎各椎骨连接形成的骨性管道，其前方为椎体与椎间盘形成的连续结构，后方为椎板和黄韧带连接的椎板间隙，形成可移动的半开放空间，这个半开放空间受脊柱段曲度的影响，存在空间容积可变性。

当腰脊柱段向前曲度增大时，椎板相对移动，椎板间隙变小，关节突相互闭合，椎间孔直径变小，椎管容积减小，即出现腰椎管生理性狭窄。如果椎管内的软组织水肿、增生，占有空间大，椎管腔生理性狭窄就变成了病理性狭窄。弯腰开大椎间隙能缓解狭窄后的椎管内神经挤压症状。

当腰脊柱段向前曲度变小或向后反张时，椎板间隙变大，关节突相对分开，椎间孔直径变大，椎管容积增大，即出现椎管腔的生理性扩大。如果是为了减少机体的不舒适感觉，就变成了病理性代偿。机体通过改变脊柱段的曲度调整椎管内压力。

腰椎管狭窄分为骨性狭窄和软组织性狭窄。骨性狭窄为骨组织相对空间距离变小形成的狭窄，存在关节突关节周围骨质增生、黄韧带和关节突关节周围韧带的钙化。硬性空间增加造成的神经通过空间变小是无缓和余地的，患者会出现持续的下肢麻、木，行走时明显加重，而炎症刺激神经的疼痛表现相对较少。骨性狭窄的形成与椎间盘变性压缩及椎间孔周围骨质增生有关。椎间距变小源于纤维环的破损，纤维环的破损与纤维环持续受到异常压力造成纤维环缺乏营养后坏死。纤维环异常压力与腰部软组织力学不均有关，早期的启动因素应属软组织损害。一旦骨性狭窄出现，就需要用扩大椎间孔直径、破坏椎管闭合空间或拉开椎体间距的方法治疗。

软组织性狭窄为腰脊柱段周围空间力学异常引起的症状，坐、卧、休息时可无任何症状，一旦行走，即出现间歇性跛行，并以下肢疼痛为主要表现，麻、木为伴随症状。适当弯腰或坐、卧休息片刻即可消除症状。软性狭窄的形成与腰脊柱曲度加大有关，没有椎间孔周围的骨质增生或骨质增生的程度较轻，改变腰脊柱的曲度后，椎管容积可迅速扩大，炎性软组织与神经距离加大，疼痛消失。腰椎曲度加大可源于腰骶后部、内收肌或臀旁侧的软组织损害，这些部位的软组织损害造成骨盆前旋转，启动腰脊柱的重心平衡代偿，腰曲反向纠正重心前屈增加。行走早期，机体通过健康肌肉代偿来维持腰椎曲度，行走一段时间后，代偿肌肉疲劳，腰脊柱曲度加大，椎管狭窄症状出现。休息时开大椎体间软性空间，症状立即消失。

随着腰部深层软组织损害的加重，关节突周围韧带代偿性增厚，腰部曲度得不到适度变化，行走时重力作用使腰脊柱曲度进一步增加，导致腰椎管狭窄症状的出现。此时，临床症状近似骨性腰椎管狭窄。

【诊断】

1. 临床诊断　腰椎管狭窄症以间歇性跛行结合影像学的椎管腔横径变小或椎间孔出口处横径变小做出临床诊断。前屈腰部为患者舒适体位。

在软组织损害诊疗中需鉴别骨性狭窄与软性狭窄。

骨性狭窄引起的症状不能通过软组织放松治疗缓解，其表现特点为间歇性跛行出现后，以麻木为主要表现，不能坚持继续行走，弯腰休息后，症状缓解慢，甚至不缓解。影像学显示关节突关节骨质增生、椎板内聚、黄韧带钙化等，需要手术治疗。

软性狭窄引起的症状通过软组织放松治疗可以缓解，其表现特点为间歇性跛行出现后，以疼痛为主，伴有不同程度的麻木，可以坚持继续行走，弯腰休息症状缓解快。影像学显示软组织占据空间较多，骨性结构变化不明显，腰脊柱段曲度明显增加。

腰椎管狭窄症需要与颈椎管狭窄鉴别，颈椎管狭窄可引起颈部以下的感觉和运动功能障碍，也可单纯引起下肢感觉或运动功能障碍。在腰椎影像学检查与临床症状不符时，需要做颈部影像学检查。

软性狭窄的临床症状可以通过系统的软组织治疗而康复。软组织损害部位的确定显得尤为重要。

2. 压痛点检查　软性狭窄的患者可以在腰骶后部、臀部、大腿根部、冈下三肌及足踝查得敏感压痛。

3. 传导痛检查　软性狭窄源于腰脊柱曲度增加，引起腰脊柱曲度增加的因素与骨盆前旋转造成的躯干重心前移有关。内收肌耻骨附着处及臀旁侧软组织损害缩短是引起腰脊柱曲度增加的重要因素，上述两处损害常引起腰骶部传导痛。

通过对检查到的软组织原发损害部位进行强推，能明显缓解临床症状的即可确立诊断。

第八节 L3 横突综合征

L3 横突为腰椎横突最长的一个，其上附着有腰方肌及胸腰筋膜中叶和前叶，前方为腰大肌肌间沟，有腰丛通过。在 L3 横突尖周围出现无菌性炎症时，刺激腰丛引起腰臀疼痛。因 L3 横突最长，在腰椎体运动时，横突尖的运动位移幅度最大，软组织损害机会增多。

其临床特点是远离后正中线的腰侧方疼痛，旋转运动时加重，伴有臀痛或臀腿痛，腿痛不过膝。有时出现大腿内侧痛或腹部疼痛。L3 横突尖按压，有高度敏感的压痛点或软组织增厚的结节。

【诊断】

1. 临床诊断 L3 横突尖强推后临床症状消失为诊断要点。由于人体运动存在代偿关系，在骨盆周围软组织损害时，腰椎的相对旋转运动角度和幅度都会明显增加，所以骨盆周围附着肌肉的损害都可能成为 L3 横突出现无菌性炎症的始动因素。

2. 压痛点检查 在臀部及大腿根部查找高度敏感的压痛，出现频率最高的是臀大肌-臀中肌交界处，其次为内收肌耻骨附着处。通过传导痛制约关系检查，找到对 L3 横突压痛有制约关系的点，针对能制约 L3 压痛的部位进行强推，完全缓解临床症状的视为原发损害部位。

如果臀部及大腿根部所有压痛部位均不能制约 L3 横突压痛的，则 L3 横突已经出现继发性损害，需要对这个部位进行康复治疗。

第九节 梨状肌综合征

梨状肌起于 S2－S4 前面，穿坐骨大孔，止于股骨大转子后侧的转子间窝。屈髋外展 30°为梨状肌最短体位。低位久坐造成梨状肌的过度拉伸或臀大肌-臀中肌交界处收缩无力，或过度拮抗股骨内旋，都是引起梨状肌过度应用的常见原因。

坐骨神经自梨状肌下孔穿出，有时部分神经束自梨状肌内部穿出，这一解剖特点可引起梨状肌无菌性炎症水肿后的坐骨神经刺激症状，出现以坐骨神经走行区域为主的臀腿疼痛，临床诊断为梨状肌综合征。其临床表现为凉冷或劳累后发病，自臀部坐骨神经投影区域到下肢的疼痛，也可为孤立的臀部疼痛。屈髋 90°以上或长距离行走时加重，微屈髋外展时减轻。

【诊断】

1. 临床诊断 腰、脊柱三种试验阴性。腰部叩击试验无疼痛。梨状肌牵拉试验阳性。

坐骨大切迹处高度敏感压痛，强推后可缓解临床症状。

2. 压痛点检查 梨状肌过度应用与股骨大转子的相对位置有关，臀内侧、臀后侧、臀旁侧或大腿根部都是引起梨状肌过度应用的直接原因。通过上述部位压痛检查，找到高度敏感的压痛部位，再进行压痛制约关系检查，如果能完全制约坐骨大切迹压痛，需进行压痛部位的强推验证，强推后临床症状完全消失的，即可进行针对性康复治疗。

如果出现臀部肌肉萎缩，可以明显触压到变硬的梨状肌，说明梨状肌损害已经进入黏弹性紧张期，需要针对坐骨切迹反复康复治疗。

第十节　髋关节弹响

髋关节弹响广义可以分为关节内弹响和关节外弹响。关节内弹响为股骨头在髋臼内运动时的瞬间卡顿弹跳，与髋关节周围肌肉力量不均衡或关节囊韧带张力异常有关。关节外弹响为各部位组织间的相互撞击引起，一般可分为髂胫束摩擦股骨大转子的弹响和小转子撞击坐骨结节的弹响。

股骨头在髋臼内的运动是滚动加滑动的过程，股骨头并非绝对圆球形，所以在滚动、滑动的过程中需要有比较固定的轨迹，固定轨迹的维持需要髋部周围软组织的协调。当髋部肌肉力量不均衡时，股骨头运动处于异常轨迹中，在某个节点会产生卡住后的快速滑过，即出现弹跳。长时间的关节内弹响可引起髋关节积液及软骨损伤。

髋关节周围肌肉力量不均衡一般有两种可能：一是髋关节周围肌肉出现慢性劳损，可在髋关节周围查得高度敏感的压痛部位。一是支配髋关节周围肌肉神经受到无菌性炎症刺激，引起肌肉异常兴奋，髋部肌肉压痛不明显，但存在明显肌紧张，可在腰骶后部、腰部深层、胸腰段、冈下三肌、大腿根部等找到敏感压痛，这些压痛部位的强推可放松髋部肌肉。

髋关节周围关节囊韧带张力异常使股骨头运动时形成滚动滑动的异常限制力，在某个节点上出现卡顿和弹跳。通过对髋部周围肌肉诊断筛选出韧带张力增加。

髂胫束摩擦股骨大转子是引起髋关节外弹响的常见原因，患者可感觉到髋外侧皮下的摩擦与跳动。检查者轻触股骨大转子位置，可以摸到患者屈、伸髋运动中髂胫束滑过股骨大转子上方的弹跳。一般认为，与髂胫束张力增高摩擦股骨大转子增多有关，对髂胫束进行放松拉伸。

股骨小转子与坐骨结节的撞击在行走过程中会有发生，内收肌的过度紧张，尤其是大收肌的紧张导致股骨小转子与坐骨结节距离明显缩短，出现撞击的情况。臀旁侧肌肉作为大腿内收拮抗肌，出现收缩速度下降或收缩无力时，对股骨小转子撞击坐骨结节有推波助澜的作用。内收肌群的损害、内收肌群支配神经的过度兴奋、臀旁侧软组织损害、臀上神经受压等都会成为股骨小转子撞击坐骨结节的重要原因。

髂腰肌摩擦髂耻粗隆产生髋关节运动过程中的不流利感觉，有学者将此列为髋关节弹响的一种情况，患者自己可以在腹股沟处摸到滑动的软组织，与骨盆水平旋转有关，通过对内收肌群、腹内/外斜肌、臀大肌的压痛检查，多可检查到明显压痛。

第十一节　缺血性股骨头坏死

股骨头为髋关节重要的运动连接结构，在下肢运动中起到重要的力学承托和扭转作用。

一、股骨头的血液供应

(1) 股骨头动脉供应股骨头的上 1/3，股骨头动脉来源于闭孔动脉，穿髋臼切迹进入股骨头顶部，其回流静脉与动脉伴行。闭孔动脉受腰脊柱段交感神经调节，当腰脊柱段曲度加大或脊神经后支受到无菌性炎症刺激时，闭孔动脉痉挛，影响股骨头动脉供血。股骨头回流静脉受软组织压力影响大，内收肌群的高张力挤压直接影响股骨头静脉回流。

(2) 关节囊动脉供应股骨头的下 2/3,关节囊动脉来源于旋股内侧动脉和旋股外侧动脉,部分血供来源于臀上动脉。关节囊动脉穿髂骨韧带股骨转子间线附着处进入关节囊,在股骨头基底部形成动脉环,供应股骨头,其回流静脉与动脉伴行。关节囊动脉受腰脊柱段交感神经调节,当腰脊柱段曲度加大或脊神经后支受到无菌性炎症刺激时,关节囊动脉痉挛,影响股骨头下 2/3 血液供应。关节囊动脉相关回流静脉受髂骨韧带张力影响大,因髋关节相对位置异常导致髂骨韧带张力增加的因素都会对股骨头的关节囊静脉回流产生影响。

(3) 骨滋养动脉供应股骨头的 1%,有股骨干内的滋养动脉向上分布于股骨头。对股骨头的整体血液供应影响微弱。

股骨头坏死早期表现出髋关节隐隐疼痛或膝关节疼痛,容易被忽视。随着影像学技术的进步,磁共振能发现早期的股骨头坏死。

二、股骨头坏死分期

(1) 0 期:活检结果符合坏死,其他检查正常。

(2) Ⅰ期:骨扫描或(和)MRI 异常。

- A(轻度):<15%。
- B(中度):15%~30%。
- C(重度):>30%。

此期病变处于早期,结果和形态无明显变化,血管过多区分,骨与骨髓均无变化。

(3) Ⅱ期:股骨头斑片密度不均、硬化与囊肿形成,X 线片骨质密度降低,X 线片或 CT 未见股骨头塌陷,磁共振与骨扫描异常,髋臼无改变。

- A(轻度):<15%。
- B(中度):15%~30%。
- C(重度):>30%。

此期可见坏死组织崩溃,而周围出现组织修复,坏死组织的形态改变更加明显,X 线片可见骨硬化现象。

(4) Ⅲ期:正、侧位片看到新月征。

- A:新月征长度<15%关节面或者塌陷<2 mm。
- B:新月征长度 15%~30%关节面或者塌陷 2~4 mm。
- C:新月征长度>30%关节面或者塌陷>4 mm。

此期 X 线片上可见不规则的致密影,骨密度减低区和增高区相间。

(5) Ⅳ期:关节面变扁、间隙狭窄、髋臼出现坏死硬化、囊形变和边缘骨赘。

【诊断】

1. 临床诊断 股骨头坏死的保守治疗以减少承重、介入治疗和持续性骨减压为主,配合补肾、健骨、活血。持续性骨减压能明显改善临床症状、降低股骨头坏死速度,说明股骨头坏死的原因与回流静脉功能障碍有关,介入治疗时的股骨头动脉造影显示通畅提示了这一点。

股骨头动脉供应区血液循环功能障碍出现股骨头坏死时,承重结构出现坏死,容易造成股骨头顶端皮质塌陷。关节囊动脉供应区血液循环功能障碍出现股骨头坏死时,承重结构没有受到影响,股骨头顶部皮质不会塌陷,容易出现股骨头压缩变扁。

Ⅱ期以内的股骨头坏死可以通过软组织放松治疗恢复正常。

Ⅲ期股骨头坏死在软组织放松治疗的同时进行减重训练，部分患者股骨头形态可恢复，多数患者能稳定病情至股骨头坏死修复，但形态不能恢复。

Ⅳ期股骨头坏死患者进行软组织放松治疗后可去掉疼痛症状，将病情稳定于此期，等待适合时间做股骨头置换。

2. 压痛点检查　股骨头坏死患者需进行系统的压痛检查，不能只关注股骨头局部或髋关节局部，有些患者的胸脊柱段、颈脊柱段软组织损害会影响股骨头微循环功能。

第十二节　膝关节滑膜炎

滑膜层覆盖关节内的肌腱、韧带和脂肪垫，不覆盖关节软骨和半月板。滑膜层分为滑膜衬里层和滑膜衬里下层。滑膜衬里层由A型滑膜细胞和B型滑膜细胞组成。A型滑膜细胞有巨噬细胞特征，而B型滑膜细胞归类为成纤维细胞。滑膜衬里层的细胞与细胞外透明质酸共同构成分子筛，使大分子物质不能进入关节腔。滑膜成纤维细胞是合成透明质酸和润滑素的重要结构。滑膜衬里下层主要由疏松结缔组织构成，分为蜂窝型、纤维型和脂肪型。

滑膜的血液供应由许多小血管提供，与骨膜和关节周围骨骼之间的动、静脉相互沟通。毛细血管前动脉和毛细血管后静脉是影响微循环的重要结构。毛细血管前动脉的弹性收缩减少滑膜的血液供应会导致滑液黏稠度增加，不利于关节面的相对运动。这种情况常见于滑膜交感神经的异常兴奋状态引起的动脉痉挛，可以追溯到整个脊柱前交感链的紧张状态。毛细血管后静脉因周围压力影响造成微循环淤血，滑液渗出增多同样影响关节功能。静脉回流压力很小，易受周围软组织压力影响，出现回流障碍。

滑膜的血液供应受物理因素影响很多，加热能增加通过滑膜毛细血管的血流量，运动同样能增加滑膜的血液供应，但关节腔清除小分子物质的能力会下降，导致关节腔内滑液不能迅速吸收。关节制动或关节腔内渗出对滑膜形成的压力能够压闭滑膜血管时，滑膜血液供应相对减少。

蜂窝型和脂肪型的滑膜衬里下层内存在丰富淋巴管，有利于组织液的回流。滑膜分布丰富的交感神经和感觉神经，交感神经调节血管张力，感觉神经通过感受器感受本体感觉和痛觉。滑液中的许多可溶性成分和蛋白质通过血管内皮的微孔离开滑膜微循环，先扩散进入细胞间隙，再进入关节腔。滑液部分程度上是血浆滤过液，淋巴系统有良好的清除功能。透明质酸和润滑素等成分则由滑膜衬里细胞加入和清除。

滑液的主要作用是关节面润滑，减少摩擦系数，其次是关节软骨的营养代谢。关节面相对摩擦力增加时，反馈引起滑液分泌增加，降低关节面的相对摩擦力。当关节面相对压力增加，少量滑液不能降低摩擦力时，关节腔内充斥大量滑液。滑膜渗透力的改变增加了分子筛的负荷，造成滑膜增厚甚至滑膜破坏，形成滑膜炎。

对于滑膜炎的康复，单纯的局部效果是有限的，需要找到引起关节摩擦力增加的因素，去掉这一因素，则滑膜会自行修复。

【诊断】

1. 临床诊断　膝关节滑膜炎主要表现为肿胀、疼痛及活动受限，急性滑膜炎可伴有皮温升高，慢性则皮温多数降低，有时伴有股四头肌萎缩。

2. 压痛点检查　膝关节滑膜炎涉及屈膝负重因素较多，主要检查髌下脂肪垫、胫骨后缘、大腿根部、臀旁侧、腰骶后部、腰部深层、胸腰段、冈下三肌、颈部深层肌压痛情况。针对压痛部位进行强推，如果膝关节疼痛症状能减轻的，即可作为康复治疗部位。

原发于膝关节局部软组织损害占膝关节疼痛患者的1/5，其他均为膝关节以外的问题所引起，所以针对膝关节局部的治疗效果并不稳定。

第十三节　膝关节退行性骨关节炎

膝关节退行性骨关节炎与膝关节的过度应用有关，出现膝关节相关骨骼改变，最常见为膝关节骨质增生，严重时可出现骨骼力线改变，临床中出现膝内翻或膝外翻的情况。

骨骼的变化受力的影响，成骨细胞活跃与力学刺激有关。成骨细胞在力学作用下产生形变，细胞膜的扭曲使离子通道开放，形成电刺激，增加骨纤维生成。所以，骨是沿着力的方向生长的。膝关节出现骨质增生与膝关节骨骼对位异常时的承重有关。

自然站立位时，下肢处于适度外旋状态，双脚开立形成20°～30°夹角，双脚及其所夹的范围形成最大扇形面积，有利于站立支持面的稳定。从骨盆与下肢连接的肌肉附着来看，下肢相对于骨盆的外旋力量明显大于内旋力量。

膝内翻与下肢外旋转力量异常有关。当骨盆周围的软组织损害引起骨盆的重心平衡调节，会造成骨盆周围与下肢连接的肌肉的整体紧张，下肢相对于骨盆外旋转，足随之外旋，足底支持面下降，前足支持范围减小。外旋转的下肢引起膝关节外展角维持的股二头肌长头、跖肌的附着点相对位移，控制外展角能力下降。外旋转的下肢牵拉髋关节韧带中的髂股韧带，髂股韧带为限制骨盆后旋转的结构，受到牵拉后，引起骨盆前旋转，进一步影响躯干重心前移，加之前足支持面的缩小，人体的稳定性下降。为了保证重心稳定，膝关节屈曲纠正重心就成为重要的代偿机制。外旋的下肢加之屈曲的膝关节，会使外翻角的控制力进一步下降，膝关节内翻顺势形成，即出现O型腿。膝内翻的出现使膝关节内侧半月板压力明显增加，在屈膝状态下，膝关节内侧半月板后角作为承重部分，很快发生损伤、撕裂，以至于研磨殆尽，出现膝关节内侧间隙变小或关节软骨磨损的情况。

膝外翻表现为下肢外翻角的变小，与下肢内旋转有关。跗骨窦损害时，脂肪组织水肿后占据空间增加，出现距骨前移的胫骨内旋、前倾影响股骨的空间位置。胫股关节伸直时的相对旋转角度较小，当胫骨内旋转时，股骨随之发生内旋转，带动整个下肢发生内旋转。内旋转的下肢使股二头肌长头和跖肌被动拉长，对膝关节外翻角的控制力增加，胫股关节的力量传递集中于膝外侧。出现外侧半月板的磨损，外侧膝关节间隙变窄，形成膝外翻，即X型腿。膝外翻开始出现时，膝关节内侧副韧带拉伸，出现膝内侧疼痛。由于膝关节内侧副韧带在膝关节蹲起的过程中逐渐变紧张，所以膝外翻的患者往往会有蹲起膝内侧痛。跗骨窦的损害可以是过度应用的损害，也可以是骨盆周围肌肉损伤的继发改变。

膝关节退行性骨关节炎以膝关节急、慢性疼痛为主，伴发膝关节形态改变。当软组织无菌性炎症去除后，仅表现为膝关节形变而没有临床症状。

膝关节退行性骨关节炎的软组织康复以局部治疗同时结合全身系统为主。需要进行全身压痛的评价，进行软组织原发、继发制约关系检查，找到原发损害部位，进行强推能缓解膝关节疼痛的部位即可作为康复治疗的部位。

第十四节 跟 腱 炎

跟腱炎为跟腱反复过度拉伸劳损形成的退行性病变，主要表现为跟腱肿胀、疼痛、僵化，活动后加重。

跟腱为腓肠肌、比目鱼肌、跖肌的共同止点，其前方有滑囊和脂肪垫，起到踝跖屈的力学传递作用。跟腱表面有筋膜覆盖，其动脉血液供应及静脉回流均在筋膜层中走行，受筋膜张力影响较大。当小腿后筋膜张力增加时，静脉回流受到影响，跟腱水肿随之发生。

小腿筋膜张力增加与小腿三头肌过度应用有关，过度的蹬踏运动造成小腿局部过度应用，屈膝承重是引起小腿三头肌持续承重的重要因素，由此展开对小腿三头肌过度应用的查找。

【诊断】

1. 压痛点检查 跟腱炎需检查跟腱前脂肪垫、小腿后侧、胫骨内后缘、髌下脂肪垫、大腿根部、臀旁侧、腰骶后部、胸腰段、项平面等压痛部位。

2. 传导痛检查 在进行各压痛部位传导痛制约关系检查时，存在明显制约关系的，进行强推验证诊断准确性；无明显制约关系的，先从跟腱周围做相应康复治疗。如果跟腱存在明显肿胀的，不适合跟腱局部康复治疗，可以先从小腿后侧康复开始。

第十五节 跟 痛 症

跟底痛为常见性疾病，多数患者以跟底前侧痛为主诉就诊，少数患者表现为跟底内侧痛、跟底外侧痛或跟底后侧痛。每个部分的成因不太一样，存在着机体重心偏移的平衡调节和神经分布区的感觉过敏。跟底前侧痛多伴随跟底骨质增生，与机体重心前移造成的单足前足承重增多有关。涉及小腿前倾、骨盆前旋、胸曲加大和头前移动作的影响。这些部位的骨关节空间结构的改变，引起单足承重重心前移，使足底纵弓及横弓的维持结构过度应用。尤其跖腱膜限制作用的应用，不仅牵拉其附着的跟骨产生骨质增生，而且使附着处软组织水肿，出现无菌性炎症刺激性疼痛。

（一）小腿前倾

（1）小腿前倾与跗骨窦脂肪、踝后脂肪垫、髌下脂肪垫损害有关。

跗骨窦损害引起的疼痛性避让，距骨向后移动、踝内翻使跗骨窦既有空间增加，又能减少承重，出现小腿前内侧倾斜，在跖腱膜拉紧的同时，足底方肌牵拉趾长屈肌腱应用增多，跟底痛多发生在足跟前内侧或足心部位。

（2）踝后脂肪垫损害引起的疼痛性避让，出现踝轻度背屈以增加踝后脂肪垫所占空间，小腿正前方倾斜，前足承重分力增加，跖腱膜牵拉增多，附着处出现无菌性炎症水肿，刺激游离神经末梢，表现以足跟正前方疼痛显著。

（3）髌下脂肪垫损害引起疼痛性避让，站立位或行走过程中膝关节微屈承重增加，导致躯干重心轻度后移，踝背屈以纠正膝关节微屈引起的躯干重心后移，出现与踝后脂肪垫损害症状相同。

这些部位损害的共同特点都是走路后减轻。脂肪垫为人体运动的力学缓冲部分。在运动过程中，反复的缓冲应用使水肿的脂肪垫内的水被逐渐挤压出去，脂肪垫恢复原有大小，运动中的骨骼位置恢复正常，足底承重的异常分力消失，疼痛缓解。如出现无规律的持续疼痛，则可能存在跟骨内水肿高压的情况。

（二）骨盆前旋

骨盆前旋与内收肌、臀旁侧、腰骶后部软组织损害有关。上述部位损害造成站立位或行走过程中骨盆前旋，双侧的内收肌或臀旁侧损害表现为双侧足跟痛，单侧损害则以单侧足跟痛为主要表现。腰骶后部软组织损害，腰椎曲度加大，骨盆前旋转，躯干重心改变，屈膝纠正重心，足底重心前移，跟底痛出现。单纯骨盆前旋造成的重心改变引发的足跟痛表现为运动后加重，休息后减轻。休息后，未发生损害的肌肉收缩拮抗损害的肌肉，使人体重心稳定，不会出现过多前足承重情况。运动后，肌肉逐渐疲劳，不能拮抗损害的肌肉，人体重心发生改变，前足承重增多，足跟痛出现。

（三）胸椎曲度加大与头前移

胸脊柱段深层软组织损害刺激游离神经末梢，关节突关节的关节面相对离开，导致胸脊柱段曲度增加，胸以上重心前移，对于足底筋膜同样有牵拉作用，只是所分重力不太多，这种跟痛往往较轻。

颈部深层损害刺激游离神经末梢，关节突关节的关节面相对离开，导致头前移，可通过胸椎代偿或直接引起足跟痛。颈部深层损害间接引起了头前移的动作。头颈部软组织损害引起运动中头部平衡纠正功能障碍，足踝调节纠正平衡增多，足跟痛出现。冈下三肌损害或上胸段软组织损害可能是颈部深层损害的潜在因素。

（四）神经分布区敏感

（1）跟底内侧痛与外踝、跗骨窦损害及隐神经敏感有关。外踝因扭伤或运动模式的改变出现累积伤，出现疼痛性避让，足跟内侧压力增高，出现跟底内侧痛。

（2）内收肌存在损害时，走路的下肢内收动作增加，外踝冲击地面增多。跗骨窦损害与外踝损害存在相同的致痛因素。隐神经敏感源于隐神经的发出、走行、分布区域的软组织损害刺激及同根神经受到刺激的反射。隐神经源于股神经，自 L1 - L2 发出，走行毗邻腰大肌，下行穿收肌管，分布于足踝内侧，为感觉神经。胸腰段软组织损害的直接刺激及脊神经后支的同根反射可引起跟底内侧痛。

（3）胸腰段软组织损害与腰骶后部及冈下三肌损害有关。

（4）冈下三肌损害引起背阔肌的肩部平衡代偿，背阔肌牵拉肩外侧使肩外侧向后下移动，产生躯干相对旋转。由于背阔肌连接胸腰筋膜，其旋转部位发生于胸腰段，产生胸腰段关节突研磨增多，发生炎症，刺激脊神经后支，反馈引起隐神经分布区疼痛。

（5）骨盆前旋转与臀大-臀中交界深层、内收肌损害有关。臀大-臀中交界深层损害引起浅层肌避让放松，臀大肌放松，控制骨盆力量减弱，骨盆前旋转。内收肌损害直接引起骨盆前旋转。

（6）跟底外侧痛与内踝损害及腓肠神经敏感有关。腓肠神经源于腓总神经发出的腓肠内侧皮神经和胫神经发出的腓肠外侧皮神经汇合而成，分布于小腿后侧，小腿浅层损害与跗骨窦脂肪、踝后脂肪垫、髌下脂肪垫损害的小腿前倾有关。小腿三头肌控制踝背屈的应用劳损及小腿后侧筋膜被动牵拉刺激腓肠神经。臀深层损害刺激坐骨神经，引起臀腿、足跟痛。

（7）跟底后侧痛与躯干重心后移有关。重心后移可以是姿势性的，如穿高跟鞋引起的重心前移的过度纠正。多数重心后移与骨盆后旋转有关，涉及臀大肌、腹外斜肌对骨盆的作用。腹外斜肌与前锯肌在侧肋部形成锁扣连接，颈深层损害与头颈后伸肌群的张力增高有关。项平面损害时，头不能良好后伸，下颈段后伸代偿，出现下颈段深层压力增加。

第六章

运动系统功能康复拉伸技术

通过本章运动系统康复拉伸技术的学习，我们将了解到拉伸的适应证和禁忌证，如何设定拉伸目标、制订拉伸计划，有哪些具体操作方法与技巧，全面了解、实施拉伸技术康复治疗的相关知识和方法，使康复拉伸治疗计划更科学、安全、有效。

第一节　人体姿势中立位的建立和校正

日常生活中人体姿态和运动模式的学习称为姿态教育，是“人体驾驶证”的必修课，是必须学习和掌握的重要知识。

中立位标准姿势是相对比较合理使用人体运动系统的技术，而非绝对。因为人体结构左、右两侧不是先天对称的，另外，人与人还有先天的差异，没有绝对的标准。只要按照相对标准使用人体运动系统，就能减少不当使用而出现的各种疼痛。

人体是一种高级动物，进化出超强的适应能力，身体具有很强的代偿功能。例如，当身体需要做出暂时向一侧倾斜的动作时，代偿的功能部位能暂时承担更多的拉力和压力。短时间的姿态不正确对身体不会产生明显的影响。

中立位是指站立时身体骨骼相对中正对称的状态，除了直立位，还有俯身、仰卧、侧卧等各种中立位。人在中立位时，身体的结构排列有序，重力和压力整体均匀分布，机体不断调节空间与重心，用最小耗能克服重心和阻力，保持骨骼的最佳位置。优点是耗能最小、稳定性最好、运动功能更强和生理功能最佳（图 6-1-1）。

人体姿势的中立位建立

（1）侧面观：耳垂、肩峰、大转子、膝、踝，上下一条垂线。

（2）五线平行：左、右两侧的耳、肩、髋、膝、踝相对水平。

（3）头部收下颌，头顶向上延展。

（4）人体整体重心在两脚之间（前后、左右的正中间）。

（5）足底的 3 个支撑压力点均匀受力。

人体从正到歪，再从歪调至相对中正的过程有：从无意识错误到有意识错误，从有意识正确到无意识正确。

（1）无意识错误：是指身体存在的姿态问题自己不知道，而是看到自己拍的照片发现头歪了，是有意识的认识错误，或者经专业人士的评估讲解知道的姿态问题。

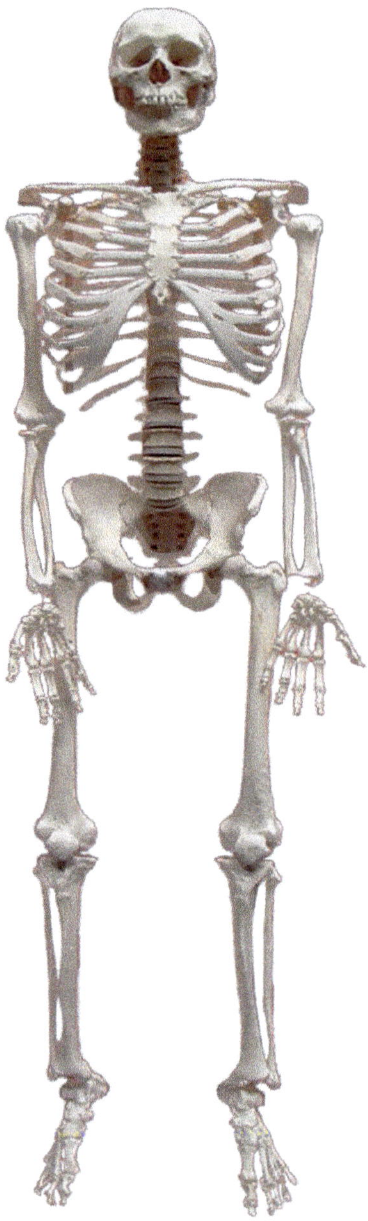

▲ 图 6-1-1　中立位姿势的示意图

(2) 有意识的正确：是经过专业的学习和调整，能在自我刻意控制下调到中立位。有意识的正确前提条件必须是知道中立位的标准，同时具备所需要的能力才能做到。

(3) 无意识正确：是经过长时间的校正练习，身体对中立位的记忆塑形并产生习惯。

注意：先天骨骼发育畸形的人除外，此类人群个体骨关节有适应性对位，改变反而会适得其反。

一、坐姿

坐姿遵循以上中立位的标准，侧面和前面观，头后、上背后最凸点、臀部，从上到下一条直线，屈髋、屈膝 90°。

肌肉在静态收缩时，时间越长，肌肉耗氧越大，对肌肉的损害也就越大，日常要尽可能避免久坐或久站(图 6-1-2 和图 6-1-3)。

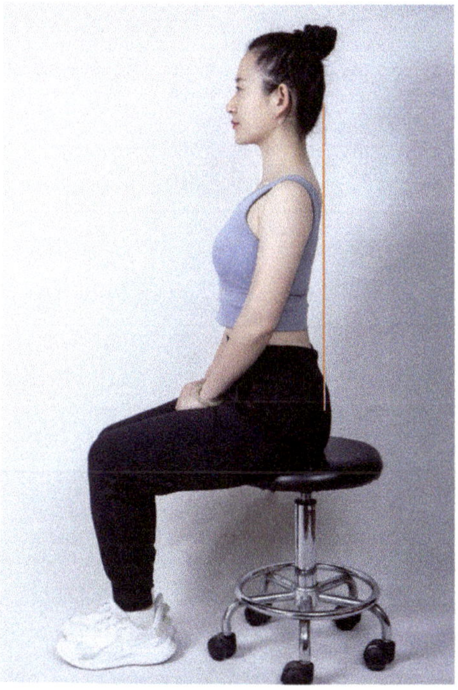

▲ 图 6-1-2　标准坐姿侧面观示意图

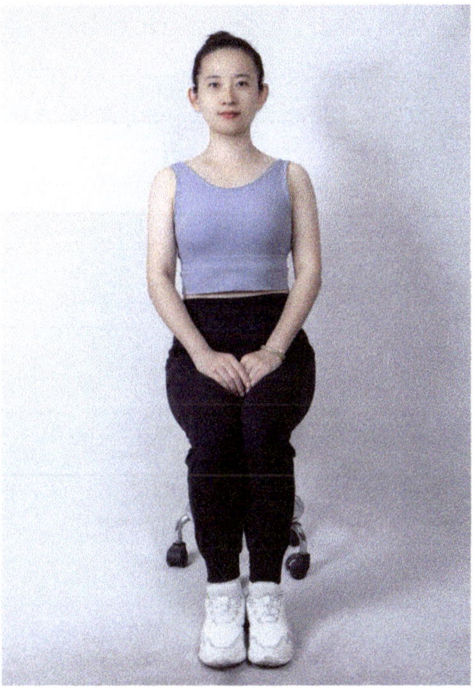

▲ 图 6-1-3　标准坐姿正面观示意图

二、标准站立姿势

站姿是生活常用的姿势，按照中立位要求标准站立(图 6-1-4 和图 6-1-5)。

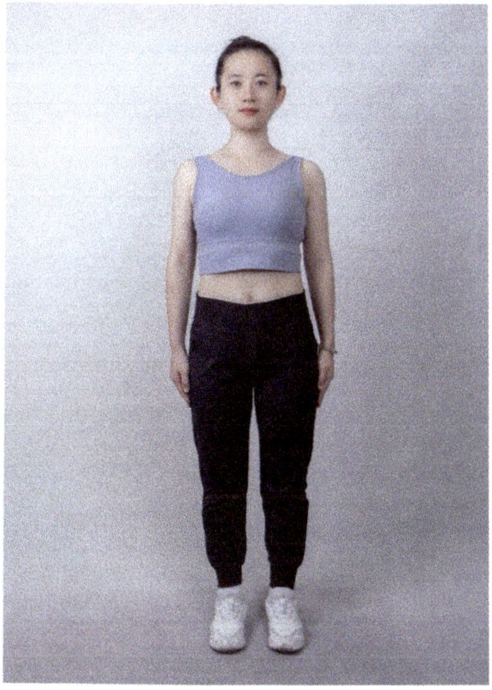

▲ 图 6-1-4　站立姿势正面观示意图

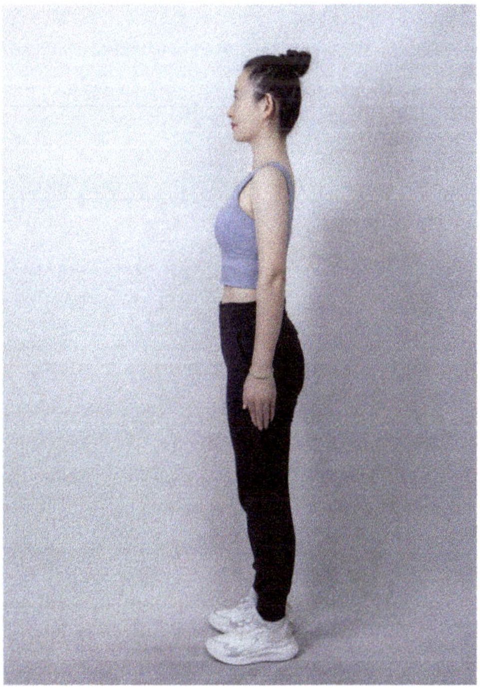

▲ 图 6-1-5　站立姿势侧面观示意图

三、蹲姿

下蹲是生活中常用的下肢功能。随着现代化的生活方式，体力活动减少、久坐、坐便代替蹲便等原因导致蹲姿用得越来越少，下蹲功能严重退化。

下蹲动作用到髋、膝、踝的下肢联动功能，当任意关节部位受损和受限，都将影响深蹲姿势和下蹲功能（图 6-1-6 和图 6-1-7）。

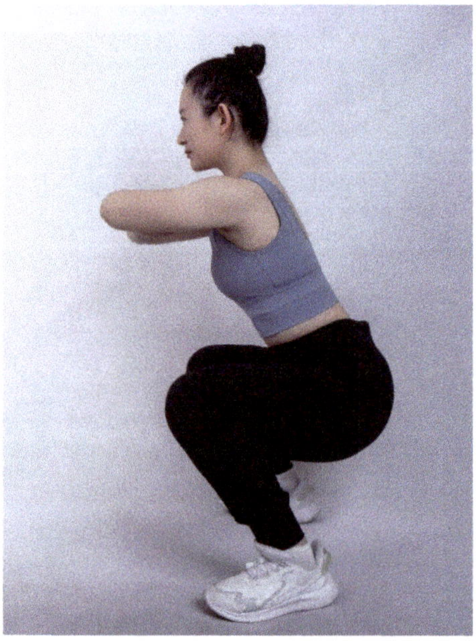

▲ 图 6-1-6 蹲姿侧面观示意图

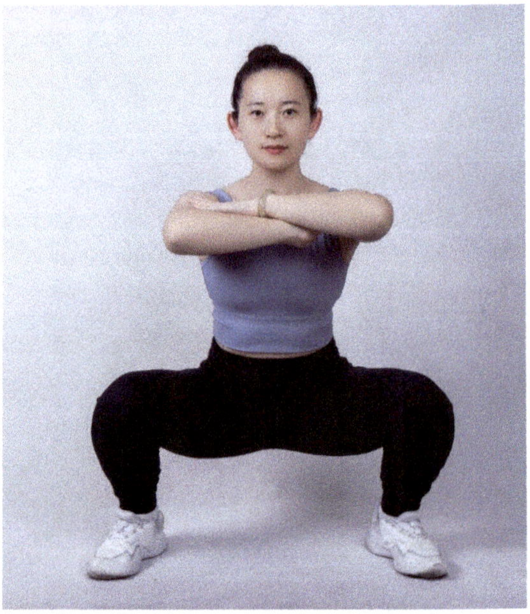

▲ 图 6-1-7 蹲姿正面观示意图

四、下蹲的方法

（1）下蹲前，双足在一条平行线上，与肩同宽。

两足之间的宽度太窄或太宽的蹲姿使用极少，难度较大，在生活中建议大家使用中距（同肩宽）下蹲较好。

（2）双足尖向外摆位 30°，身体左右对称。

（3）下蹲时像坐凳子一样，臀部向后坐，膝关节朝向脚尖方向往前外移动，不要出现膝内扣和外展，收紧核心，腰背挺直。

（4）起身过程保持身体中正，靠双足、双臀、双腿同时发力起身。

第二节 运动损伤康复拉伸技术

运动系统软组织筋膜框架结构有韧带、肌腱、肌筋膜、滑膜，而肌肉是运动系统的动力结构，通过对这些结构康复拉伸和力量训练来提高运动系统功能及人体平衡控制能力。明确运动系统损伤部位后，实施被动拉伸治疗时需要制订适当的拉伸治疗方案，选择和实施合理的拉伸治疗及对治疗效果进行评估。

拉伸可以提高软组织弹性，降低组织内压，促进微循环，加快身体对软组织损害部位炎症的消除及促进软组织损伤的自我修复。抗阻力拉伸促进新生细胞合成及组织恢复，并可拉长缩短的肌纤维，增加关节运动范围及肌肉控制能力。积极的肌肉收缩使关节周围筋膜组织形成螺旋和解旋，促进机体深层细胞和体液的流动交换，消除滞留炎症物质，重新氧化及清除代谢物，阻止了成纤维细胞分化造成的肌筋膜挛缩。

拉伸肌肉、筋膜启动肌肉牵张反射，从肌梭感受器向脊髓后角传递的冲动信号增加，脊髓前角神经冲动信息的运动冲动传递到脊髓前角支配的肌肉纤维，产生一种保护性的张力来抵抗拉伸。保持几秒后，高尔基肌腱感受器感觉张力增加，高尔基感受器又将神经冲动信号传递给脊髓后角神经细胞。

利用骨骼杠杆，以关节为支点，对目标肌肉、肌筋膜的起点与止点反方向伸展，使拉伸目标肌肉、肌筋膜纤维长度拉长，收缩与反收缩抗阻力技术，肌肉等长收缩，使肌梭活动暂时停止，舒缓肌紧张，放松肌筋膜，这些冲动信号对前角细胞增加的运动刺激有抑制作用，使肌肉筋膜放松（图 6－2－1）。

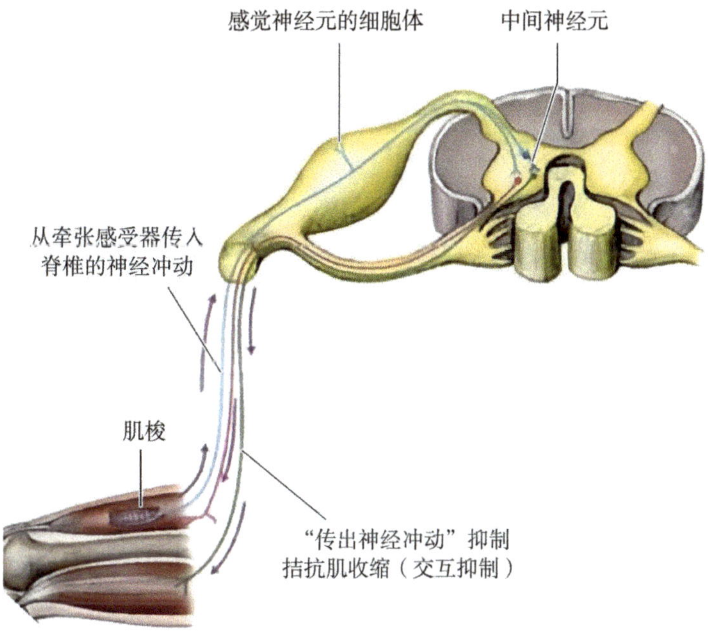

▲ 图 6－2－1　康复拉伸技术神经传导控制示意图

交互抑制发生时，肌张力的降低有依赖于拮抗肌的收缩抑制，当主动肌的运动神经元接收到传入通路的兴奋性冲动时，拮抗肌的运动神经元便接收到抑制性冲动，阻止其收缩。因此，主动的肌肉收缩或被动拉伸会引起拮抗肌的放松或抑制。

通过以上两种机制完成被动和主动拉伸操作，以被动拉伸为例：

（1）将患者肢体移动至感受到阻力的体位，这个点被称为限制点或束缚点。

（2）嘱患者进行等长收缩抗阻力运动，即用 10％～20％的肌肉力量抵抗治疗师施加的阻力。

（3）如果应用等长收缩，患者应使用主动肌进行对抗收缩。

（4）如果使用交互抑制，则要求患者用 10％～20％的肌肉力量收缩拮抗肌，从而使反作用肌肉群（主动肌）产生松弛效应。

（5）嘱患者缓慢地等长收缩，持续 10～20 秒，注意避免治疗区域疼痛、抖动表现。收缩 10～20 秒启动高尔基感受器，并影响肌梭的内部纤维抑制肌梭，降低肌肉张力。

（6）患者收缩肌肉的过程中没有疼痛、不适或紧张感。

(7) 嘱患者通过深呼吸完成放松，患者呼气时，治疗师顺势将特定的关节带到一个新的空间位置，使关节活动范围恢复。

(8) 等长收缩会引发一个15～30秒的放松期，这个阶段是将结缔组织拉伸到新长度的最佳时期。

(9) 重复3～4次，保持最后的姿势25～30秒(图6-2-2)。

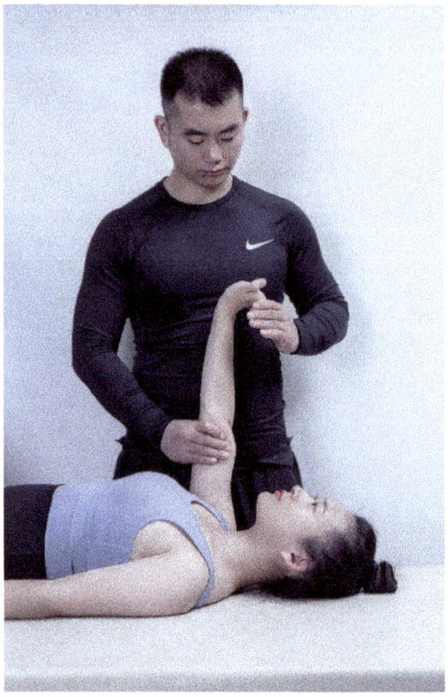

▲ 图6-2-2　前臂屈肌抗阻被动拉伸示意图

限制点：是治疗师触诊时感觉到受限制的拉伸部位，当受限的区域被治疗师轻轻带入患者能感知到限制的体位，这个感知到的限制体位不是拉伸的位置，而是被动拉伸前的位置。

在被动拉伸过程中，限制点或稍短于限制点的位置是首选，被动拉伸是一种温和缓慢的拉伸方式，选择治疗在肌肉筋膜缩短的早期和肌痉挛期的患者。

(一) 康复技术的拉伸分类

康复技术的拉伸分类可分为主动拉伸和被动拉伸2种。

主动拉伸，顾名思义，是根据各肌肉群相关动作和要领自主完成的拉伸方式。被动拉伸是由治疗师或者操作者帮助患者进行的拉伸方式。

(二) 康复技术的拉伸形式

康复技术按拉伸形式可分为动态拉伸和静态拉伸。

静态拉伸是把肌肉拉伸到目标长度后保持一定时间(30秒)的拉伸技术，此类方法有助于提高软组织的伸展性。动态拉伸是在拉伸的过程中可以主动或被动地通过逐步增大拉伸程度来强化肌筋膜柔韧性的一种拉伸形式，而非在单一的拉伸目标位置维持。拉伸的变式很多，本章主要介绍常用的两种康复拉伸技术，即主动拉伸和被动拉伸。

一、主动拉伸和被动拉伸的区别

被动拉伸是需要依靠专业人士帮助实施完成的。本方法适合不能自主完成拉伸动作或身体较弱的人群。优点是针对性强，身体在放松状态下更有利于软组织伸展性，避免拉伤。

主动拉伸比被动拉伸对身体强化的功能更多。例如，自主意识下的神经感知能力和整体协调控制能力，动力系统的离心、向心和等长收缩功能及限制性结构(韧带)的软组织韧性和稳定能力，还有动作模式等。对患者的康复效果好，对亚健康和健康人群在预防相关疾病方面起到很好的作用。

主动拉伸优点是在认识了解身体结构功能的基础上，利用正确的关节运动模式进行自主完成，拉伸的效果和对身体强化的功能较多，更加安全。在实施拉伸计划中，主动拉伸和被动拉伸可以单独使用，也可以混合使用，这要根据制订拉伸方案的目的而定。当遇到肌肉关节灵活度较差、软组织痉挛和挛缩期，可以先利用被动拉伸来恢复软组织的弹性和提高关节的活动功能之后，再进行主动拉伸的训练。

(一) 康复拉伸治疗的适应证

(1) 运动损伤：小腿肌肉、腘绳肌、腹股沟、肩袖、腰部。

(2) 肌肉痉挛表现：小腿肌肉、腘绳肌。

(3) 肌肉僵硬：小腿肌、腘绳肌、大腿内收肌、股四头肌、髋屈肌、肩部肌肉、颈部肌肉、胸部肌肉。

(4) 关节活动受限：髋、膝、踝、肩、肘、腕、颈、胸、腰椎。

(5) 腱鞘炎：跟腱炎、外上髁炎、内上髁炎。

(6) 筋膜挛缩：足底筋膜炎、髂胫束综合征(跑步膝)。

(二) 康复拉伸治疗的禁忌证

(1) 急性损伤、近期骨折、韧带撕裂或肌腱拉伤、烧伤。

(2) 血肿。

(3) 椎动脉血管疾病、椎管内占位病变。

(4) 骨质疏松或骨折的风险，恶性肿瘤。

(5) 骨骼或关节活动受限(强直性脊椎炎、关节融合手术)。

(6) 当拉伸治疗会延缓损伤的恢复时。

(7) 当进行主动或被动拉伸引起疼痛时。

(8) 如果对拉伸治疗禁忌、有疑问时，咨询患者的主诊医师。

例如，腕关节扭伤的患者，虽然严格禁止在受伤的腕关节被动拉伸，但依然可以对其他部位进行拉伸。虽然在某些情况下拉伸并没有任何禁忌证，但实施拉伸时还需要谨慎。

(三) 需要格外注意拉伸方式的情况

(1) 实施被动拉伸时，患者不能够提供任何身体感知反馈。

(2) 被动拉伸时，患者的皮肤过度敏感或脆弱。

(3) 紧张或焦虑者，对身体接触容易产生情绪反应的患者。

(4) 长期使用类固醇药物的患者，被动拉伸时防止骨质疏松。

(5) 关节松弛的患者拉伸治疗时需要注意。

(6) 对孕妇采用拉伸治疗时(无论是主动还是被动拉伸)。

(四) 对老年人实施拉伸治疗的建议

(1) 骨质疏松症：避免拉伸时给实施过大的压力和拉力。

(2) 骨关节炎：不要对承重关节进行拉伸，避免引起疼痛。

(3) 拉伸治疗维持和增加关节活动幅度要减小。

(4) 关节软组织延展性下降：实施治疗时相应缓慢。

(5) 感知和平衡能力下降：选择低重心的姿势进行主动拉伸，建议借助栏杆、桌子等物体以维持身体稳定。

二、主动和被动拉伸前的诊断及拉伸计划

（一）拉伸治疗计划的制订流程

（1）拉伸治疗目的。

（2）诊断及评估（排除禁忌证）。

（3）拉伸治疗的目标肌群。

（4）确定拉伸环境和拉伸方式。

（5）拉伸治疗计划周期（拉伸部位、频率、每次时长）。

（6）单次拉伸具体计划（动作、拉伸方法、时间）。

（7）注意事项。

（8）记录、总结效果。

（二）诊断与评估

（1）了解患者遇到的问题和性质。

（2）根据患者基本情况，了解评估风险和排除禁忌证。

（3）了解该患者的运动能力。

（4）确定拉伸治疗计划，便于确定拉伸方式和拉伸时间。

（三）确定拉伸治疗目标

拉伸治疗目标的建立便于使拉伸计划有效进行，对拉伸治疗的周期和频次的量化设定更具体。但拉伸治疗目标的设定一定要遵循安全性和可行性原则，主要受个人的拉伸速率（同时间内拉伸治疗的进度量）、拉伸强度和量化影响。肌肉的伸展性遵循人体适应能力——用进废退的规律，如该肌肉当下伸展性是 10，那我们一直在 0～5 使用，那么它就会缩到 5，有肌筋膜的适应性缩短表现。要想保持和提升肌肉伸展性，就需要经常使用主动拉伸技术，进行柔韧性的开发，需要经历提升阶段、定型阶段，而定型阶段就是肌肉筋膜的伸展度达到预期之后保持一定时间，建议 3 个月。

例如，改善肩关节僵硬的康复拉伸治疗目标设定，从最初的主动肩关节屈曲 90°达到 160°，周期 3 个月。

（1）频率：5～6 天康复拉伸治疗 2 次。

（2）拉伸强度：0～5 级中至 2～3 级。

（3）方法：被动拉伸，一次 30～60 秒，组间休息 5～10 秒。

（4）单次拉伸量：单部位建议 10～20 分钟。单次总时长和单部位的拉伸量可根据被实施者的体力、承受能力、拉伸速率来适当调整。单次总时间建议 30～60 分钟。

（四）确定康复拉伸治疗的环境和拉伸方式

1. 拉伸环境 家、康复室、瑜伽馆、工作室，自主拉伸建议优选通风好、空旷、地面防滑较好、相对较安静的地方。被动拉伸通常会在专业的康复室、健身馆、治疗室。

2. 康复拉伸方式和方法的选择 拉伸方式是选择被动还是主动拉伸，主要考虑被实施者距离康复室的距离、时间、问题的严重性、想改善的速度。在制订拉伸治疗方案中和实施拉伸治疗时会根据实施者的意图及被实施者的情况来定，通常是被动和主动都选择。方法是采用静态还是动态拉伸，主要根据拉伸治疗目的来定。动态拉伸一般运动员较多采用，训练前用于提高运动表现。对于想通过拉伸来改善身体僵硬、活动功能、放松身心和帮助调理体态的人群，建议多采用静态被动拉伸方法。

3. 拉伸治疗的体位选择 被动拉伸治疗需要在相对放松状态下进行，要选择相对放松舒适的体位进行康复拉伸，多数选择俯卧或仰卧位。

4. 操作前还需注意事项

(1) 温度:软组织热胀冷缩,选择在适合温度较高一点的环境中进行。

(2) 拉伸治疗需明确拉伸部位的解剖结构,从浅层向深层推进。

(3) 首先对浅层紧张的肌筋膜进行拉伸,拉伸后逐渐向深层渗透。

第三节　运动损伤康复被动拉伸技术

一、颈部肌群被动拉伸技术

(一) 颈部功能

前屈、后伸 35°～45°、左右侧屈 45°、左右旋转 60°～80°。

(二) 颈部后伸肌群被动拉伸

(1) 主要拉伸的肌肉筋膜为颈伸肌群。

(2) 可以改善低头受限、颈椎僵硬、颈肌筋膜疼痛。

(3) 颈部后伸肌群被动拉伸方法:以拉伸左侧为例,患者采取坐姿位,治疗师直立于患者身后,治疗师利用左肘(左手旋前使小臂屈肌向下,用小臂软面接触固定点)由上前向后下固定患者左侧肩胛骨上内侧。嘱患者自主收下颌低头实施拉伸颈后肌群。观察患者低头角度,小于 45°说明存在颈部后群紧张和低头受限的问题。治疗师利用右手掌根放置患者枕骨后侧粗隆向前下进行加强式缓慢施加压力进行被动拉伸,患者感觉无疼痛且有拉伸感,一组 20～30 秒,1～3 组即可。针对侧前低头功能的强化,进行向右侧缓慢施加压力,加强侧屈被动拉伸治疗(图 6-3-1)。

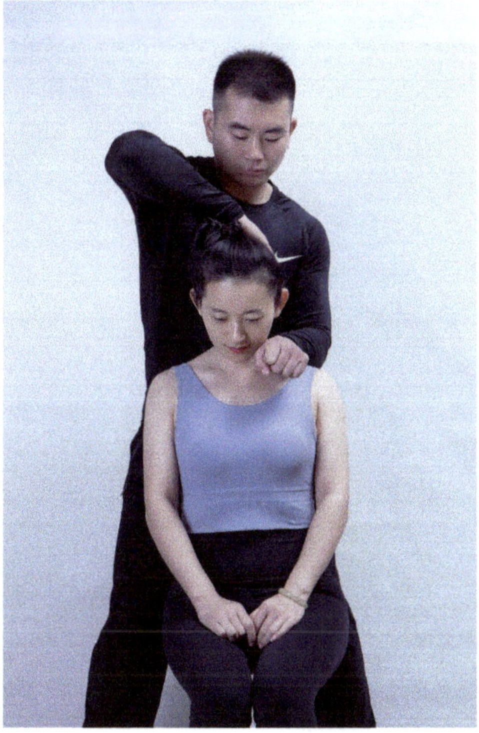

▲ 图 6-3-1　颈部后伸肌群被动拉伸方法示意图

以颈部左后侧肌肉群被动拉伸为例,治疗师左肘固定患者左侧肩胛骨上外侧,嘱患者头部向右旋转45°之后收下颌低头进行拉伸。治疗师利用右手掌根放置患者后枕部向前下缓慢施加压力,使患者头后向右前下进行拉伸,患者感觉无疼痛且有拉伸感,一组20～30秒,1～3组即可。此方法可以强化患者多角度颈椎功能,还能有效缓解肩颈僵硬,改善颈椎周围微循环(图6-3-2)。

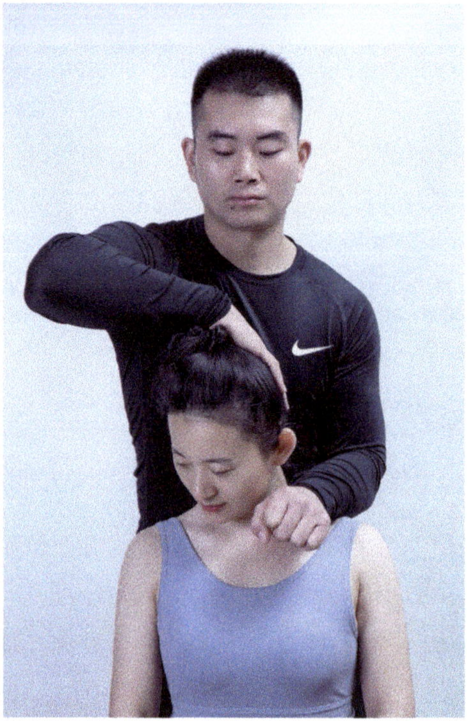

▲ 图6-3-2　颈后伸肌群被动拉伸方法示意图

优化版被动拉伸治疗前可先辅助进行浅层筋膜放松,可帮助拉伸较深层的肌肉和筋膜,提高整体拉伸治疗效果。以左侧为例,患者坐姿,治疗师站于患者后方,用手掌固定患者前额不动,左手掌根从患者头后左侧上项线开始至胸椎段点推4～5次,再实施拉伸。

(三) 颈部前肌群被动拉伸技术

(1) 主要拉伸肌群有颈前肌群、浅层筋膜。

(2) 可以改善短脖子、颈椎僵硬,缓解颈肩疲劳感。

(3) 操作注意:部分患者因驼背、颈曲变直或反弓等导致后仰时椎体卡顿和压力大。在拉伸过程中需要柔缓,遇到不适,立刻停止。

(4) 颈部前肌群被动拉伸方法:患者采取坐姿位,治疗师直立患者背后,利用左或右手小鱼际置于患者两侧胸锁关节处固定颈前浅层皮肤和筋膜(女士需让本人用手垫附)。嘱患者下颌咬紧后向上后延伸(使下颚用力向天抬起)。治疗师利用另一手掌拖着患者下颌下缓慢向上提拉进行拉伸,患者感觉无疼痛且有拉伸感,一组20～30秒,1～3组即可(图6-3-3)。

(5) 颈前左侧拉伸治疗,治疗师用左手大鱼际置于患者左胸锁骨固定浅层软组织,嘱患者头向上后延伸至阻力点(拉伸位),在此基础上逐渐右后旋转,此时颈前左侧软组织有明显的拉伸感且无疼痛,头向对侧旋转幅度越大,拉伸区越靠近颈左侧。治疗师利用右手掌根置于患者左侧下颌骨下,向右上后缓慢持续施加拉力进行拉伸,一组20～30秒,1～3组即可。

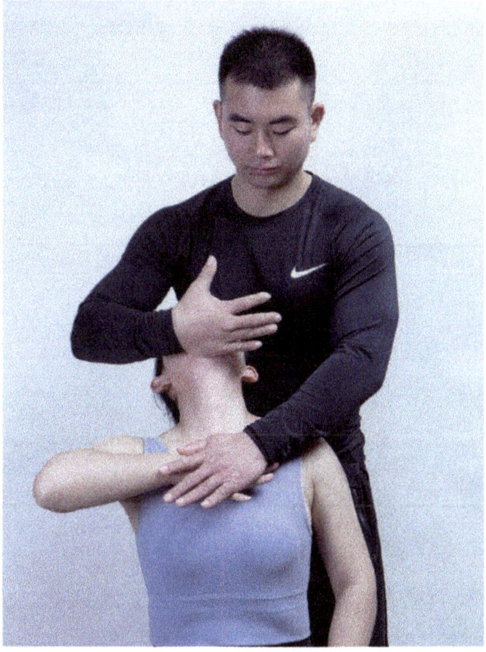

▲ 图 6-3-3　颈部前肌群被动拉伸方法示意图

(四) 颈部侧屈肌群被动拉伸技术

(1) 拉伸肌群有颈侧屈肌群,主要为斜方肌上束、斜角肌。

(2) 可以改善高低肩、耸肩、斜颈、颈椎僵硬、颈侧疼痛。

(3) 颈侧肌群被动拉伸方法:患者采取坐姿,治疗师直立患者背后,以左侧为例,治疗师利用左肘关节(掌心朝下)肉厚处置于患者左肩胛上外侧,并向下适当施加压力固定,用右手掌放于患者左侧耳上颞骨区(可以示指、中指分别置于耳两侧)向右侧缓慢施加压力进行拉伸,患者感觉无疼痛且有拉伸感,一组20～30 秒,1～3 组即可。注意患者头部在中立位,不要向前或后仰(图 6-3-4)。

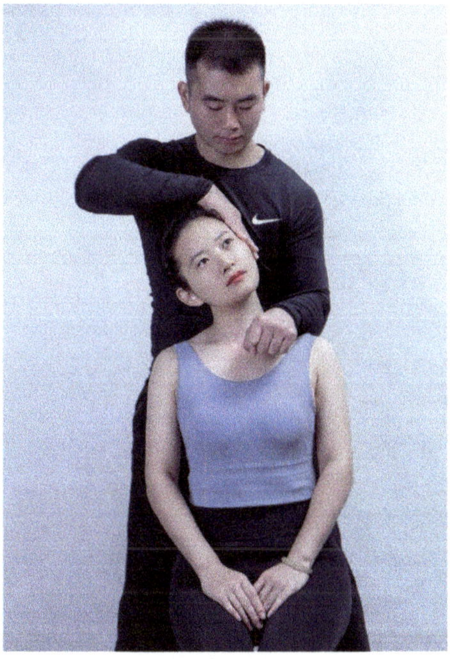

▲ 图 6-3-4　颈侧肌群被动拉伸方法示意图

(五)颈部旋转肌群被动拉伸技术

(1) 主要拉伸肌肉有颈部旋转肌群,主要为胸锁乳突肌、头夹肌、颈夹肌、头上和头下斜肌。

(2) 可以改善旋转功能受限、颈部僵硬、颈部疼痛。

(3) 颈部旋转肌群被动拉伸方法:患者采取仰卧位,治疗师坐于床头。以头部右旋转功能强化拉伸为例,患者仰卧,头向右旋转45°或最大限度。治疗师两手掌心相对,右手在下置于患者右侧颞区,左手掌置于患者左侧颞区。之后左手向右、右手向左进行旋转至限制点,缓慢施加压力拉伸,患者感觉无疼痛且有拉伸感。此时保持放松,缓慢做深呼吸,进行目标部位的拉伸。

(4) 注意:让患者精神放松不能憋气,头颈、肩置于中立位进行,一组20～30秒,每次1～3组即可(图6-3-5)。

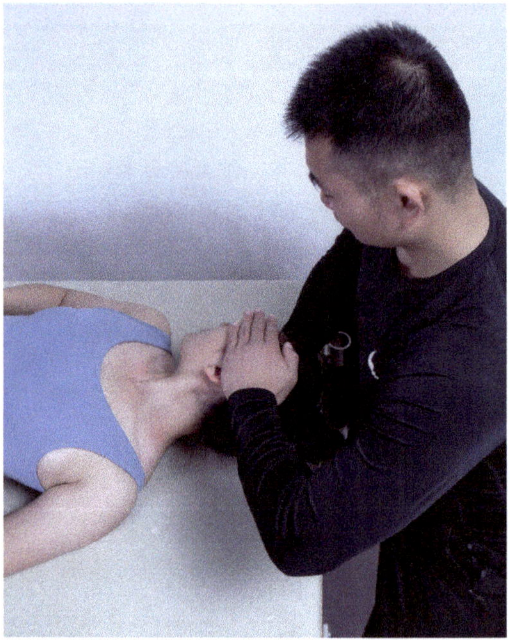

▲ 图6-3-5 颈部旋转肌群被动拉伸方法示意图

二、肩、肘关节被动拉伸技术

(一)肩关节功能

前屈90°、后伸45°、内旋80°、外旋30°、内收20°～40°、上举90°。

(二)肩关节伸肌被动拉伸技术

(1) 主要拉伸的肌肉筋膜有背阔肌、三角肌后束。

(2) 可以改善上举受限、肩周炎、肩部僵硬、肩周疼痛。

(3) 肩伸肌群被动拉伸方法:患者采取仰卧位,治疗师直立于床头。嘱患者双臂向上伸直,两臂间距与肩同宽(肩屈动作)最大幅度。治疗师双手置于患者同侧肘后(掌根置于患者肘后)。缓慢施加压力向患者头后方向,并向地面方向缓慢按压拉伸,患者感觉无疼痛且有拉伸感。注意肩关节周围软组织有严重劳损或肩肱节律有问题的会出现卡压和疼痛,需要调整姿势或先做针对性相关功能的拉伸(图6-3-6)。

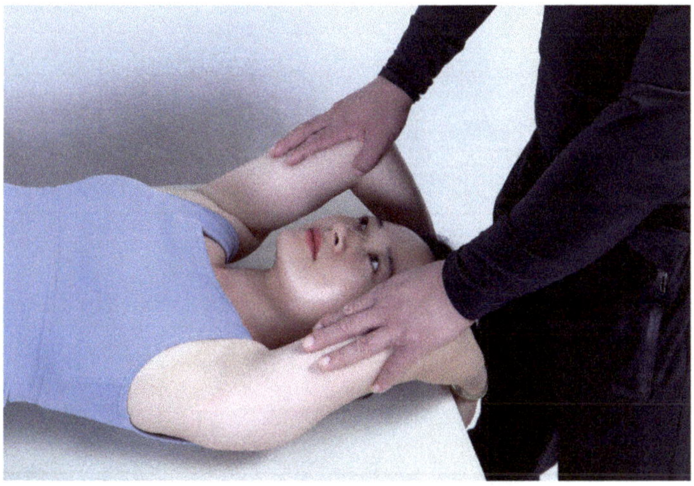

▲ 图 6-3-6　肩关节伸肌被动拉伸方法示意图

（三）肩关节屈曲肌群被动拉伸技术

（1）主要拉伸的肌群有肩屈肌群，主要为三角肌前束、喙肱肌。

（2）可以改善肩后伸活动受限、肩周炎、肩周围疼痛。

（3）肩关节屈曲肌群被动拉伸方法：肩、肘屈曲肌群都会影响肩和手臂后伸功能，把肩肘屈肌一起进行被动拉伸。患者采取直立站姿，治疗师直立于患者背后。

治疗师双手掌心相对抓握患者同侧小臂远端（如单独被动拉伸肩屈肌，可以抓握患者同侧大臂远端），治疗师缓慢施加拉力向患者躯干后上方牵拉至限制点进行拉伸，患者感觉无疼痛且有拉伸感。20～30 秒一组，每次 2～3 组即可（图 6-3-7）。

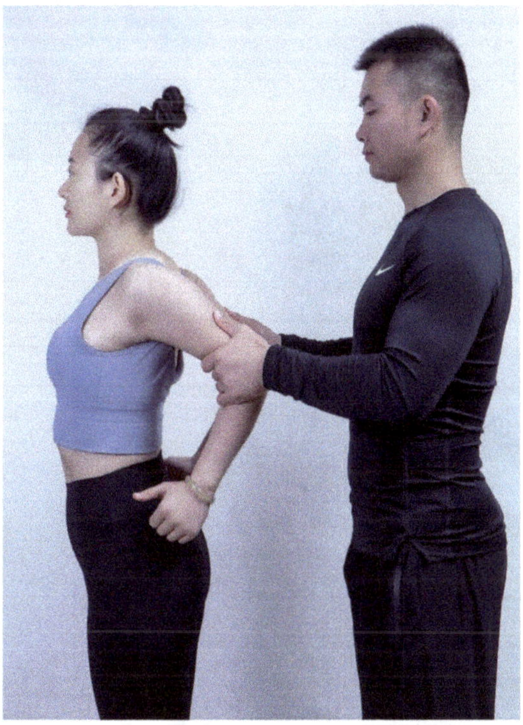

▲ 图 6-3-7　肩关节屈肌群被动拉伸方法示意图

(4) 注意:被动拉伸前嘱患者身体直立,不含胸。因拉伸有强度难受时被实施者会利用含胸躯干向下前俯身来降低压力。

(四) 肩关节旋前肌群被动拉伸技术

(1) 主要拉伸的肌肉筋膜有肩旋前肌群,主要为肩胛下肌。

(2) 可以改善肩周炎、肱二头长头肌腱炎、冈上肌肌腱炎、肩旋后受限。

(3) 肩关节旋前肌群被动拉伸方法:以左侧肩关节为例,患者采取仰卧位,治疗师直立同侧,面对按摩床头侧,站立患者左侧躯干中间位,内侧足向前弓步姿势。嘱患者肩关节外展 90°,屈曲肘关节 90°,掌心向上(肩关节外旋姿势)。治疗师利用左手掌根包裹患者左肩峰向下轻压固定。右手抓握患者左侧小臂远端,向前上缓慢旋转施加压力至限制点进行拉伸,患者感觉无疼痛且有拉伸感。每一组 20～30 秒,2～3 组(图 6-3-8)。

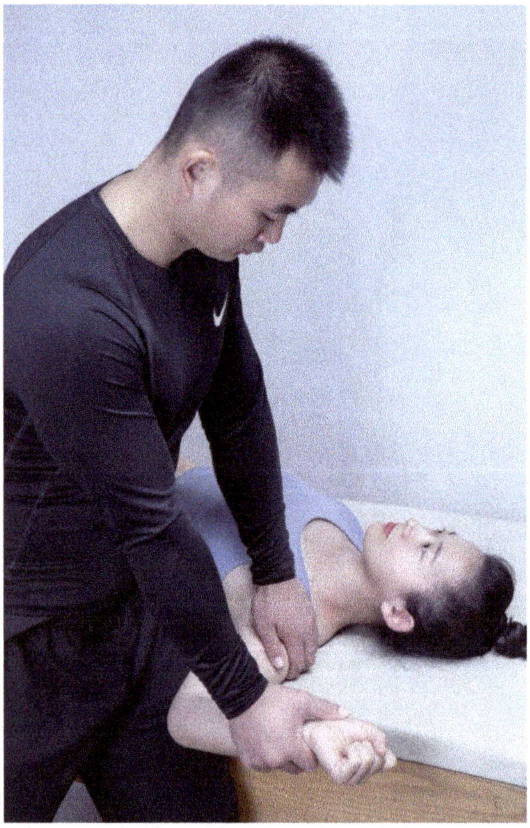

▲ 图 6-3-8　肩关节旋前肌群被动拉伸方法示意图

(4) 注意:如果患者肩关节外展可以达 90°,进一步强化肩外展功能,可以让患者向左侧整体移至左按摩床外侧即可。

(五) 肩关节旋后肌群被动拉伸技术

(1) 主要拉伸的肌肉筋膜有肩旋后肌群,主要为冈下肌、小圆肌。

(2) 可以改善肩旋前受限、肩周炎、冈下肌劳损、肩周围疼痛。

(3) 肩关节旋后肌群被动拉伸方法:以拉伸左侧为例,患者采取左侧卧位(头下垫枕头),肩关节外展 90°,屈曲肘关节 90°。治疗师端坐于患者左侧肩部旁面对患者,右手掌置于患者左肩关节上方向下方固定。

利用左手从上向下抓握患者前臂缓慢向下施加压力，至限制点进行拉伸，患者感觉无疼痛且有拉伸感。每一组 20～30 秒，2～3 组（图 6-3-9）。

（4）注意：肩关节旋后肌群通常损害较多，柔韧较差，防止拉伤。

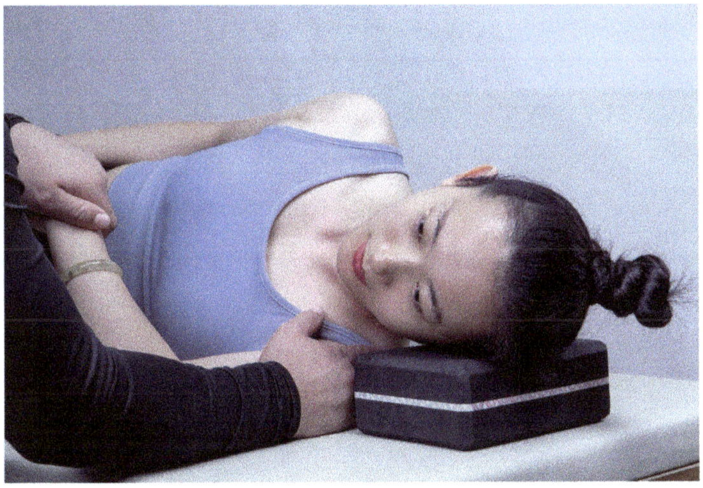

▲ 图 6-3-9　肩关节旋后肌群被动拉伸方法示意图

（六）肩关节内收肌群被动拉伸技术

（1）主要拉伸的肌肉筋膜有肩内收肌群，主要为背阔肌、胸大肌下束、大圆肌、小圆肌、冈下肌。

（2）可以改善上举受限、肩周僵硬、肩周炎、肩周围疼痛。

（3）肩关节内收肌群被动拉伸方法：以右侧为例，患者采取左侧卧位，治疗师直立在床头，面对患者。嘱患者左侧屈肘 90°、肩关节外展 90°并肩关节外旋稳定支撑姿势，治疗师利用左手环绕患者前臂远端，锁住患者上臂之后利用右手掌根置于患者右侧髂骨上缘进行固定，治疗师两手分别缓慢施加拉力（患者感觉上下拉力）进行拉伸右侧肩关节内收肌群，至限制点进行拉伸，患者感觉无疼痛且有拉伸感。每一组 20～30 秒，2～3 组（图 6-3-10）。

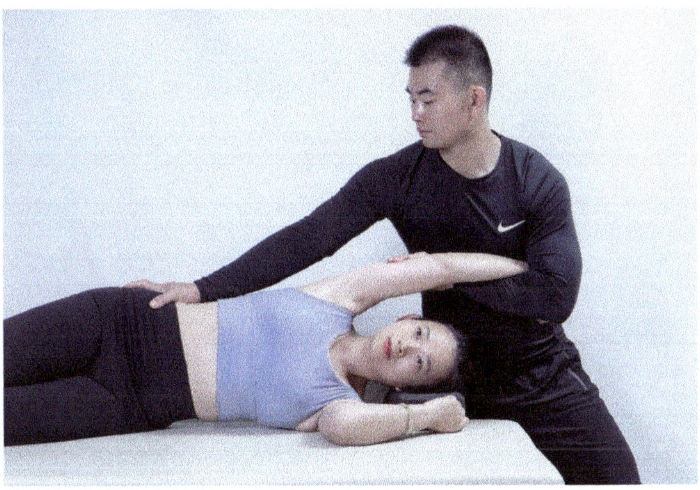

▲ 图 6-3-10　肩关节内收肌群被动拉伸方法示意图

(4) 注意:如果存在潜在的肩部疾病,如肩锁损伤、肩关节夹击症候群或黏性关节炎,则不能以此体位实施拉伸技术。

(七) 肘关节功能

屈曲 140°、伸展 0°～10°、旋前 80°～90°(桡尺关节)。

(八) 肘关节伸展肌群被动拉伸技术

(1) 主要拉伸肌肉群有肘关节伸展肌群,主要为肱三头肌。

(2) 可以改善屈肘受限、臂后酸困僵硬、肘关节疼痛。

(3) 肘关节伸展肌群被动拉伸方法:患者坐姿肩外展向上屈肘。以被动拉伸右侧为例,上举右臂、手掌旋后,治疗师直立于患者身后,右手由外向内固定患者右侧肘关节,利用左手抓握患者右侧前臂远端,缓慢施加压力和拉力,向下后牵引被动拉伸至限制点进行拉伸,患者感觉无疼痛且有拉伸感。每一组 20～30 秒,2～3 组(图 6-3-11)。

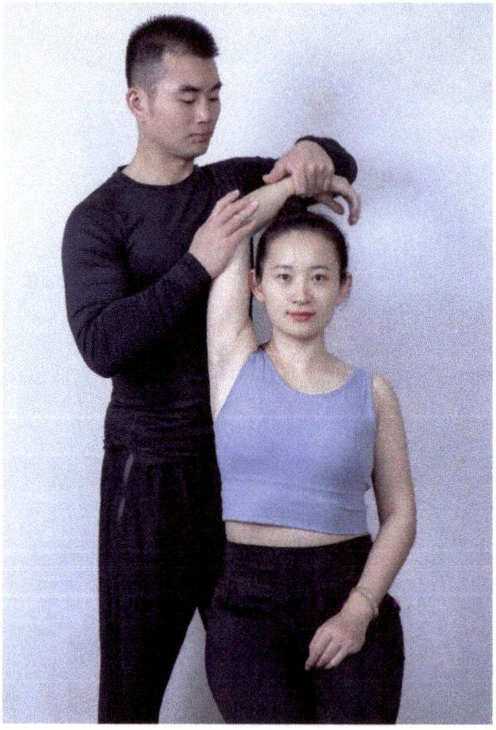

▲ 图 6-3-11 肘关节伸展肌群被动拉伸方法示意图

(九) 肘关节屈肌群被动拉伸技术

(1) 主要拉伸的肌群有肘关节屈肌群,主要为肱二头肌、肱肌。

(2) 可以改善肘关节伸展受限、肘关节僵硬、肘关节周围疼痛。

(3) 肘关节屈肌群被动拉伸方法:以拉伸右侧为例,治疗师直立于患者同侧,利用右手五指分开包裹患者右侧肩关节上方,同时向后下推压固定,治疗师左手抓握患者右侧前臂远端(患者掌心向内)缓慢施加向后上的拉力,被动拉伸至限制点进行拉伸,患者感觉无疼痛且有拉伸感。每一组 20～30 秒,2～3 组(图 6-3-12)。

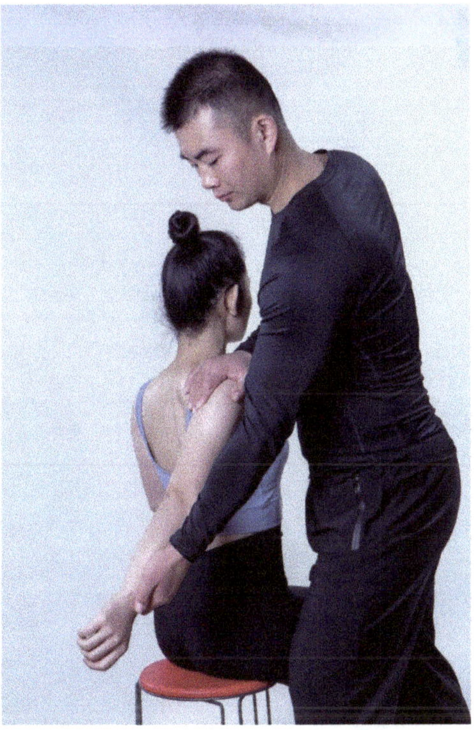

▲ 图 6-3-12　肘关节屈肌群被动拉伸方法示意图

三、腕关节肌群被动拉伸技术

（一）腕关节功能

背伸 35°～60°、掌屈 50°～60°、桡偏 25°～30°、尺偏 30°～40°、旋前 80°～90°、旋后 80°～90°。

（二）腕伸肌群被动拉伸技术

（1）主要拉伸的肌肉筋膜有腕伸肌群、指伸肌群。

（2）可以改善指屈受限、腕屈受限、指腕关节僵硬、腕关节痛。

（3）腕伸肌群被动拉伸方法：以拉伸右侧为例，患者采取仰卧位，嘱患者右臂伸直抬起垂直床面，掌心向下握拳。治疗师面对患者右侧直立，利用左手握住患者上臂远端固定，右手抓握患者右手手背，缓慢地做旋前和腕屈施加向下的压力，进行被动拉伸，患者感觉无疼痛且有拉伸感。每一组 20～30 秒，2～3 组（图 6-3-13）。

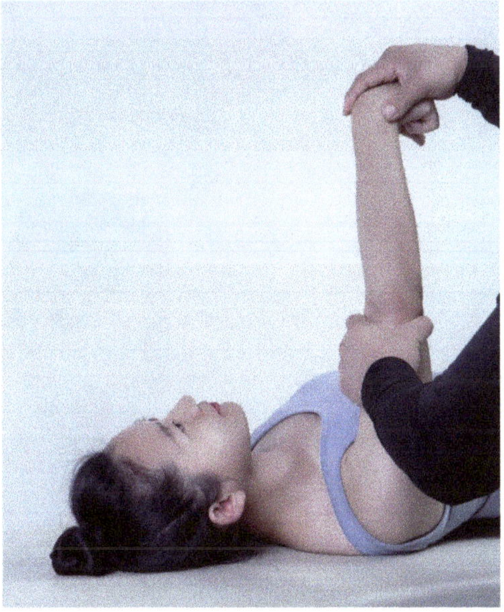

▲ 图 6-3-13　腕伸肌群被动拉伸方法示意图

（三）腕屈肌群被动拉伸技术

（1）主要拉伸的肌肉筋膜有指屈肌群、腕屈肌群。

（2）可以改善指伸、腕伸受限（僵硬），腕管综合征。

（3）腕屈肌群被动拉伸方法：以右侧为例，患者仰卧位，嘱患者右臂伸直抬起垂直床面，治疗师面对患者右侧直立，患者右手最大旋前位做伸腕动作，治疗师利用右手抓握患者上臂远端固定，左手抓握患者右手四指做缓慢施加压力被动伸腕拉伸，患者感觉无疼痛且有拉伸感。每一组 20～30 秒，2～3 组(图 6-3-14 和图 6-3-15)。

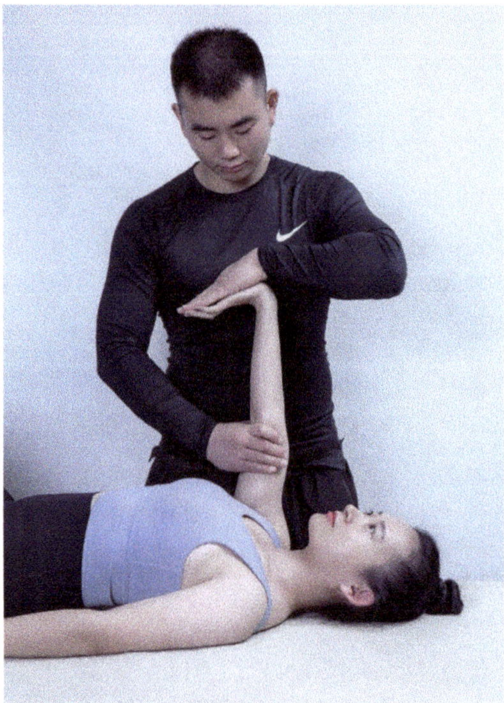

▲ 图 6-3-14　腕屈肌群被动拉伸方法示意图(1)

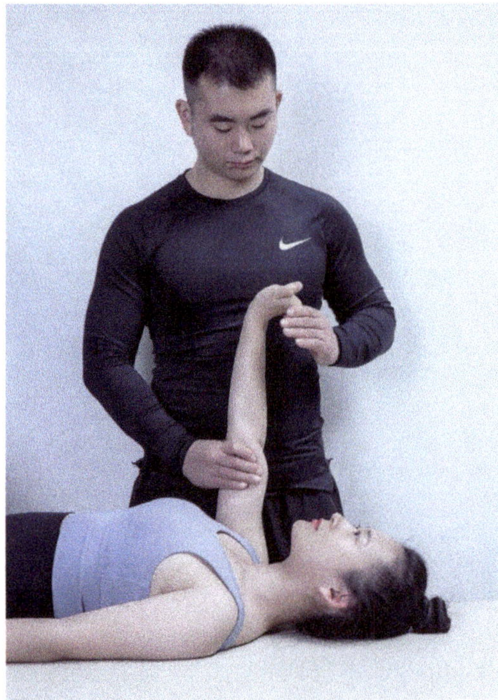

▲ 图 6-3-15　腕屈肌群被动拉伸方法示意图(2)

(四) 桡偏、尺偏肌群被动拉伸技术

(1) 拉伸肌群有腕内收肌群、腕外展肌群。

(2) 可以改善腕关节僵硬、腕关节疼痛。

(3) 桡偏、尺偏肌群被动拉伸方法：患者采取坐姿，以拉伸右侧为例，治疗师面对患者直立，利用左手抓握患者右侧前臂远端固定，右手与患者右手握手姿势固定，缓慢施加拉力进行桡侧偏拉伸或尺侧偏拉伸，患者感觉无疼痛且有拉伸感。每一组 20～30 秒，2～3 组(图 6-3-16 和图 6-3-17)。

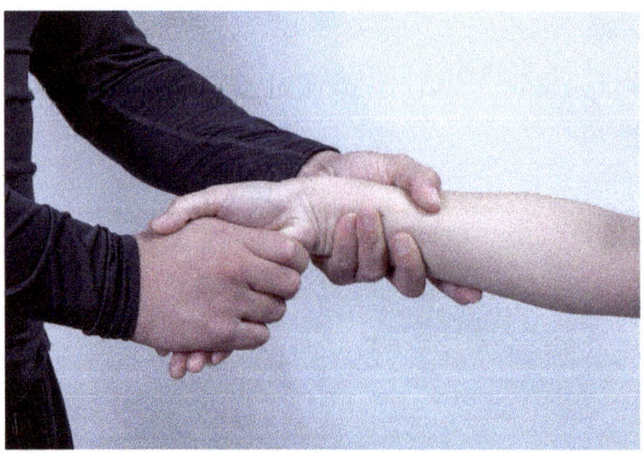

▲ 图 6-3-16　桡偏肌群被动拉伸方法示意图

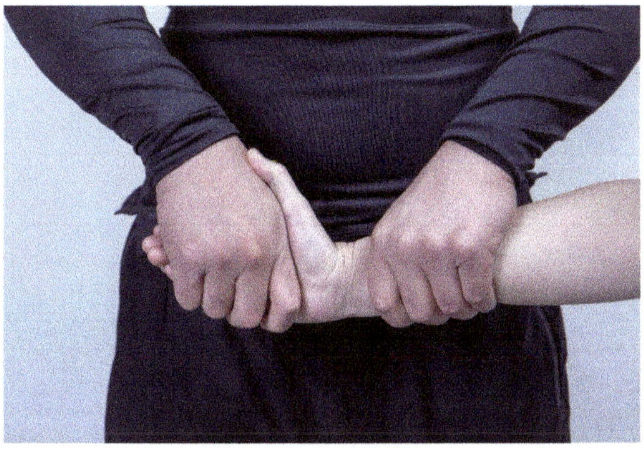

▲ 图 6-3-17　尺偏肌群被动拉伸方法示意图

(五) 前臂旋前、旋后肌群被动拉伸技术

(1) 拉伸的肌群有前臂旋前肌群(旋前圆肌、旋前方肌)、前臂旋后肌群(旋后肌)。

(2) 可以改善手(前臂)旋前旋后功能障碍、前臂疼痛。

(3) 前臂旋前、旋后肌群被动拉伸方法:患者采取坐姿,以拉伸右侧前臂旋前肌为例,治疗师面对患者直立,利用左手抓握患者右上臂远端(肘上段)固定,右手抓握患者同侧前臂远端,利用右手缓慢进行旋后动作施加压力,左手向相反方向旋转进行被动拉伸,患者感觉无疼痛且有拉伸感。每一组 20～30 秒,2～3 组(图 6-3-18)。

旋后肌被动拉伸,患者采取坐姿,以拉伸右侧前臂旋后肌为例,治疗师面对患者直立,利用左手抓握患者右上臂远端(肘上段)固定,右手抓握患者同侧前臂远端,利用右手缓慢进行旋前动作施加压力,左手做反向旋转进行被动拉伸,患者感觉无疼痛且有拉伸感。每一组 20～30 秒,2～3 组(图 6-3-19)。

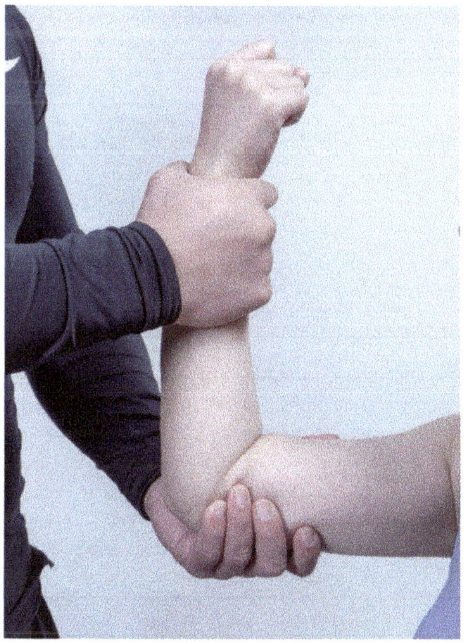

▲ 图 6-3-18　前臂旋前肌群被动拉伸方法示意图

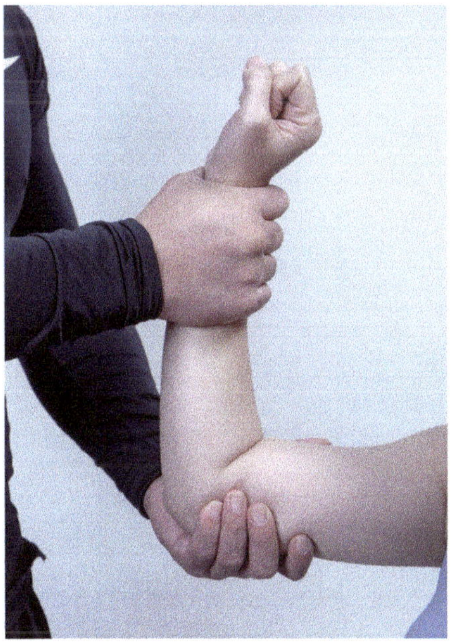

▲ 图 6-3-19　前臂旋后肌群被动拉伸方法示意图

四、腰部肌群被动拉伸技术

（一）腰椎功能

前屈 90°、后伸 45°、左右侧屈 20°～30°、前后旋 30°。

（二）腰椎前屈肌群被动拉伸技术

（1）主要拉伸的肌群有胸腰段屈曲功能肌肉筋膜，主要为腹直肌、内/外斜肌。

（2）可以改善腰部僵硬、腰部疼痛、驼背姿势。

（3）腰椎前屈肌群被动拉伸方法：患者俯身在瑜伽垫上，双手十指相扣环抱后枕，治疗师双腿分开站立患者躯干后，俯身双手分别抓握患者同侧肘关节并且使肘关节向内合，嘱患者吸气后呼气的同时治疗师缓慢向前上牵引进行拉伸，患者感觉无疼痛且有拉伸感。每一组 20～30 秒，2～3 组（图 6-3-20）。

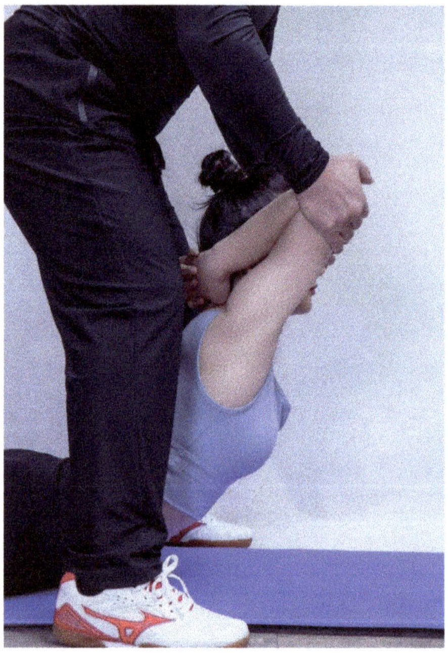

▲ 图 6-3-20　腰椎前屈肌群被动拉伸方法示意图

（4）注意：被动拉伸过程中不能使患者髋离开地面，腰椎有不适的，需要向前牵拉身体使椎间隙适当拉开下完成。

（三）腰部伸展肌群被动拉伸技术

（1）主要拉伸的肌肉筋膜有竖脊肌、背阔肌。

（2）可以改善腰肌劳损、僵硬、腰背疼痛、腰酸。

（3）腰部伸展肌群被动拉伸方法：患者屈髋、屈膝仰卧在瑜伽垫上，治疗师双脚与肩同宽面对患者直立，嘱患者双脚踩踏治疗师的小腿上段（膝关节以下），然后治疗师俯身双手交叉与患者的双手锁扣缓慢向前上施加牵拉。被动拉伸前嘱患者放松吸气、呼气的同时进行缓慢拉伸，患者感觉无疼痛且有拉伸感。每一组 20～30 秒，2～3 组（图 6-3-21）。

（四）腰部侧屈肌群被动拉伸技术

（1）主要拉伸的肌肉筋膜有腰方肌、腹内/外斜肌、背阔肌、竖脊肌。

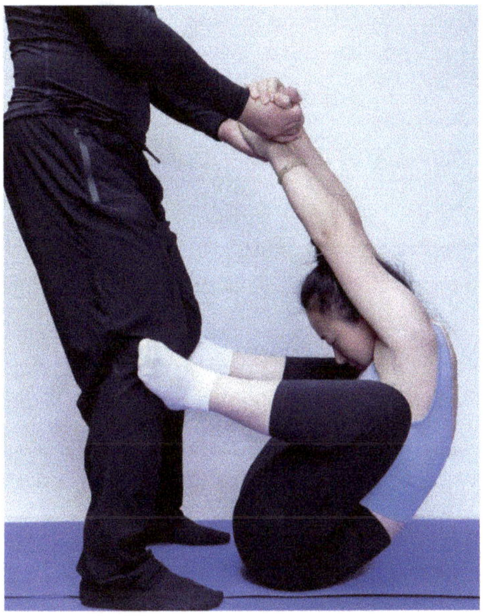

▲ 图 6-3-21　腰部伸展肌群被动拉伸方法示意图

(2) 可以改善腰椎关节活动障碍、侧屈受限、侧腰痛。

(3) 腰部侧屈肌群被动拉伸方法：以拉伸右侧为例，患者盘坐于治疗床上，右腿盘起、左腿伸直、背部挺直，左手置于右膝关节上，右手置于头部侧面。

治疗师直立于患者背后，右手置于患者右侧膝关节上固定，左手从外向内置于患者左侧肘关节。嘱患者吸气，头向上延伸，呼气的同时治疗师利用左手缓慢施加压力向左上方进行被动拉伸，患者感觉无疼痛且有拉伸感。每一组 20～30 秒，2～3 组(图 6-3-22)。

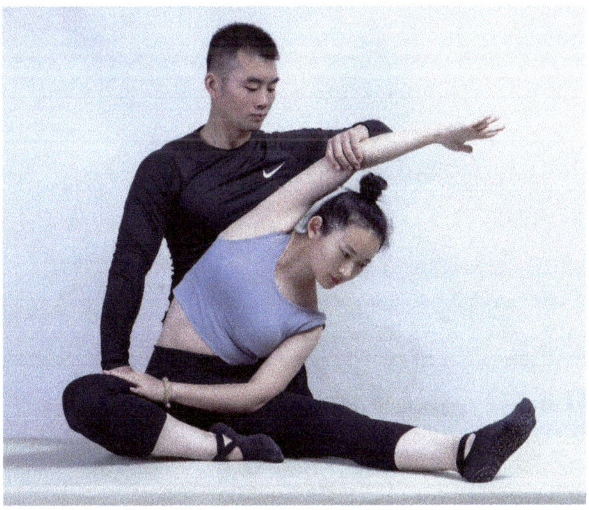

▲ 图 6-3-22　腰部侧屈肌群被动拉伸方法示意图

1) 躯干右回旋 20°左侧屈拉伸。方法同上，治疗师利用左手牵拉患者右肘关节引导其向右回旋转且左侧屈。

2) 躯干左侧屈同时左回旋转。方法同上，治疗师利用左手牵拉患者右肘关节引导躯干向左侧屈最大限度后向左回旋转拉伸。

五、髋关节肌群被动拉伸技术

(一) 髋关节功能

屈曲 145°、后伸 40°、旋前 40°～50°、旋后 40°～50°、外展 30°～45°、内收 20°～30°。

(二) 髋关节伸展肌群被动拉伸技术

(1) 拉伸的肌肉筋膜有臀大肌、臀中肌后束、臀深肌。

(2) 可以改善髋屈受限、髋关节炎、下蹲受限、臀部疼痛。

(3) 髋关节伸展肌群被动拉伸方法:

1) 屈髋屈膝内收角度髋被动拉伸:以拉伸左侧为例,患者采取仰卧位,躯干靠按摩床右侧,治疗师直立于患者右侧髋关节处面对患者,嘱患者左下肢屈髋屈膝 90°,治疗师利用患者左下肢外旋位,把患者小腿外侧置于治疗师左侧腹(患者屈膝 90°内角度越大,拉伸强度越大)。治疗师左手置于患者左膝关节,右手置于患者右侧股骨下段固定,治疗师利用身体的重心向左侧移动带动患者左侧下肢缓慢施加压力进行被动拉伸治疗,患者感觉无疼痛且有拉伸感。每一组 20～30 秒,2～3 组(图 6－3－23)。

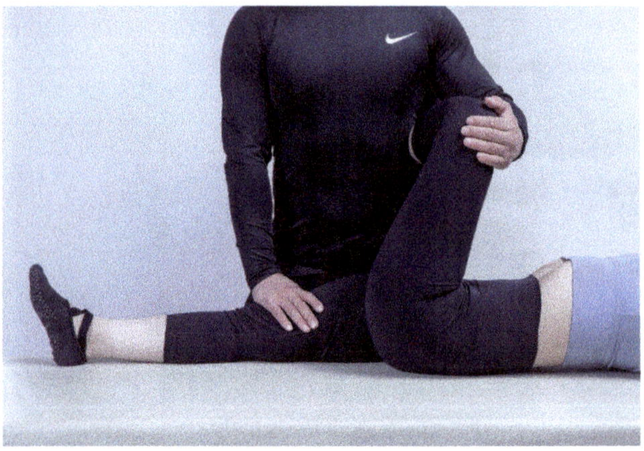

▲ 图 6－3－23　左髋关节伸展肌群被动拉伸方法示意图

2) 髋关节伸展肌群多维度被动拉伸:患者采取仰卧位,躯干靠按摩床右侧,治疗师直立于患者右侧髋关节处面对患者,嘱患者左下肢屈髋屈膝 90°,在保持以上屈髋限制点的基础上逐渐进行髋内收角度的被动拉伸,左膝关节向头部方向角度、对侧肩关节角度、对侧髋关节角度,缓慢施加压力转换角度逐一被动拉伸,每一个角度 30 秒一组。部分患者股骨头和髋臼位置异常或髋周软组织僵硬,被动拉伸时会使关节内侧卡压疼痛,要注意被动拉伸强度,患者被动拉伸前进行髋关节周围软组织松解。

3) 髋关节外展外旋屈肌群被动拉伸:以右侧为例,患者仰卧,治疗师直立于患者右侧髋关节处面对床头,嘱患者右下肢屈髋 90°,治疗师利用右手掌根置于患者左侧髂前上棘固定,左手置于患者右侧膝关节外侧,缓慢向上内侧施加压力进行被动拉伸,可以强化髋外展功能。

(三) 髋关节屈肌群被动拉伸技术

(1) 拉伸的肌肉筋膜有髂腰肌、耻骨肌、长/短收肌。

(2) 可以改善步态小、髋伸受限、大腿根痛、膝内痛、腰痛。

(3) 髋关节屈肌群被动拉伸方法:以左侧为例,患者坐于床边后右下肢屈髋屈膝仰卧,治疗师面对患者直立,利用左手固定患者右侧小腿上段向上推(屈髋腰部贴床),右手掌根置于患者左侧股骨下段腿,同时治疗师利用右侧下肢置于患者左侧下肢外侧固定,治疗师利用右手掌根向下缓慢施加压力进行被动拉伸，患者感觉无疼痛且有拉伸感。每一组 20～30 秒，2～3 组(图 6-3-24)。

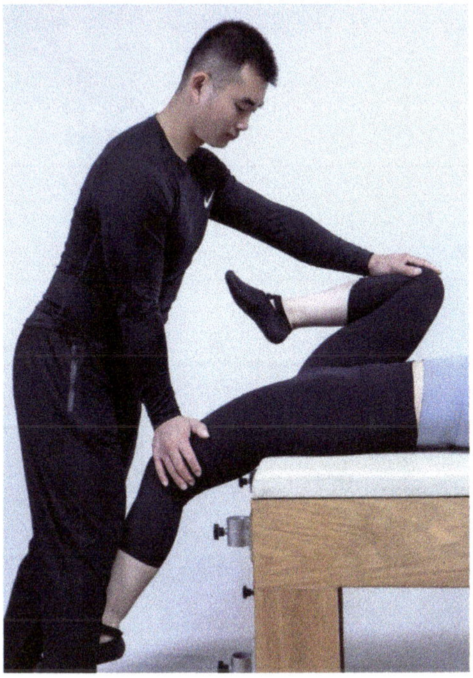

▲ 图 6-3-24　髋关节屈肌群被动拉伸方法示意图

(四) 髋关节内收肌群被动拉伸技术

(1) 主要拉伸肌肉筋膜有 5 块内收肌群。

(2) 可以改善髋关节活动障碍、外展受限、大腿根痛、膝内侧痛。

(3) 髋关节内收肌群被动拉伸方法：以右侧为例，患者仰卧位，治疗师直立于患者右侧，利用左手抓握患者右侧足跟脚(右下肢伸直髋外旋位)，治疗师右置于患者右侧膝关节腘窝下方，缓慢使髋外展施加压力被动拉伸，患者感觉无疼痛且有拉伸感。每一组 20～30 秒，2～3 组(图 6-3-25)。

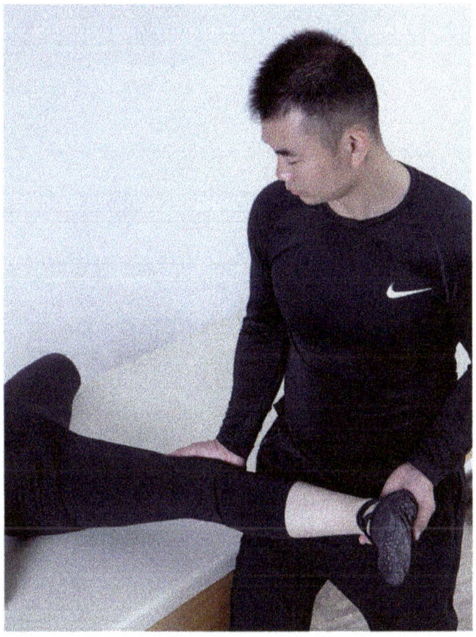

▲ 图 6-3-25　髋关节内收肌群被动拉伸方法示意图

(五) 髋关节外展肌群被动拉伸技术

(1) 拉伸肌肉筋膜有阔筋膜张肌、臀中肌、臀小肌。

(2) 可以改善髋关节活动受限、跑步膝、骨盆侧倾、髋关节弹响。

(3) 髋关节外展肌群被动拉伸方法:以左侧为例,患者对角侧卧于治疗床上,嘱患者右下肢屈髋屈膝90°,左下肢自然伸直稍微后伸位,治疗师直立于患者躯干后侧面对患者。利用右手掌根固定患者左侧髂骨并向前下按压,用左手掌根置于患者左侧下肢外侧,大腿远端、膝关节上段交汇处,缓慢向后下施加压力进行被动拉伸,患者感觉无疼痛且有拉伸感。每一组 20～30 秒,2～3 组(图 6-3-26)。

(4) 注意:可以先增加髋伸动作后,再进行被动拉伸。

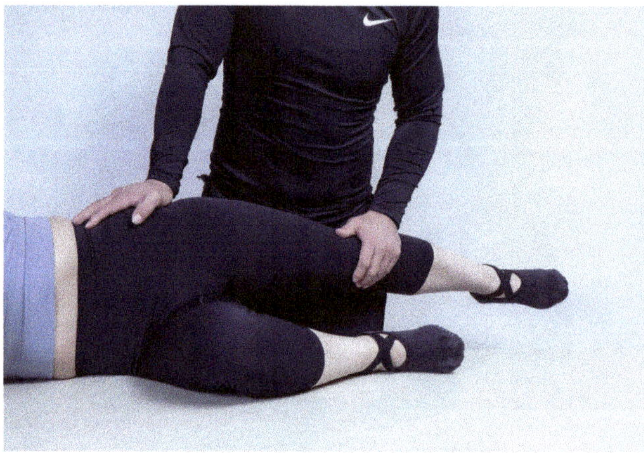

▲ 图 6-3-26　髋关节外展肌群被动拉伸方法示意图

(六) 髋、股骨外旋肌群被动拉伸技术

(1) 拉伸的肌肉筋膜有臀大肌、臀中/小肌后束、梨状肌、上孖肌、下孖肌、闭孔内/外肌、股方肌。

(2) 可以改善股骨内旋受限、梨状肌综合征、臀深层痛、坐骨神经痛、臀后侧痛。

(3) 髋、股骨外旋肌群被动拉伸方法:以右侧髋关节为例,患者俯卧于治疗床,治疗师直立于患者右侧髋关节外侧,利用右手掌根置于患者左侧髂后上棘内缘按压固定,嘱患者右侧膝关节屈膝 90°,治疗师用左手抓握患者右侧踝关节向外下缓慢施加压力进行被动拉伸,患者感觉无疼痛且有拉伸感。每一组 20～30 秒,2～3 组(图 6-3-27)。

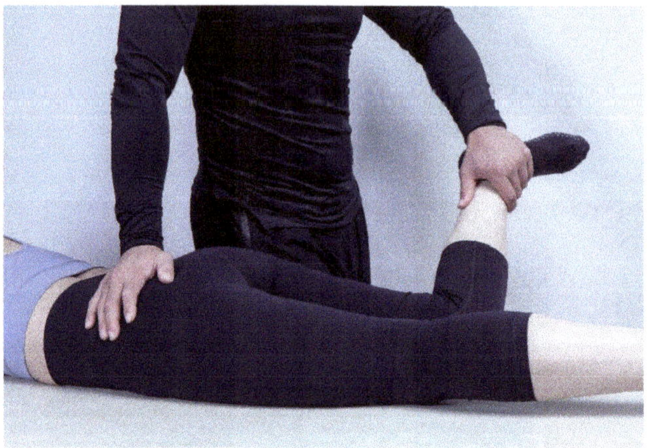

▲ 图 6-3-27　髋、股骨外旋肌群被动拉伸方法示意图

(4) 注意:治疗师右手要固定好患者左侧骨盆。

(七) 髋、股骨内旋肌群被动拉伸技术

(1) 拉伸的肌肉筋膜有臀中/小肌前束、缝匠肌、坐股韧带。

(2) 可以改善髋关节活动受限、弹响髋、髋外侧痛、屈髋无力。

(3) 髋、股骨内旋肌群被动拉伸方法:以左侧为例,患者靠右仰卧于治疗床,治疗师直立于患者右侧并面对患者,嘱患者屈髋屈膝 90°。治疗师嘱患者将左侧下肢的小腿外侧置于治疗师左侧腋下或者躯干左侧,左手置于患者左侧膝关节外侧上方,利用右手掌根置于患者右侧股骨下段固定,治疗师利用躯干重心向上前方缓慢施加压力,左手发力控制患者左下肢进行挤压式或股骨外旋式被动拉伸,患者感觉无疼痛且有拉伸感。每一组 20～30 秒,2～3 组(图 6-3-28)。

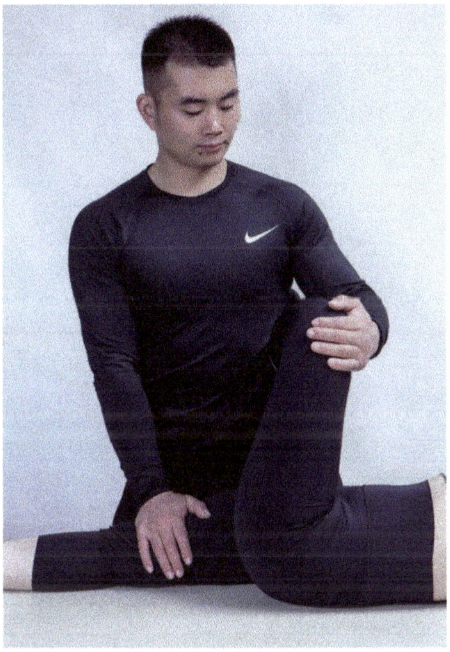

▲ 图 6-3-28　髋、股骨内旋肌群被动拉伸方法示意图

六、膝关节肌群被动拉伸技术

(一) 膝关节功能

膝屈 145°、膝伸 10°、内旋 10°、外旋 20°。

(二) 膝关节伸肌群被动拉伸技术

(1) 主要拉伸的肌肉筋膜有股四头肌。

(2) 可以改善大腿前酸困、憋胀、膝关节前疼痛。

(3) 膝关节伸肌群被动拉伸方法:以右侧为例,患者俯卧于治疗床,治疗师直立于患者左侧面对患者,利用左手掌根按压患者右侧髂后上棘固定,用右手抓握患者右侧踝关节的踝前向前上缓慢施加压力进行被动拉伸,患者感觉无疼痛且有拉伸感。每一组 20～30 秒,2～3 组。可以在拉伸侧膝关节下方垫一块毛巾,使髋关节处于轻微伸展位,增加拉伸效果(图 6-3-29)。

(4) 注意:对一些腰曲增大的患者会引发一些不适,被动拉伸过程需要固定好骨盆。

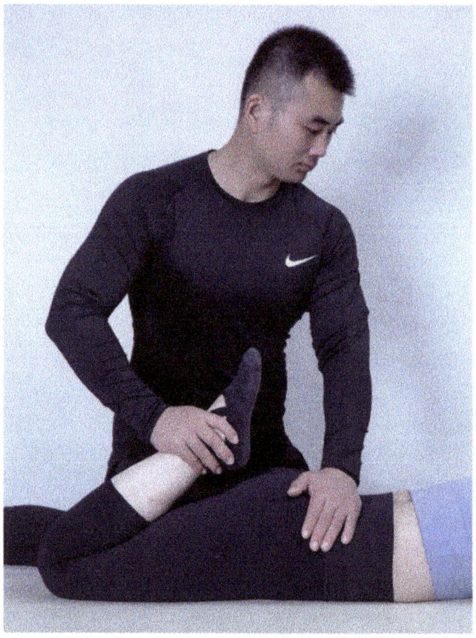

▲ 图 6-3-29 膝关节伸肌群被动拉伸方法示意图

(三) 膝关节屈曲肌群被动拉伸技术

(1) 主要拉伸的肌肉筋膜有腘绳肌、腓肠肌。

(2) 可以改善下肢酸困、憋胀、站姿俯身受限、膝关节屈曲挛缩。

(3) 膝关节屈曲肌群被动拉伸方法:以右侧为例,患者采取仰卧位,治疗师直立于患者右侧躯干外侧面对床头,弓箭步姿势直立,利用右手掌根托起患者右侧踝关节后侧向前上缓慢施加压力,用左手放掌心置于患者膝关节前方固定,避免拉伸时膝关节屈曲。治疗师利用躯干重心向前上施加拉力带动患者进行伸膝屈髋被动拉伸,患者感觉无疼痛且有拉伸感。每一组 20～30 秒,2～3 组(图 6-3-30)。

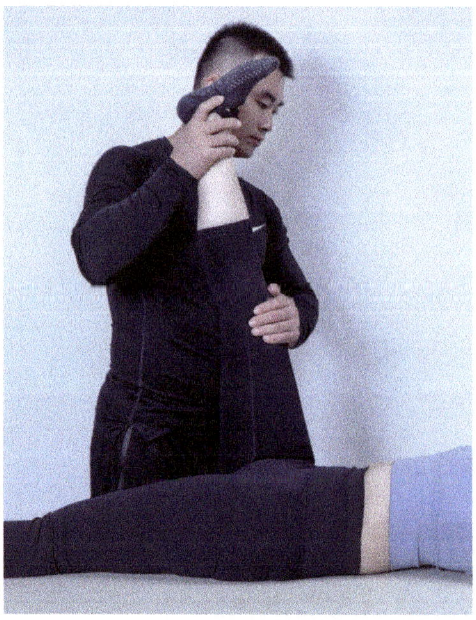

▲ 图 6-3-30 膝关节屈曲肌群被动拉伸方法示意图

七、踝关节肌群被动拉伸技术

(一) 踝关节功能

背伸 20°～30°、跖屈 40°～50°、外翻 10°、内翻 15°、内收 10°、外展 10°。

(二) 踝关节背伸肌群被动拉伸技术

(1) 主要拉伸的肌肉筋膜有胫骨前肌、趾长伸肌、踇长伸肌。

(2) 可以改善小腿憋胀、僵硬、下蹲受限、足下垂、足背伸无力。

(3) 踝关节背伸肌群被动拉伸方法：以右侧为例，患者仰卧于治疗床。治疗师端坐于患者右侧踝关节外侧，利用左手按压固定患者右侧踝关节上段，用右手抓握患者右侧第 1 跖骨处，治疗师两手同时向两侧缓慢施加压力进行被动拉伸，患者感觉无疼痛且有拉伸感。每一组 20～30 秒，2～3 组(图 6-3-31)。

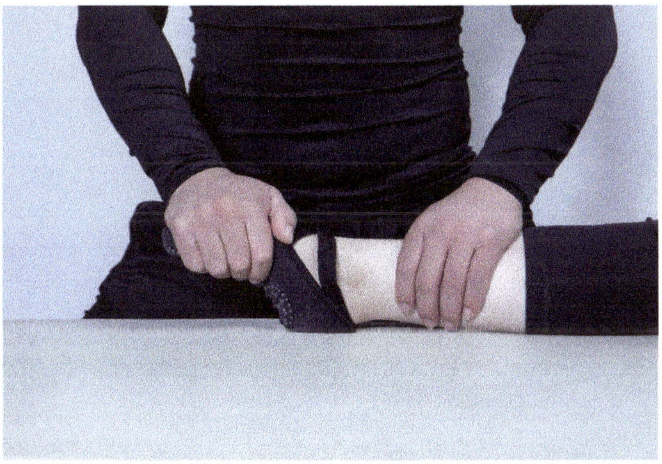

▲ 图 6-3-31　踝关节背伸肌群被动拉伸方法示意图

(三) 踝关节跖屈肌群被动拉伸技术

(1) 拉伸的肌肉筋膜有比目鱼肌、腓肠肌、趾长屈肌、踇长屈肌、胫骨后肌。

(2) 可以改善小腿憋胀、踝关节僵硬、下蹲受限、筋膜室高压。

(3) 踝关节跖屈肌群被动拉伸方法：以右侧为例，患者俯卧于治疗床。治疗师直立于患者右侧躯干下段，嘱患者屈膝 90°，治疗师利用右手四指卡住患者踝关节前面并向下后牵拉，用左侧前臂置于患者右侧足底，左手抓握足跟，治疗师利用躯干重心向下缓慢施加压力进行被动拉伸，患者感觉无疼痛且有拉伸感。每一组 20～30 秒，2～3 组(图 6-3-32)。

(4) 注意：部分患者会感觉踝前卡压疼痛。可以先放松或者拉伸小腿后侧筋膜再进行踝关节被动拉伸。还可以改变拉伸强度，从小压力逐渐增加强度。

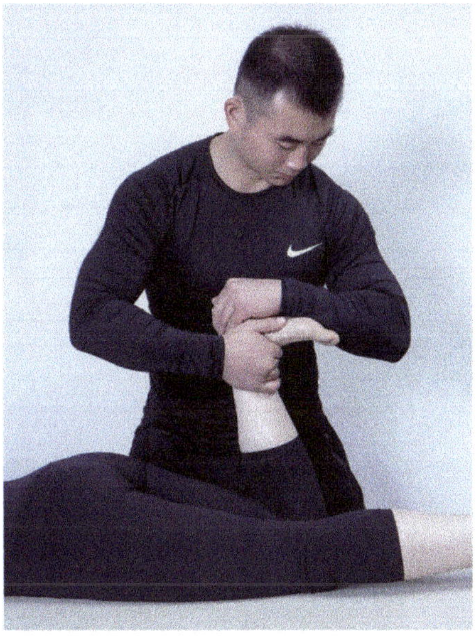

▲ 图 6-3-32　踝关节跖屈肌群被动拉伸方法示意图

第四节　运动损伤康复主动拉伸技术

运动康复技术主动拉伸学习，我们首先需要知道和掌握人体各部位关节运动动作名称，才能更好地掌握运动康复主动拉伸技巧方法。

身体直立面向前，人体解剖学姿势，双目平视前方，手臂自然下垂，掌心向前，双足并拢，足尖向前。

一、躯干、上肢、下肢运动动作

（一）肩关节运动动作描述

1. 耸肩　肩向上运动的动作姿势（图 6-4-1）。

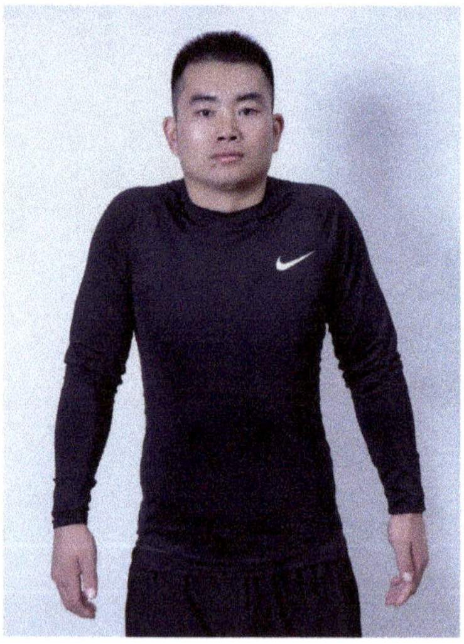

▲ 图 6-4-1　耸肩动作示意图

2. 沉肩　肩向下运动的动作姿势（图 6-4-2）。

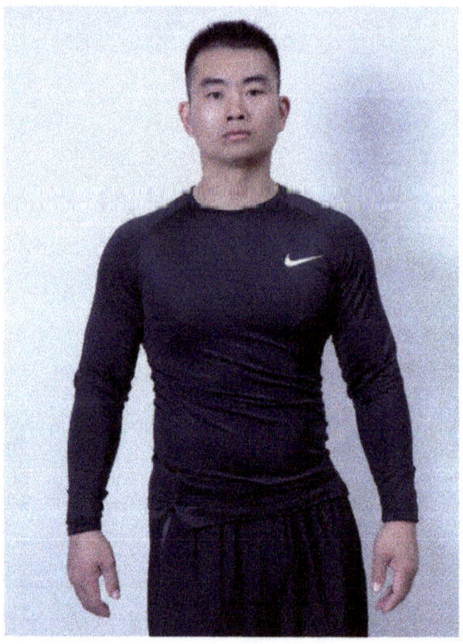

▲ 图 6-4-2　沉肩动作示意图

3. 肩带回缩　两肩向背后靠近脊柱中线的运动动作(图 6-4-3)。

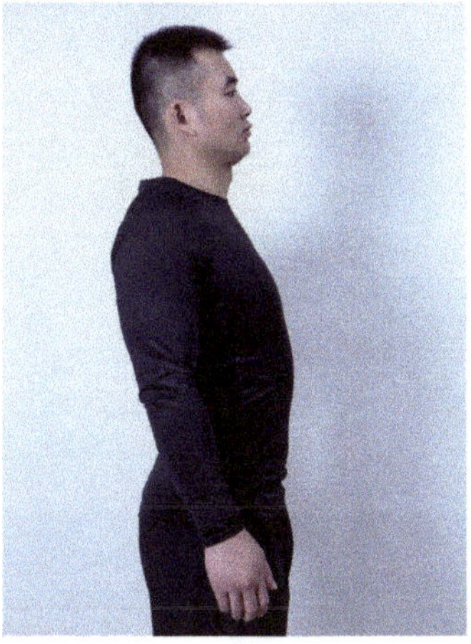

▲ 图 6-4-3　肩带回缩动作示意图

4. 肩带前引　肩向面前运动靠近前正中线的动作(图 6-4-4)。

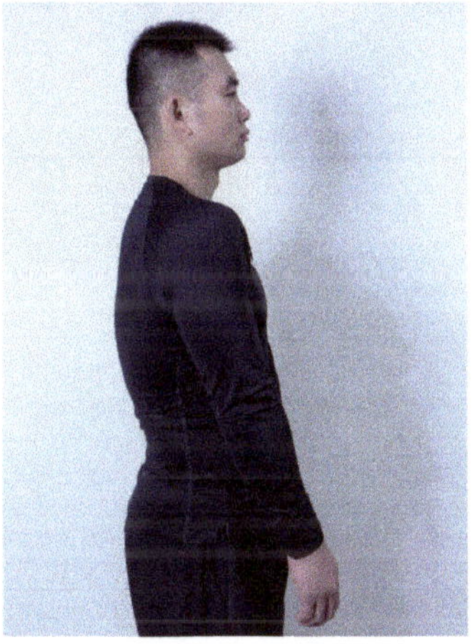

▲ 图 6-4-4　肩带前引动作示意图

(二) 脊柱区运动动作描述

1. 挺胸　胸椎脊柱段向前的运动动作姿势(图 6-4-5)。

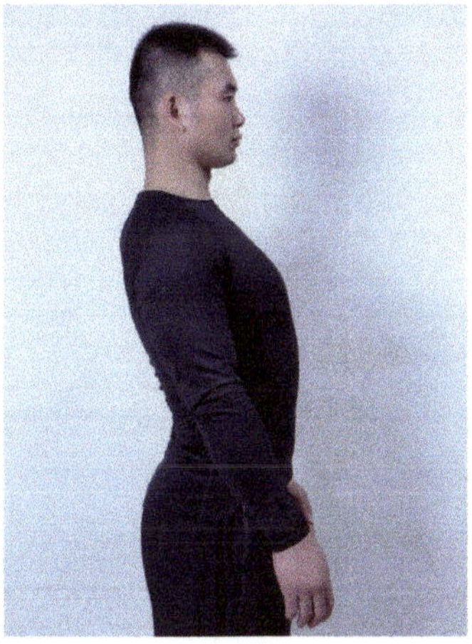

▲ 图 6-4-5　挺胸动作示意图

2. 含胸 胸椎脊柱段向后的屈曲运动动作姿势(图 6－4－6)。

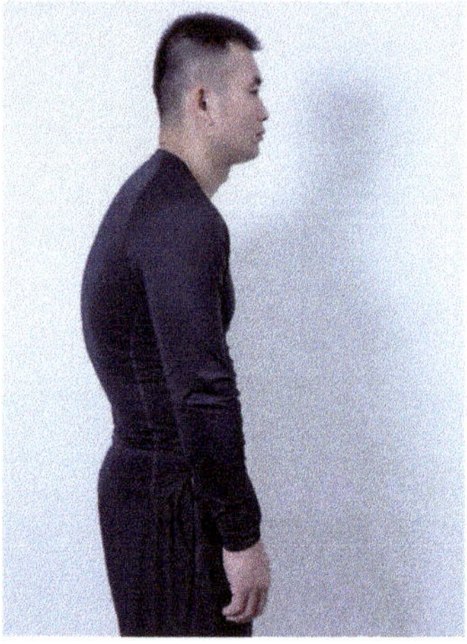

▲ 图 6－4－6 含胸动作示意图

3. 腰部旋转 站姿或坐姿躯干以腰为轴左右旋转的运动动作(图 6－4－7)。

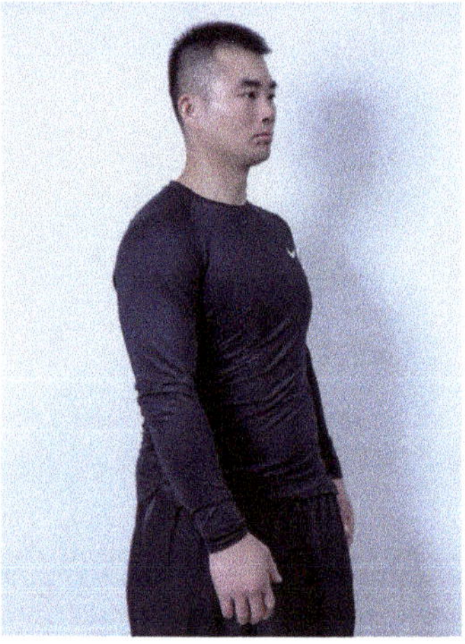

▲ 图 6－4－7 腰部旋转动作示意图

(三) 髋关节运动动作描述

1. 骨盆前倾 骨盆向前旋转运动动作姿势(图 6－4－8)。

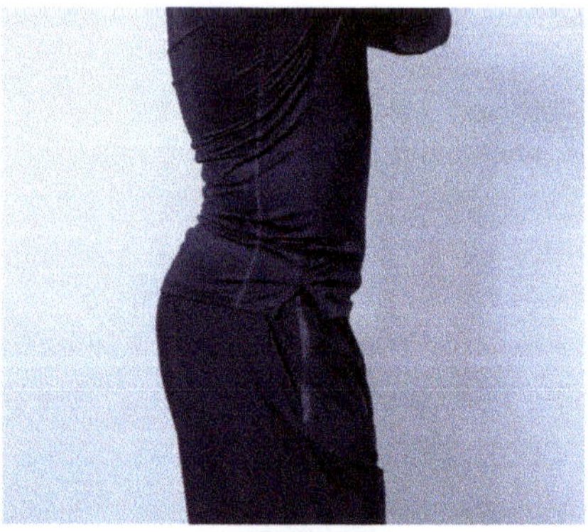

▲ 图 6－4－8 骨盆前倾动作示意图

2. 骨盆后倾　骨盆向后旋转运动动作姿势(图 6－4－9)。

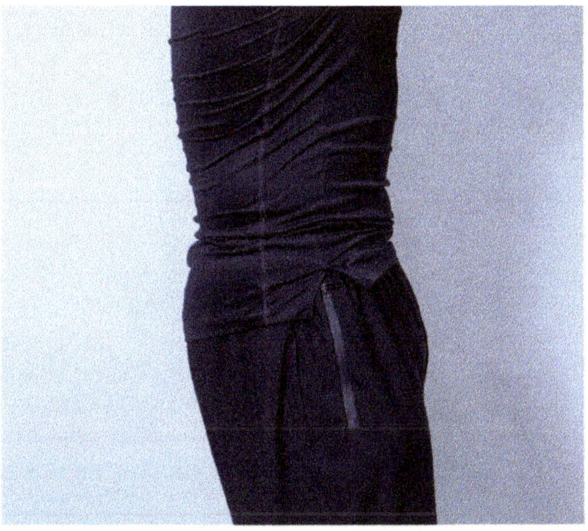

▲ 图 6－4－9　骨盆后倾动作示意图

3. 骨盆侧倾　骨盆左右抬起的运动动作姿势(图 6－4－10)。

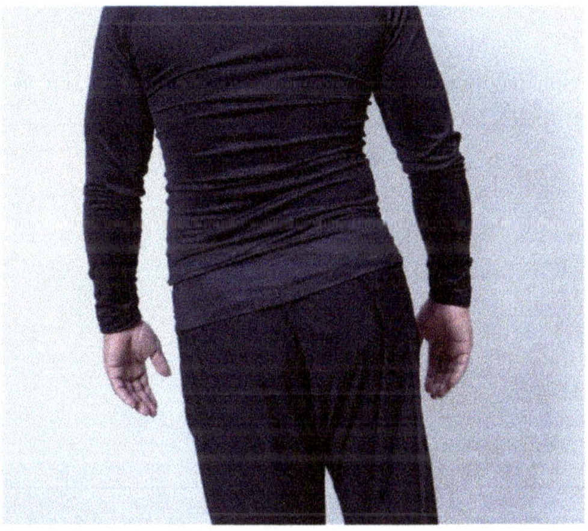

▲ 图 6－4－10　骨盆侧倾动作示意图

二、颈部康复主动拉伸技术

(一) 颈伸肌肉筋膜主动拉伸

(1) 主要拉伸的肌群有头半棘肌、颈半棘肌、颈夹肌、头夹肌、斜方肌上束。

(2) 可以改善低头受限,颈后肌群僵硬、酸痛。

(3) 颈伸肌群主动拉伸方法:选择直立或坐姿中立位,双上肢自然下垂,双肩下沉固定,吸气后缓慢呼气的同时头向上延伸收下颌低头,牵拉颈后肌群,持续主动拉伸目标肌群,保持 15～20 秒后还原,一组 4～6 次,每次 2 组。多角度主动拉伸,是在头向上牵引低头的基础上,头部分别向左右旋转拉伸,整个过程中保持呼吸畅通、不要憋气,拉伸姿态中立,不要含胸(图 6－4－11)。

(二) 颈部屈曲肌肉筋膜主动拉伸

(1) 主要拉伸的肌群有舌骨上/下肌群、颈阔肌、胸锁乳突肌。

(2) 可以改善颈部肌筋膜紧张、仰头受限、头前移。

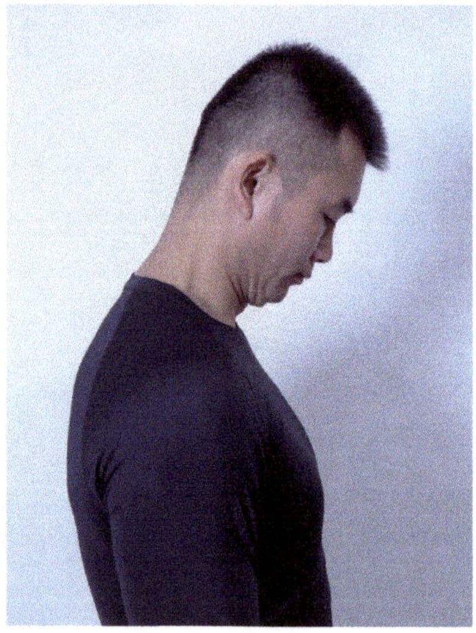

▲ 图 6-4-11 颈伸肌群主动拉伸方法示意图

(3) 颈部屈曲肌群主动拉伸方法:直立位或中立位,上下颌闭口固定,缓慢吸气时头向上延伸,下颌用力向上后牵拉。此时感觉颈前肌筋膜强烈拉伸感。保持目标肌群持续静态主动拉伸 15～20 秒后还原,一组 4～6 次,每次 2 组。多角度主动拉伸,在头向上牵引的基础上头部分别左右旋转缓慢主动拉伸(图 6-4-12)。

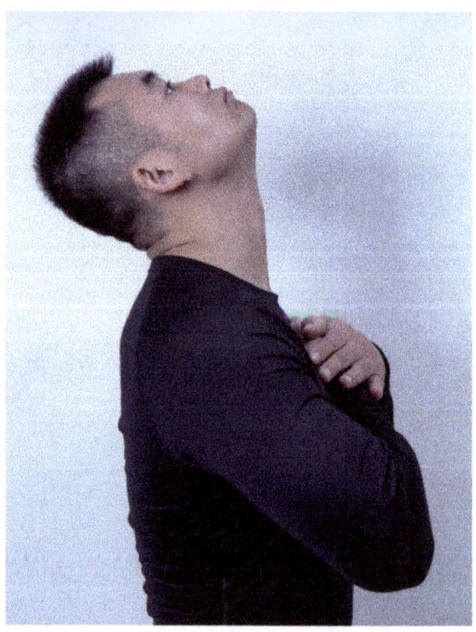

▲ 图 6-4-12 颈部屈曲肌群主动拉伸方法示意图

(三) 颈部侧屈肌群主动拉伸技术

(1) 主要拉伸的肌群有斜角肌、斜方肌、胸锁乳突肌。

(2) 可以改善斜颈、颈椎活动受限、颈侧疼痛、高低肩。

(3) 颈部侧屈肌群主动拉伸方法:取直立或坐姿中立位,以主动拉伸颈部左侧肌群为例,左肩下沉,吸气不动,缓慢呼吸的同时头向上延伸并向右侧屈,感觉拉伸强度,保持主动拉伸 15～20 秒,每组 3～4 次,每次 2 组(图 6-4-13)。

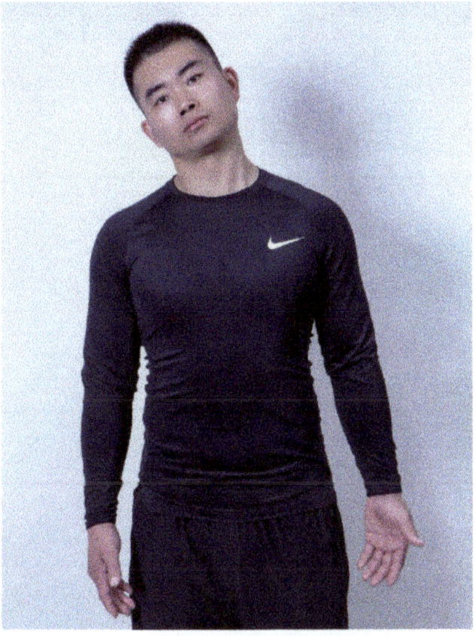

▲ 图 6-4-13　颈部侧屈肌群主动拉伸方法示意图

(4) 注意:整个过程保持放松,匀速呼吸,不要憋气。多角度主动拉伸,是在以上姿势基础上,分别进行前后 30°颈屈、伸主动拉伸。

(四) 头颈部旋转肌群主动拉伸

(1) 拉伸的肌肉筋膜有胸锁乳突肌、头夹肌、颈夹肌、头上/下斜肌、多裂肌、回旋肌。

(2) 可以改善颈旋转活动受限、卡压、落枕、颈部疼痛。

(3) 头颈部旋转肌群主动拉伸方法:以主动拉伸颈右侧旋转肌群为例,采取直立或坐姿中立位,吸气不动,呼气的同时头部沿纵轴缓慢向左侧旋转至限制点,保持 15～20 秒主动拉伸,每组 3～4 次,每次 2 组(图 6-4-14)。

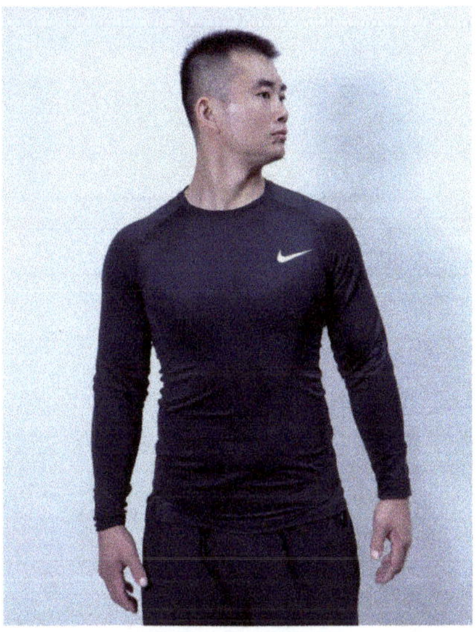

▲ 图 6-4-14　头颈部旋转肌群主动拉伸方法示意图

三、肩关节康复主动拉伸技术

（一）肩关节伸展肌群主动拉伸

（1）主要拉伸的肌肉筋膜有背阔肌、三角肌后束、冈下肌、小圆肌、大圆肌。

（2）可以改善上举受限、肩周炎、肩部活动受限、肩周痛。

（3）肩关节伸展肌群主动拉伸方法：直立位双上肢上举，直臂下压，可以借助墙体、拉伸架完成。直立面对墙体，双手伸直与肩同宽置于比头部高一点的墙体。吸气的同时双手用力伸引，呼吸的同时躯干缓慢向下俯身主动拉伸，直达限制点保持15～20秒，每组3～4次，每次2组(图6-4-15)。

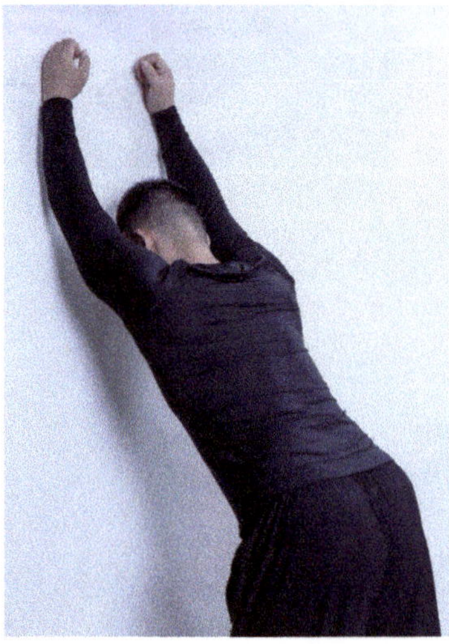

▲ 图6-4-15　肩关节伸展肌群主动拉伸方法示意图

（二）肩关节屈曲肌群主动拉伸

（1）主要拉伸的肌群有肩关节屈曲肌、三角肌前束、喙肱肌、胸大肌上束、肱二头肌。

（2）可以改善肩关节后伸受限、肩前痛、胸前痛。

（3）肩关节屈曲肌群主动拉伸方法：以主动拉伸右侧为例，右侧上肢伸直手背向前，右前臂后伸上抬30°、60°、90°置于拉伸架上，根据自己的后伸功能选择适合的高度。然后整体躯干缓慢向左侧旋转至拉伸目标肌群，保持15～20秒，左右交替进行，每组3～4次，每次2组(图6-4-16)。

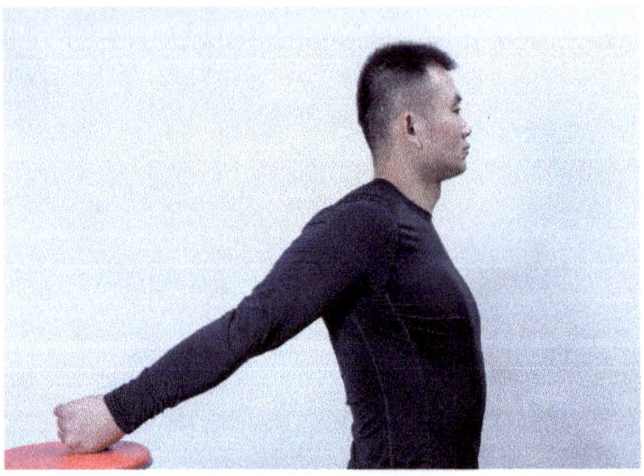

▲ 图6-4-16　肩关节屈曲肌群主动拉伸方法示意图

（三）肩关节内收肌群主动拉伸

（1）主要拉伸的肌肉筋膜有肩内收肌群、背阔肌、胸大肌下束、大圆肌、小圆肌、冈下肌。

（2）可以改善肩上举受限、肩周炎、圆肩驼背、肩外侧痛。

（3）肩关节内收肌群主动拉伸方法：以主动拉伸左侧为例，双下肢左右分开与肩同宽，左肩关节外展180°屈肘置于同侧耳后，吸气的同时右手从上向下环抱左侧肘关节外侧固定，呼气时右手缓慢向右侧牵拉左侧肘关节，同时躯干重心向右侧倾斜（图6-4-17）。

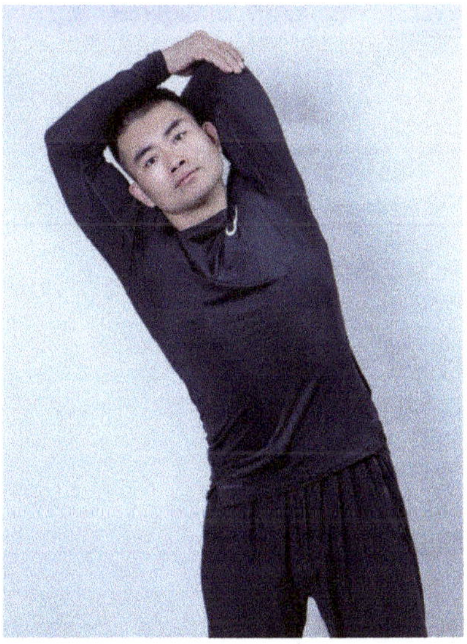

▲ 图6-4-17 肩关节内收肌群主动拉伸方法示意图

（4）注意：头部向上延伸，左侧背部和肩关节内收肌群感觉强烈拉伸感，至适合强度保持15～20秒，每组3～4次，每次2组。多角度主动拉伸，是在以上姿势基础上，躯干可以向对侧旋转30°交替拉伸。

（四）肩关节外展肌群主动拉伸

（1）主要拉伸的肌肉筋膜有胸大肌、背阔肌、三角肌后束。

（2）可以改善肩上举受限、肩周炎、肩前痛、圆肩驼背。

（3）肩关节外展肌群主动拉伸方法：以拉伸右侧为例。直立位，右手反手摸背，左手从背后抓握右侧前臂远端固定，吸气不动，呼气时缓慢向后下、向左侧施加拉力，主动拉伸右侧肩部，感觉到拉伸目标肌群强度保持15～20秒，每组3～4次，每次2组（图6-4-18）。

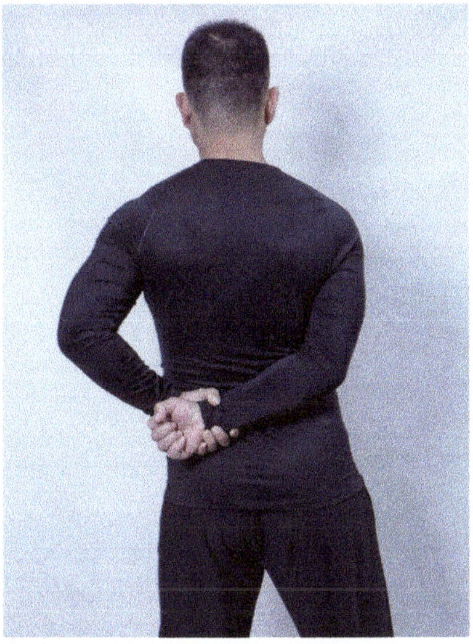

▲ 图6-4-18 肩关节外展肌群主动拉伸方法示意图

（五）肩关节水平外展肌群主动拉伸

（1）主要拉伸的肌肉筋膜有冈下肌、小圆肌、三角肌后束。

（2）可以改善肩活动受限、肩水平内收受限、肩后侧痛。

（3）肩关节水平外展肌群主动拉伸方法：以右侧为例，直立位，右侧上肢伸直、肩屈曲抬高与肩水平，左侧前臂环抱右侧上臂远端（肘段），缓慢向左肩施加压力进行主动牵拉，两肩同高下沉，感觉到拉伸目标肌群强度保持15～20秒，每组3～4次，每次2组（图6-4-19）。

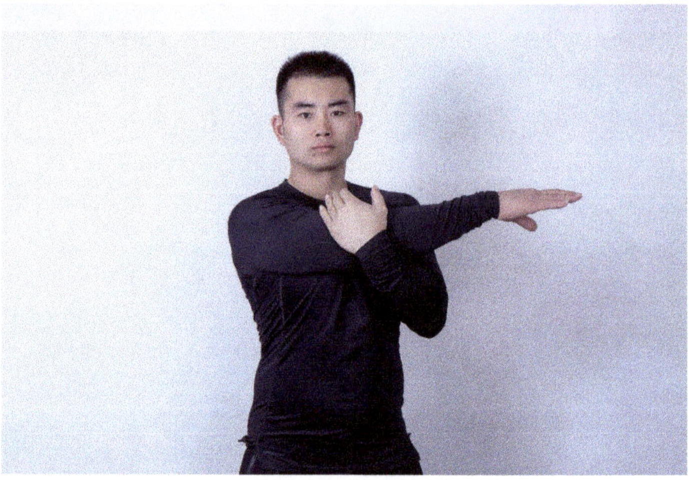

▲ 图 6-4-19 肩关节水平外展肌群主动拉伸方法示意图

（六）肩关节水平内收肌群主动拉伸

（1）主要拉伸的肌肉筋膜有胸大肌、三角肌前束。

（2）可以改善肩活动受限、肩水平外展受限、肩前痛。

（3）肩关节水平内收肌群主动拉伸方法：借助墙体或柱子完成。以拉伸右侧为例，直立于墙边右侧躯干靠近墙面，肩关节外展 90°、右侧肘关节屈曲 90°，掌心、前臂贴紧墙体，吸气不动，呼气时内侧足向前跨一小步，躯干缓慢向左前侧旋转施加压力至适中强度保持 15～20 秒，每组 3～4 次，每次 2 组（图 6-4-20）。

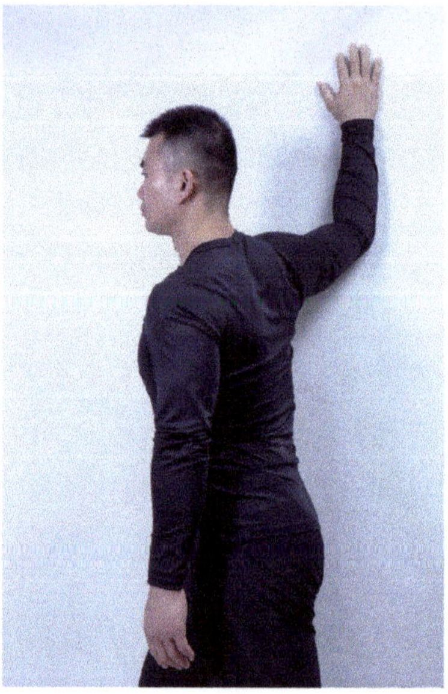

▲ 图 6-4-20 肩关节水平内收肌群主动拉伸方法示意图

（七）肩肱骨旋前肌群主动拉伸

（1）拉伸的肌肉筋膜有胸大肌、肩胛下肌、大圆肌。

（2）可以改善肩周炎、肱二头肌长头肌腱炎、肩旋后受限、胸前痛。

（3）肩肱骨旋前肌群主动拉伸方法：直立位，屈曲肘关节 90°，掌心向上，吸气不动，呼气时夹肘靠近胸壁，双手感觉像把一根绳子拉断样向两侧主动拉伸。双手缓慢用力往两侧牵拉到极限保持 10 秒，每组 3～4 次，每次 2 组(图 6－4－21)。

（4）注意：有引起肩区疼痛不适，需要改变动作。

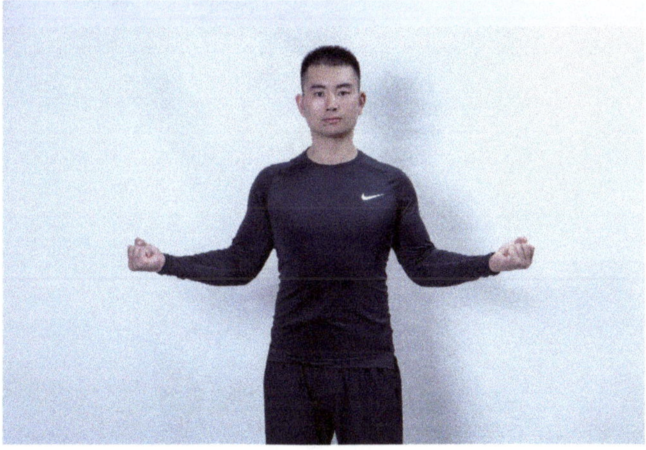

▲ 图 6－4－21　肩肱骨旋前肌群主动拉伸方法示意图

（八）肩肱骨旋后肌群主动拉伸

（1）拉伸的肌肉筋膜有冈下肌、小圆肌、三角肌后束。

（2）可以改善肩关节受限、肩周炎、肩颈不适、肩后痛。

（3）肩肱骨旋后肌群主动拉伸方法：以右侧为例侧卧位，头下垫枕头。右侧肩关节屈曲、肘关节屈 90°，掌心朝向足踝方向，利用左手从头侧向下缓慢施加压力，做肩关节旋前主动拉伸至适中强度保持 15～20 秒，每组 3～4 次，每次 2 组(图 6－4－22)。

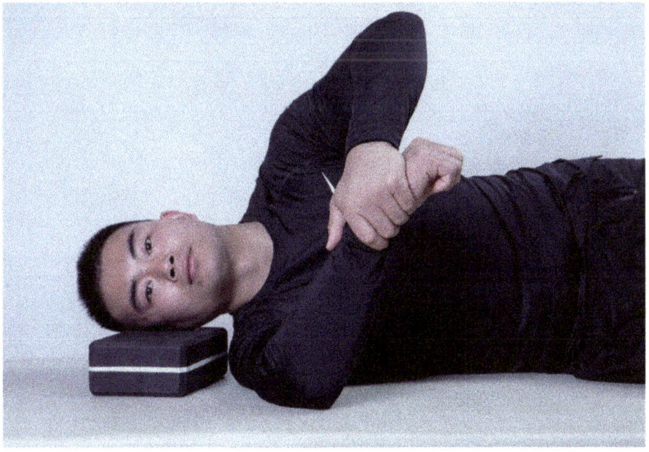

▲ 图 6－4－22　肩肱骨旋后肌群主动拉伸方法示意图

四、前臂康复主动拉伸技术

（一）肘关节伸肌肌群主动拉伸

（1）主要拉伸肌肉筋膜有肱三头肌、肘肌。

(2) 可以改善肘屈曲受限、臂后侧酸胀、肘关节疼痛。

(3) 肘关节伸肌肌群主动拉伸方法:以左侧为例,直立位,左手掌心朝向肩关节屈曲,利用右手抓握左侧前臂远端,吸气不动,呼气时右手缓慢用力使左手旋后至最大幅度并屈曲肘关节最大幅度,保持15～20秒,每组3～4次,每次2组(图6-4-23)。

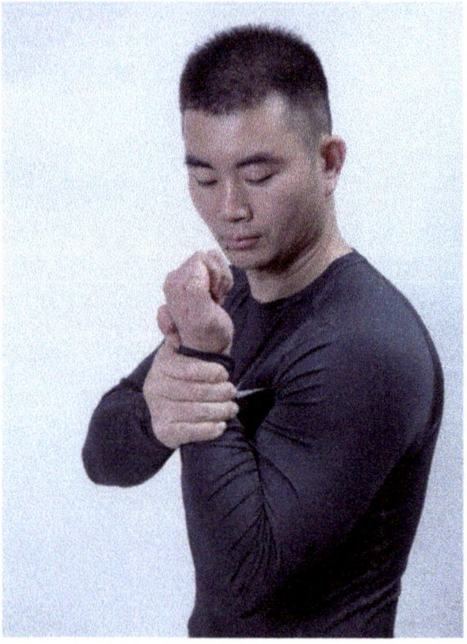

▲ 图6-4-23 肘关节伸肌肌群主动拉伸方法示意图

(二) 肘关节屈曲肌群主动拉伸

(1) 主要拉伸的肌肉筋膜有肱肌、肱二头肌、肘屈肌肌群。

(2) 可以改善肘伸展受限、手臂酸困、肘关节屈曲挛缩。

(3) 肘关节屈曲肌群主动拉伸方法:直立位,双臂肩、肘关节伸展。借助窗台或高桌。背对桌面,双手后伸掌心相对空心拳,双拳置于身后桌面上,吸气不动,呼气时缓慢用力使双肩向后靠拢,并使躯干向下蹲,主动拉伸至适中强度保持15～20秒,每组3～4次,每次2组(图6-4-24)。

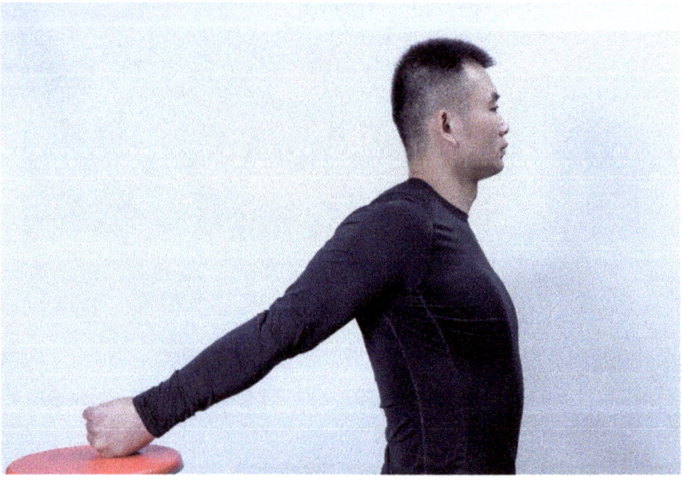

▲ 图6-4-24 肘关节屈曲肌群主动拉伸方法示意图

(三) 腕关节屈肌肌群主动拉伸

(1) 主要拉伸的肌肉筋膜有指浅/深屈肌、尺侧腕屈肌、桡侧腕屈肌。

(2) 可以改善腕管综合征、小臂僵硬、腕伸受限、前臂痛。

(3) 腕关节屈肌肌群主动拉伸方法:借助平面桌子或板凳,双手五指并拢,臂旋后、手指向后与肩同宽置于桌面。躯干重心向前倾斜使手臂前侧(小臂屈肌)有牵拉感。直臂姿势躯干向后移动带动手臂做腕关节伸展动作主动拉伸至适中强度保持 15～20 秒,每组 3～4 次,建议每次 2～3 组(图 6-4-25)。

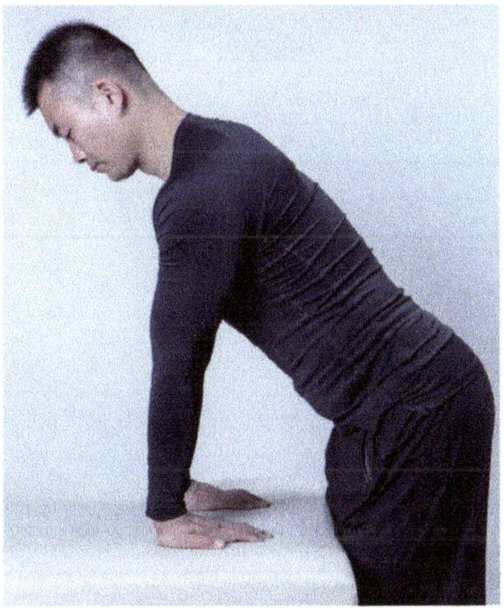

▲ 图 6-4-25　腕关节屈肌肌群主动拉伸方法示意图

(四) 腕关节伸展肌群主动拉伸

(1) 主要拉伸的肌肉筋膜有指伸肌、尺侧腕伸肌、桡侧腕短/长伸肌、旋后肌。

(2) 可以改善小臂酸胀、腕关节僵硬、腕屈受限、网球肘。

(3) 腕关节伸展肌群主动拉伸方法:直立位,以左侧为例。左前臂伸直手腕旋前至极限(掌心向外)。利用右手从左手外侧向内十指相扣,并主动带动左侧腕关节旋前,缓慢施加拉力进行主动拉伸至适中强度保持 15～20 秒,每组 3～4 次,建议每次 2～3 组(图 6-4-26)。

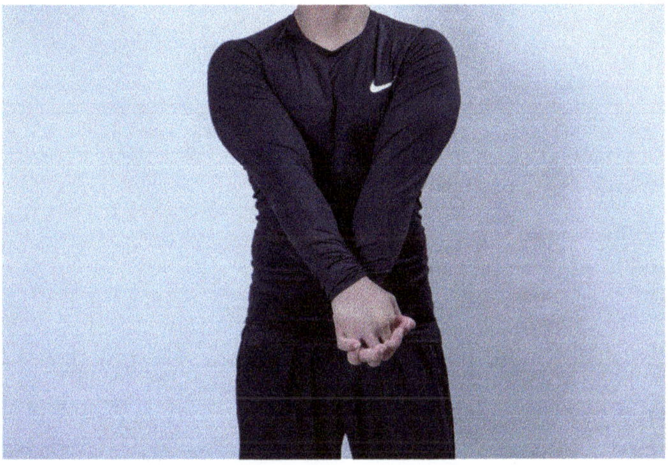

▲ 图 6-4-26　腕关节伸展肌群主动拉伸方法示意图

（五）桡侧偏肌群主动拉伸

（1）拉伸的肌肉筋膜有桡侧腕长/短伸肌、拇长/短伸肌、拇长展肌。

（2）可以改善腕关节活动受限、桡骨茎突炎、腕关节痛。

（3）桡侧偏肌群主动拉伸方法：四指抓握同侧拇指，缓慢进行主动尺侧偏拉伸至适中强度保持 15～20 秒，每组 3～4 次，建议每次 2～3 组（图 6-4-27）。

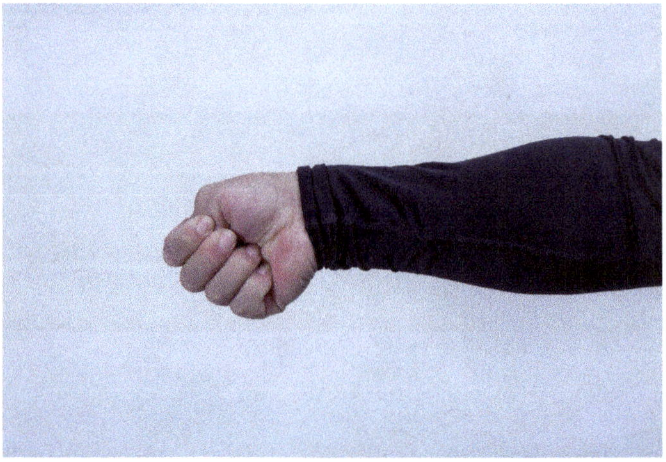

▲ 图 6-4-27　桡侧偏肌群主动拉伸方法示意图

（六）尺侧偏肌群主动拉伸

（1）拉伸的肌肉筋膜有尺侧腕屈肌。

（2）可以改善腕关节僵硬、腕关节尺侧痛。

（3）尺侧偏肌群主动拉伸方法：以拉伸右侧为例。双手四指并拢拇指分开，右手掌心向内下，利用左手抓握右手背，两臂夹肘缓慢进行施加压力使右手腕向桡侧偏主动拉伸至适中强度保持 15～20 秒，每组 3～4 次，建议每次 2～3 组（图 6-4-28）。

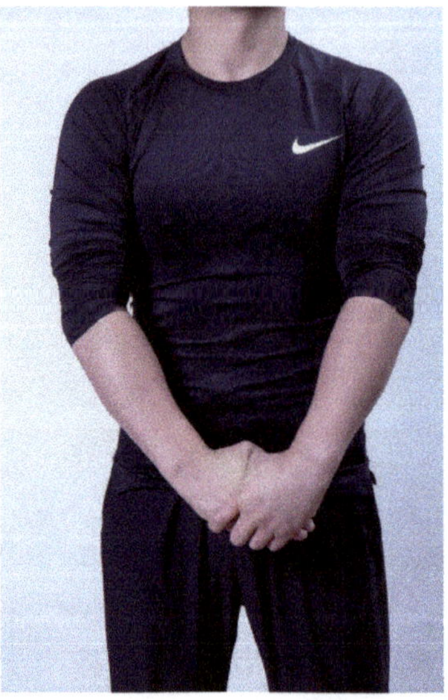

▲ 图 6-4-28　尺侧偏肌群主动拉伸方法示意图

五、躯干屈伸肌康复主动拉伸技术

(一) 躯干前屈肌群主动拉伸

(1) 主要拉伸的肌肉筋膜有腹直肌、腹内/外斜肌、胸部筋膜。

(2) 可以改善驼背、胸前痛、腹胀、腹痛、腰背痛。

(3) 躯干前屈肌群主动拉伸方法:俯卧位,眼镜蛇式伸展。俯身于瑜伽垫上,利用双手胸外侧地面夹肘支撑,双下肢自然伸直,吸气的同时头向上延伸,用手后划和挺胸向前上抬的力量(注意沉肩),缓慢把躯干抬起最大高度。在利用头足双向牵拉的基础上完成躯干伸展主动拉伸至适中强度保持 15～20 秒,每组 3～4 次,建议每次 2～3 组(图 6-4-29)。

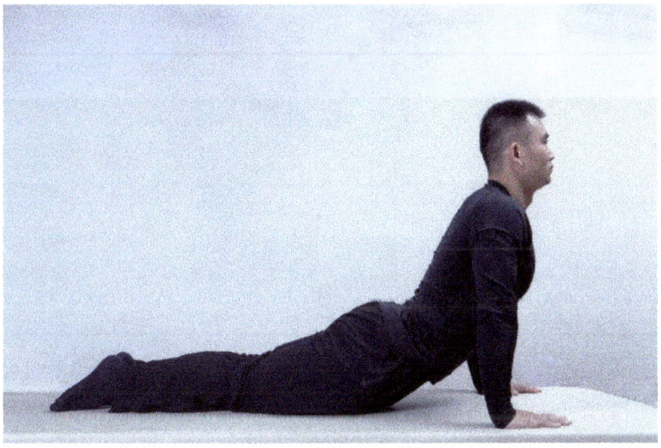

▲ 图 6-4-29　躯干前屈肌群主动拉伸方法示意图

(4) 注意:练习中有腰部不适的,多数是头足双向延伸力不足引起的。

(二) 脊柱区伸肌肌群主动拉伸

(1) 主要拉伸的肌肉筋膜有竖脊肌、背阔肌、胸腰筋膜。

(2) 可以改善腰肌劳损、脊柱僵硬、屈曲受限、腰背痛。

(3) 脊柱伸肌肌群主动拉伸方法:仰卧位,利用双手环抱膝关节。双下肢屈髋屈膝,双手环抱膝关节贴紧胸壁。收缩到最大幅度,保持 6～10 秒,然后整体放松 3～6 秒,每组 2～3 次,每次 2～3 组(图 6-4-30)。

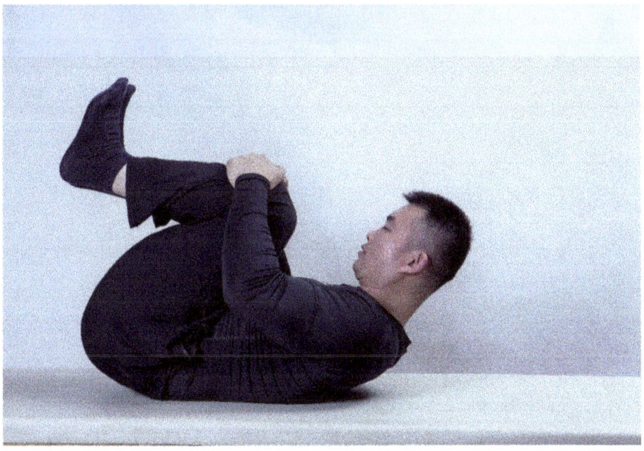

▲ 图 6-4-30　脊柱伸肌肌群主动拉伸方法示意图

(三) 躯干旋转肌群主动拉伸

(1) 主要拉伸的肌肉筋膜有髂腰肌、腹内/外斜肌、竖脊肌。

(2) 可以改善躯干僵硬、腰肌劳损、腰背疼痛。

(3) 躯干旋转肌群主动拉伸方法:以主动拉伸躯干右旋转肌为例,右侧卧位,两手臂伸直与肩同高,左侧下肢以髋关节为支点向下延伸、向前伸 45°,吸气不动,呼气时利用头部带动躯干和左侧上肢向左旋转至最大幅度,此时左侧上肢可以在向上举 45°与左下肢形成对角双向牵拉力,注意右侧下肢有向下延伸的内在感知力,在以上基础上进行下肢(骨盆)向右旋转,躯干上部向左旋转进行主动拉伸至适中强度保持 15～30 秒,每组 2～3 次,每次 2～3 组(图 6-4-31)。

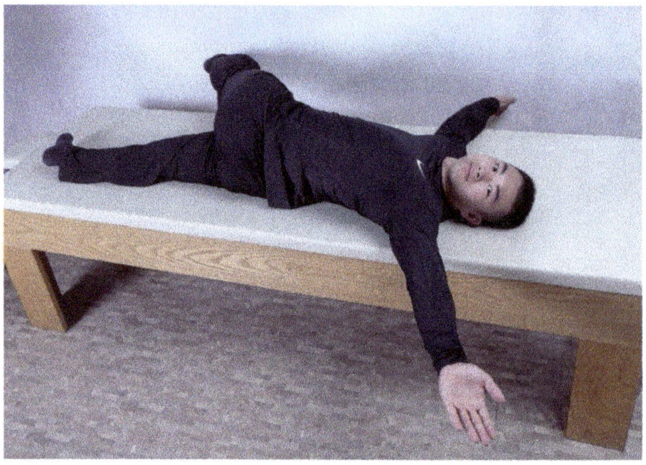

▲ 图 6-4-31　躯干旋转肌群主动拉伸方法示意图

六、髋关节康复主动拉伸技术

(一) 髋屈曲肌群主动拉伸

(1) 主要拉伸的肌肉筋膜有髂腰肌、内收肌群、股直肌。

(2) 可以改善骨盆前倾、弹响髋、髋关节活动受限、大腿前侧痛。

(3) 髋屈曲肌群主动拉伸方法:以拉伸右侧为例,双足与髋同宽,躯干重心置于左下肢,右侧下肢缓慢向后伸至前脚掌着地(弓箭步伸展姿势),双手置于左侧膝关节上方支撑,右足趾垂直地面,足跟缓慢向后蹬至最大幅度,左侧下肢小腿始终与地面垂直。收腹收下颌头向上延伸的同时双手推压左侧膝关节使身体向后推,前、后足形成相互对抗力,进行主动伸展拉伸至目标强度保持 10～15 秒,每组 2～3 次,每次 2～3 组,双侧交互进行拉伸(图 6-4-32)。

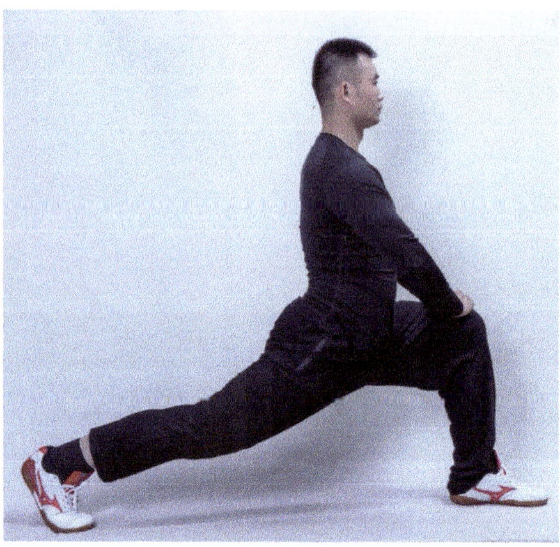

▲ 图 6-4-32　髋屈曲肌群主动拉伸方法示意图

(二) 髋伸展肌群主动拉伸

(1) 主要拉伸的肌肉筋膜有臀大肌、臀中肌后束、臀深肌群。

（2）可以改善髋屈受限、髋关节僵硬、臀后痛、坐骨神经痛。

（3）髋伸展肌群主动拉伸方法：

1）仰卧位，环抱小腿外侧，以拉伸左侧为例，左下肢屈髋屈膝 90°，双手环抱左侧下肢小腿外侧，缓慢向右侧肩关节方向主动拉伸至适中强度保持 15～30 秒，每组 2～3 次，每次 2～3 组（图 6-4-33）。

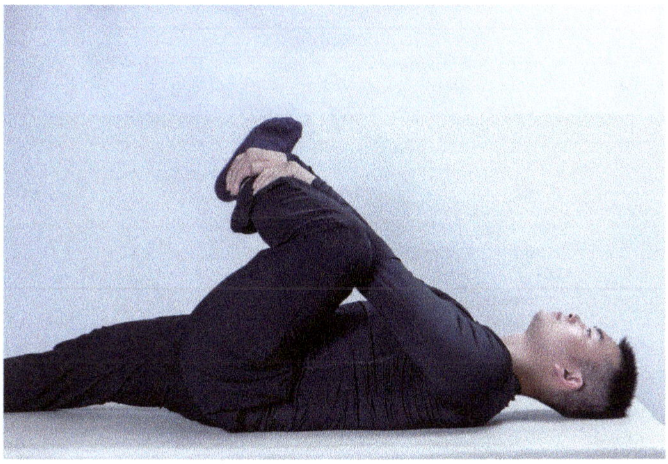

▲ 图 6-4-33　髋伸展肌群主动拉伸方法示意图

2）坐姿拉伸左侧髋伸肌方法，坐位高度选择与膝同高。左侧小腿置于右侧大腿远端膝关节上段，然后左手环抱左侧小腿，右手环抱左侧踝关节固定，躯干直立收紧核心缓慢进行拉伸，利用臀部后翘、躯干重心前移施加压力主动拉伸左侧臀部，拉伸至适中强度保持 15～30 秒，每组 2～3 次，每次 2～3 组（图 6-4-34）。

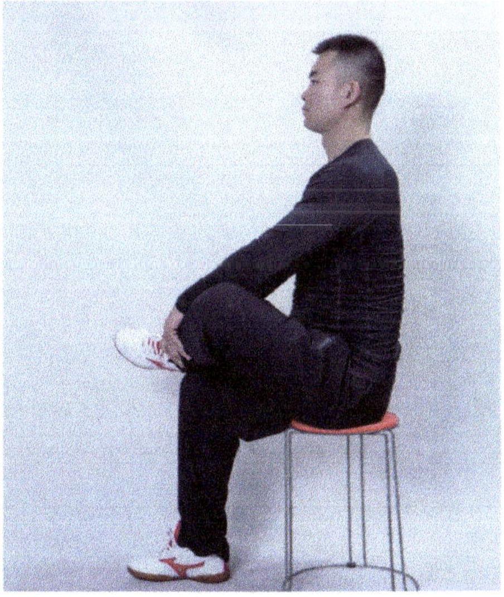

▲ 图 6-4-34　坐位髋伸展肌群主动拉伸方法示意图

（三）髋外旋肌群主动拉伸

（1）主要拉伸的肌肉筋膜有梨状肌、上/下孖肌、股方肌、臀大肌、臀中肌后束。

（2）可以改善梨状肌综合征、髋内旋受限、坐骨神经痛。

（3）髋外旋肌群主动拉伸方法：采用坐姿主动拉伸，以左侧为例，坐姿高与膝同高，左侧小腿置于右侧膝关节上外，利用双手从外侧环抱左侧膝关节缓慢向右侧肩关节靠近，躯干挺直的同时翘臀，稍微进行躯干向左旋转施加压力主动拉伸至适中强度保持 15～30 秒，每组 2～3 次，每次 2～3 组(图 6-4-35)。

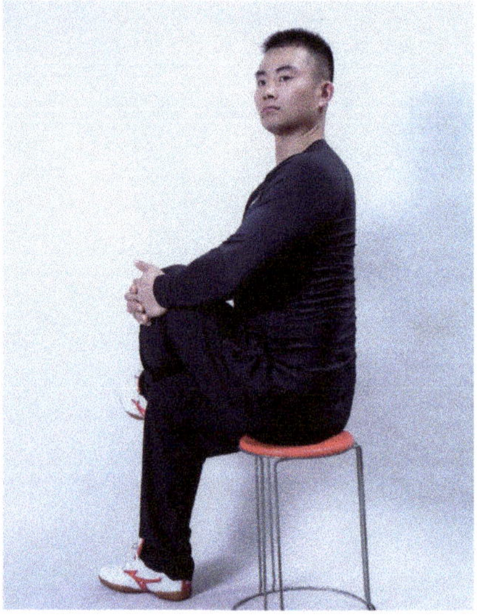

▲ 图 6-4-35　髋外旋肌群主动拉伸方法示意图

(四) 髋内旋肌群主动拉伸

(1) 主要拉伸的肌肉筋膜有臀中/小肌前束、阔筋膜。

(2) 可以改善髋关节功能受限、外旋受限、髋关节滑膜炎、弹响髋。

(3) 髋内旋肌群主动拉伸方法：坐姿主动拉伸法，以左侧为例，坐位高度与膝同高，双下肢垂直与地面成 90°，左侧踝关节置于右侧膝关节上方，挺胸收紧核心，利用右手环抱左侧小腿踝前固定，左手掌根置于左侧膝关节内上方，由上向下缓慢施加压力进行主动拉伸至适中强度保持 15～30 秒，每组 2～3 次，每次 2～3 组(图 6-4-36)。

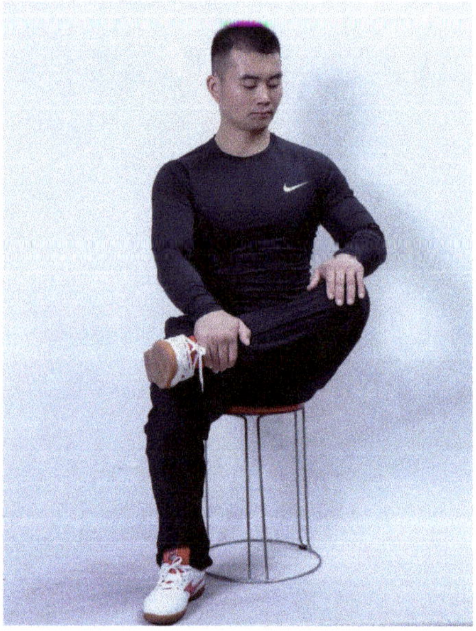

▲ 图 6-4-36　髋内旋肌群主动拉伸方法示意图

（五）髋外展肌群主动拉伸

（1）拉伸的肌肉筋膜有臀中/小肌、阔筋膜张肌。

（2）可以改善跑步膝痛、髋关节外侧痛、弹响髋、臀痛。

（3）髋外展肌群主动拉伸方法：下肢剪刀式站姿，以拉伸右侧为例，直立中立位，躯干重心置于右侧下肢，左侧足跟向前内平行右移至最大限度，双足尖指向正前方。双手置于腰间，吸气不动，呼气时髋向右侧方缓慢施加压力推，躯干重心向左侧微倾斜，进行主动拉伸至适中强度保持15～30秒，每组2～3次，每次2～3组（图6-4-37）。

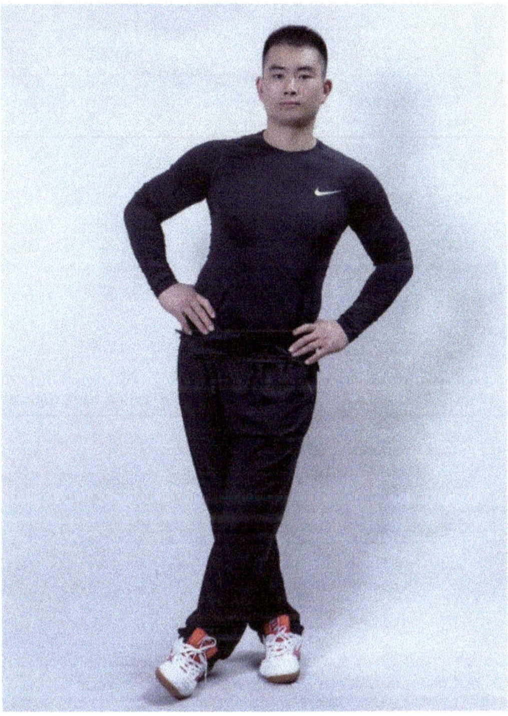

▲ 图6-4-37　髋外展肌群主动拉伸方法示意图

（六）髋内收肌群主动拉伸

（1）主要拉伸的肌肉筋膜有耻骨肌、长收肌、短收肌、大收肌、股薄肌。

（2）可以改善髋外展受限、髋功能受限、骨盆前倾、膝内侧痛。

（3）髋内收肌群主动拉伸方法：站姿主动拉伸，以右侧为例，躯干重心侧向左侧支撑站立，右侧下肢外旋90°，抬高置于拉伸杠或高台面，右侧髋关节向同侧缓慢施加压力，利用躯干重心向右侧倾斜，幅度越大，拉伸强度越大，进行主动拉伸至适中强度保持15～30秒，每组2～3次，每次2～3组（注意：动作不是腰向右侧倾）（图6-4-38）。

七、膝关节康复主动拉伸技术

（一）膝关节屈曲肌群主动拉伸

（1）主要拉伸的肌肉筋膜有腘绳肌、腓肠肌。

（2）可以改善直腿弯腰受限、腘窝痛、膝屈伸功能下降。

（3）膝关节屈曲肌群主动拉伸方法：站姿位正面压腿拉伸，以右侧下肢为例，找到相匹配高度的支点

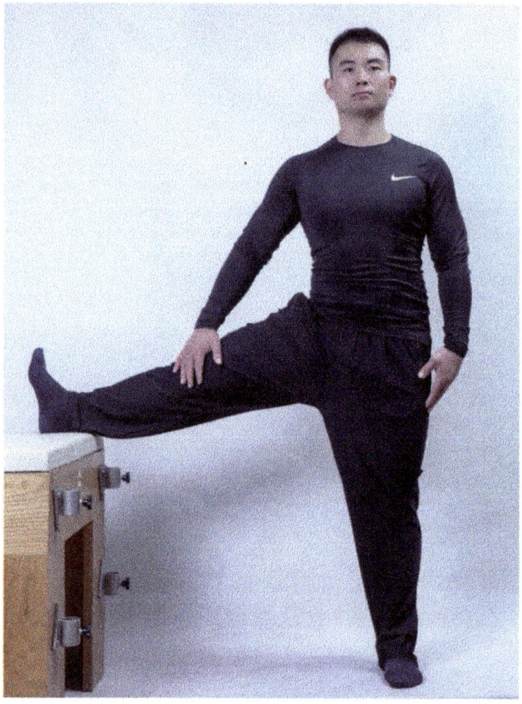

▲ 图 6-4-38 髋内收肌群主动拉伸方法示意图

(凳子、拉伸杠)。面对拉伸杠直立,然后右侧足跟置于正前方的拉伸杠上,吸气不动,呼气时翘臀使躯干重心向前移动(不是弯腰)。缓慢施加压力进行主动拉伸至适中强度保持 15~30 秒,每组 2~3 次,每次 2~3 组(图 6-4-39)。

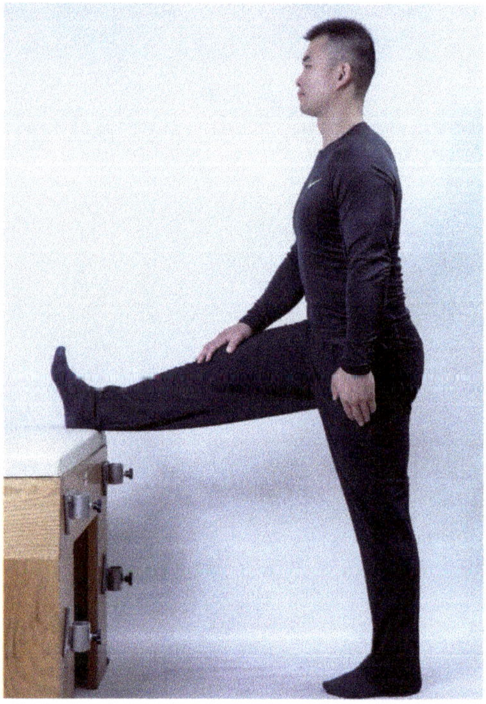

▲ 图 6-4-39 膝关节屈曲肌群主动拉伸方法示意图

(二) 膝关节伸展肌群主动拉伸

(1) 主要拉伸的肌肉筋膜有股四头肌、阔筋膜。

(2) 可以改善大腿酸胀、膝关节痛,提升股四头肌力量。

(3) 膝关节伸展肌群主动拉伸方法:以拉伸右侧为例,选择一个固定物体旁稳定。面墙直立左手扶墙面,躯干重心置于左侧下肢,右膝关节屈曲利用右手环握右侧足背固定,缓慢向上牵拉使右侧足底靠近右侧臀部,施加压力进行主动拉伸至适中强度保持 15～30 秒,每组 2～3 次,每次 2～3 组(图 6-4-40)。

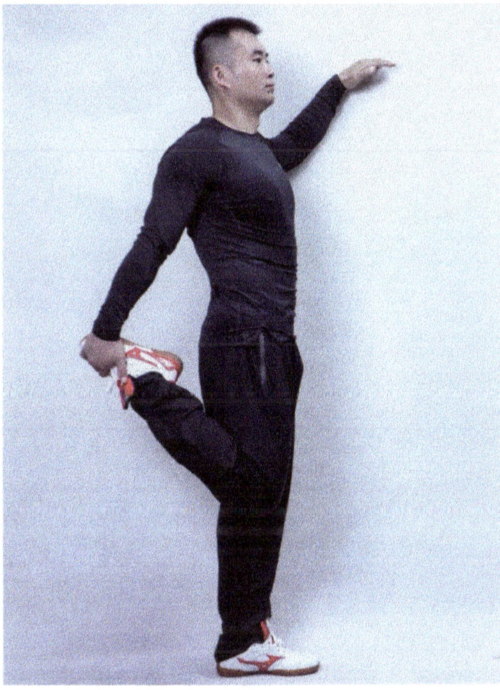

▲ 图 6-4-40 膝关节伸展肌群主动拉伸方法示意图

八、足踝康复主动拉伸技术

(一) 足踝背伸肌群主动拉伸

(1) 主要拉伸的肌肉筋膜有胫骨前肌、跗长伸肌、趾长伸肌。

(2) 可以改善踝关节功能受限、小腿前侧痛、足踝痛。

(3) 足踝背伸肌群主动拉伸方法:金刚坐姿,跪式体位,双足与髋同宽,脚尖、足跟、膝关节呈一条直线。髋关节向后下坐置于足跟上(不要左右偏歪),压力逐渐向下压至足背上进行主动拉伸至适中强度,保持 15～30 秒,每组 2～3 次,每次 2～3 组(图 6-4-41)。

(4) 注意:拉伸后需要主动勾脚运动,使拉伸的肌群收缩。

(二) 足踝跖屈肌群主动拉伸

(1) 拉伸的肌肉筋膜有胫骨后肌、趾长屈肌、跗长屈肌。

(2) 可以改善下蹲受限、踝关节功能下降、小腿后侧痛。

(3) 足踝跖屈肌群主动拉伸方法:蹲姿足底前后滚动主动拉伸,建议光足在瑜伽垫子上练习。面对横

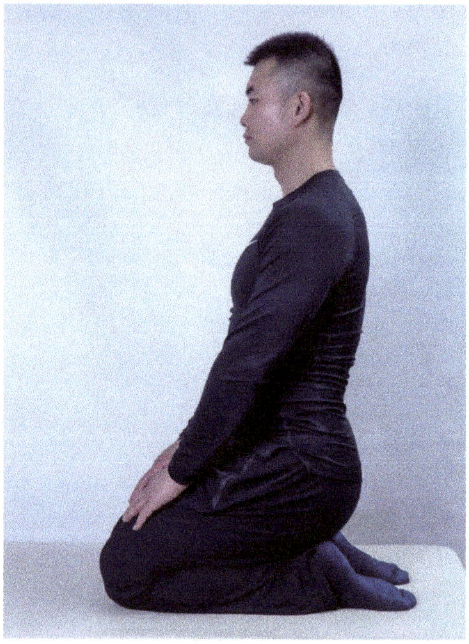

▲ 图 6-4-41　足踝背伸肌群主动拉伸方法示意图

杠直立，双手扶杠，双足大拇指、足跟、膝关节相互贴近下蹲姿势，躯干挺直，重心在足底，利用膝关节向前下缓慢施加压力，进行主动拉伸至适中强度保持 15～30 秒，每组 2～3 次，每次 2～3 组(图 6-4-42)。

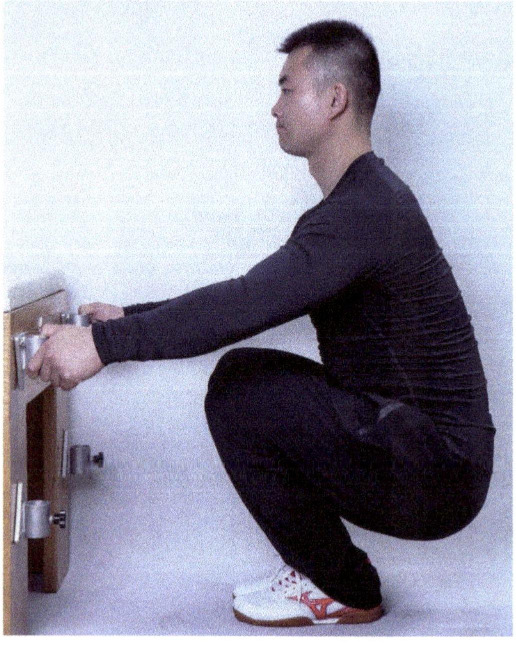

▲ 图 6-4-42　足踝跖屈肌群主动拉伸方法示意图

(三) 足踝外翻肌群主动拉伸

(1) 主要拉伸的肌肉筋膜有腓骨长/短肌。

(2) 可以改善足踝内翻受限、踝关节外侧痛。

（3）足踝外翻肌群主动拉伸方法：坐位足踝内翻，双足平行与肩同宽，足底内侧用力向外上翻起，吸气时发力，进行主动拉伸至适中强度保持 15～30 秒，每组 2～3 次，每次 2～3 组。建议足内、外翻交替练习（图 6-4-43）。

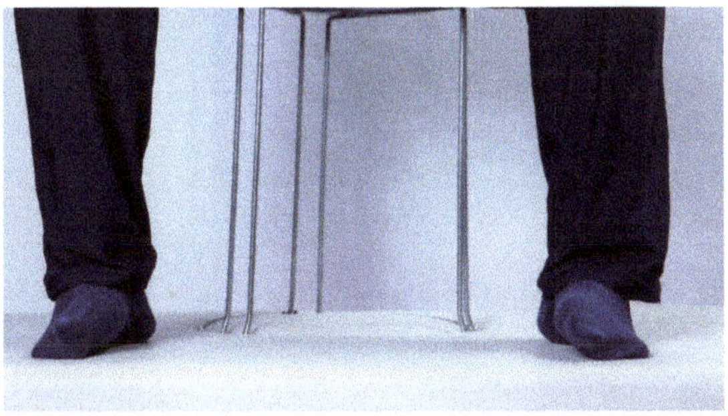

▲ 图 6-4-43　足踝外翻肌群主动拉伸方法示意图

（四）足踝内翻肌群主动拉伸

（1）主要拉伸的肌肉筋膜有胫骨前、后肌。

（2）可以改善足踝外翻受限、踝周围痛。

（3）足踝内翻肌群主动拉伸方法：坐位足踝外翻，双足平行与肩同宽，足踝外侧缓慢用力向上抬起，吸气用力，进行主动拉伸至适中强度保持 15～30 秒，每组 2～3 次，每次 2～3 组（图 6-4-44）。

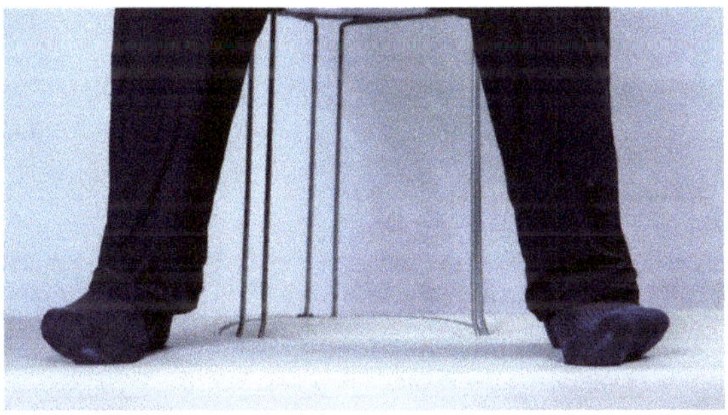

▲ 图 6-4-44　足踝内翻肌群主动拉伸方法示意图

（五）趾间关节屈、伸肌群主动拉伸

（1）主要拉伸的肌肉筋膜有趾屈伸肌群。

（2）可以改善趾与踝关节僵硬、无力、活动受限。

（3）趾间关节屈、伸肌群主动拉伸方法：坐位姿势，双足平行与肩同宽，十趾全力抓握地面，吸气用力，呼吸也用力，进行主动拉伸至适中强度保持 15～30 秒，每组 2～3 次，每次 2～3 组。交互放松时全力背伸足趾。

第七章

常见病运动功能康复与训练

第一节　颈椎病功能康复与训练

一、症状

（1）颈型颈椎病表现为颈部肌肉僵硬、活动受限、疼痛。

（2）神经根型颈椎病表现为颈部疼痛，同时伴一侧或双侧上肢疼痛、麻木。颈部活动引起疼痛、麻木加重。

（3）椎动脉型颈椎病表现为头晕，转头时加重或突然头晕出现。

（4）交感型颈椎病表现为心慌、胸闷、血压升高、出汗、四肢无力等交感神经刺激症状。

二、一般康复方法

常用放松方法

（1）热敷：包括艾灸与理疗等方法松解颈部肌肉，增大颈椎的关节活动度，促进局部组织的血液循环与淋巴循环，增加新陈代谢，从而减轻疼痛。

（2）减轻肌肉疼痛基础上增加患者各个角度的关节活动度与肌力，可适当增加负荷。

三、康复训练方法参考

（一）瑜伽球颈深肌群激活训练

（1）功能康复强化目标：激活颈部深层肌群。

（2）训练动作要领：双手托起瑜伽球置于墙面，身体自然站立，核心收紧，腰背挺直后屈髋、屈膝，前额抵住瑜伽球，下颌微收，重力置于头部，保持颈椎为脊柱的延长线且颈部后侧肌群持续发力，将球体稳定于墙面，持续静止，20～30 秒一组，建议 4～6 组（图 7－1－1）。

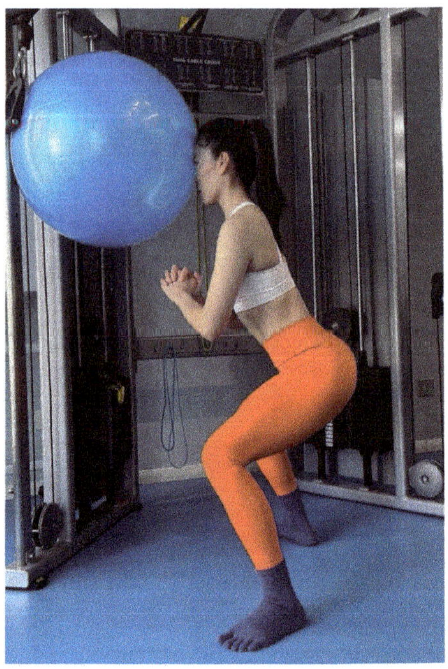

▲ 图 7－1－1　瑜伽球颈深肌群激活训练示意图

(二) 脊柱灵活性训练

(1) 功能康复强化目标:提高整条脊椎的灵活性。

(2) 训练动作要领:四点支撑地面,手臂、膝盖与肩同宽,吸气从尾骨开始将脊柱逐节缓慢向上隆起,低头直至整个脊柱充分隆起呈"C"形,保持 6～10 秒,呼气再逐节下降至最低限度,反复 8～10 次,建议 4～6 组(图 7-1-2)。

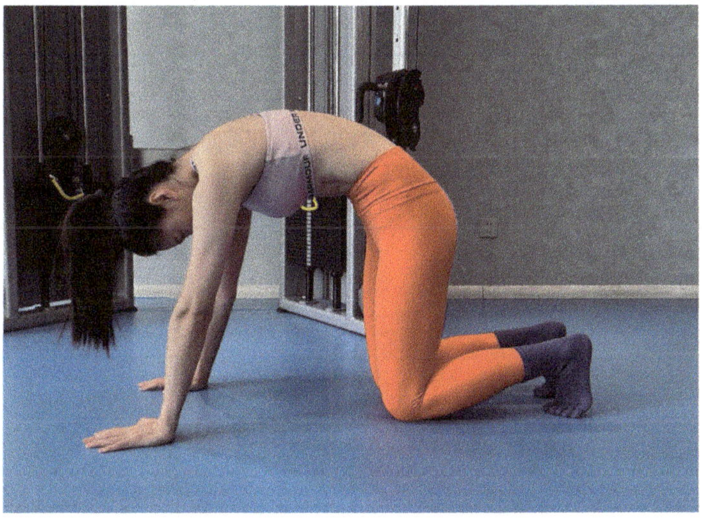

▲ 图 7-1-2 脊柱灵活性训练示意图

(三) 瑜伽球俯卧"W"形、"Y"形训练

(1) 功能康复强化目标:增强颈、背部力量,强化颈、肩、背部的协同性,释放颈部压力。

(2) 训练动作要领:俯卧于瑜伽球上,上身躯干挺直,手臂向前伸直,以瑜伽球为着力点,双手臂和头部同时抬起,双侧手臂向后收紧夹背呈"W"形或双侧手臂向上抬高呈"Y"形,14～16 次为一组,建议 3～6 组(图 7-1-3 和图 7-1-4)。

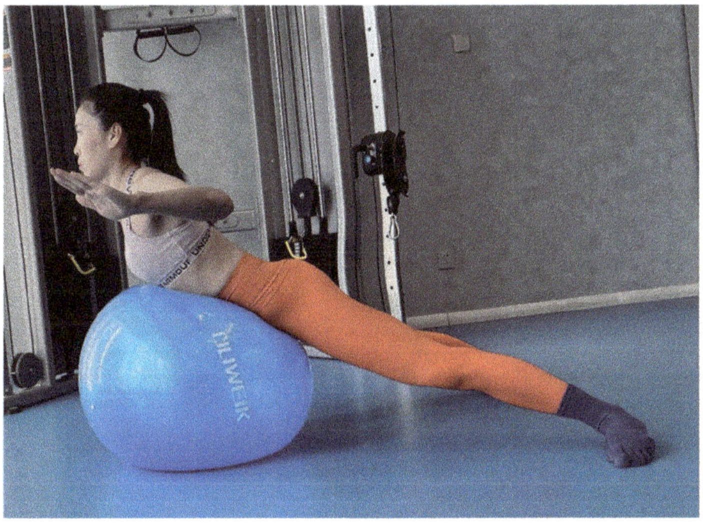

▲ 图 7-1-3 瑜伽球俯卧"W"形训练示意图

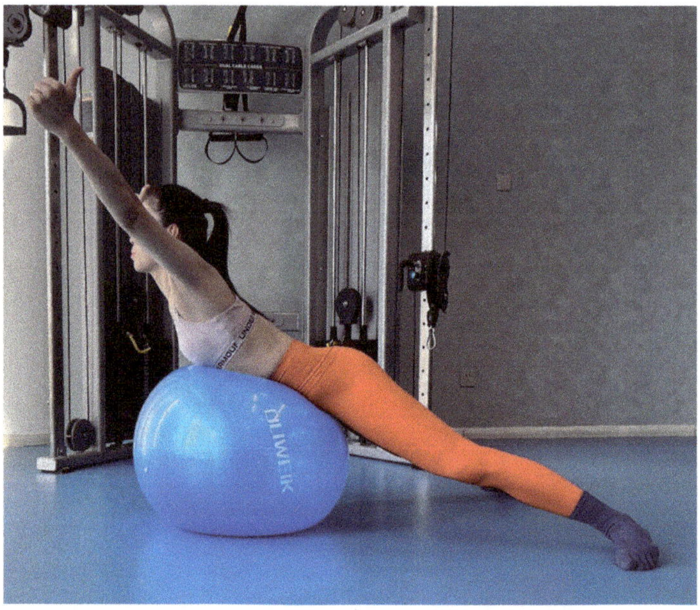

▲ 图 7-1-4　瑜伽球俯卧"Y"形训练示意图

（四）侧卧位侧腹肌训练+旋转头部加强

（1）功能康复强化目标：强化腹、背肌训练，增加脊柱及颈部的稳定性。

（2）训练动作要领：身体侧卧，单臂屈肘支撑，稳定核心保持躯干呈一条斜线，头部向上转动 45°，保持 6～10 秒，还原再向下转动 45°至地面，保持 6～10 秒后躯干下落恢复原位换到另外一侧重复。建议 4～6 组（图 7-1-5）。

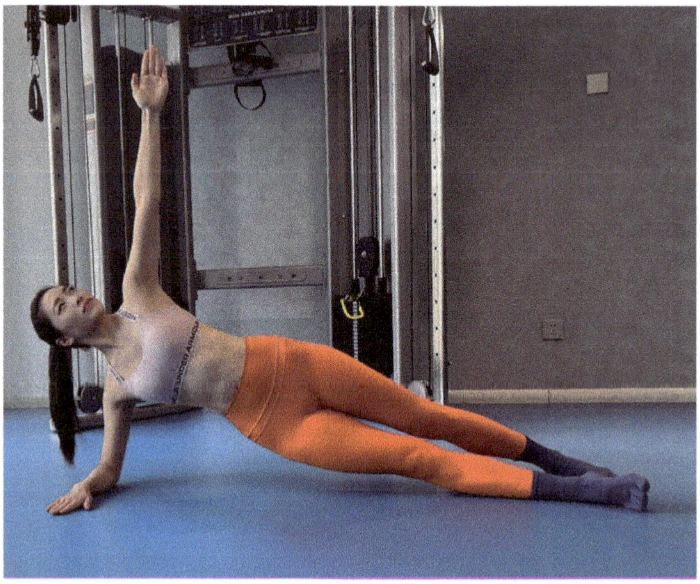

▲ 图 7-1-5　侧卧位侧腹肌训练+旋转头部加强示意图

四、康复运动处方参考

康复运动处方参考表 7-1-1。

表 7-1-1 颈椎病康复运动处方参考

编号	训练方法	次数	组数	备注
1	抱膝滚动	20 次	循环 6 组	
2	腹横肌训练	30 秒		
3	多裂肌训练	16 次		
4	斜方肌 Y 字训练	16 次		
5	颈后肌群训练	16 次		
6	颈部肌肉拉伸	30 秒	训练后拉伸	

五、注意事项

(1) 保持良好姿势：避免长期低头姿势，要避免长时间低头或固定一个方向工作，长期保持该体位，容易使颈部肌肉、韧带受到牵拉，导致劳损与椎间盘发生退行性病变。

(2) 避免风寒、潮湿：夏天注意避免风扇一直吹向颈部，特别是空调吹向颈部。出汗后不要直接吹冷风，或者用冷水冲洗头颈部，或在凉枕上睡觉。注意颈部保暖。

(3) 选择合适的枕头：枕头高度应控制在自己拳头的 1.6 倍高，枕芯选择透气性较好的填充物，避免太软。

第二节 肩峰撞击综合征康复与训练

一、症状

肱骨在冠状面外展高举的过程中，肱骨大结节与肩峰撞击会引起一系列临床症状。肱骨旋前外展时增加肩峰撞击症状的出现。肩峰撞击过程中可有单纯的上肢外展高举卡顿感，出现明显疼痛应就诊治疗。影像学检查可以见冈上肌腱断裂的情况。

二、康复训练方法参考

(一) 站姿哑铃飞鸟训练

(1) 功能康复强化目标：增加肩后肌群活动度及肩部稳定性，避免因肩前侧过紧而引起弹响。

(2) 训练动作要领：双脚并拢，膝盖微屈，腰背挺直。手持哑铃自然下垂在身体两侧，肘关节微屈，手腕保持中立位。以肩关节为轴，将哑铃向两侧平举至与肩平行或略高于肩，在此停留 3 秒，在举起哑铃的过程中，要保持大臂和上臂的角度不变，同时双手握力不要过紧，再慢慢将手臂放下，还原至起始位置，重复 15～18 次，3～5 组(图 7-2-1)。

(3) 注意事项：在整个动作过程中，要保持身体的稳定，不能有前后晃动。同时，要保持大臂和上臂的角度不变，不能出现旋转或者扭曲。此外，在动作过程中，要保持呼吸的均匀和深沉，不能憋气或者耸肩。

(二) 弹力带肩外展训练

(1) 功能康复强化目标：增强三角肌力量，调整肩平衡。

(2) 训练动作要领：双足前后站立，重心置于前脚掌对侧手臂握住弹力带，将手臂向外侧抬起直至与

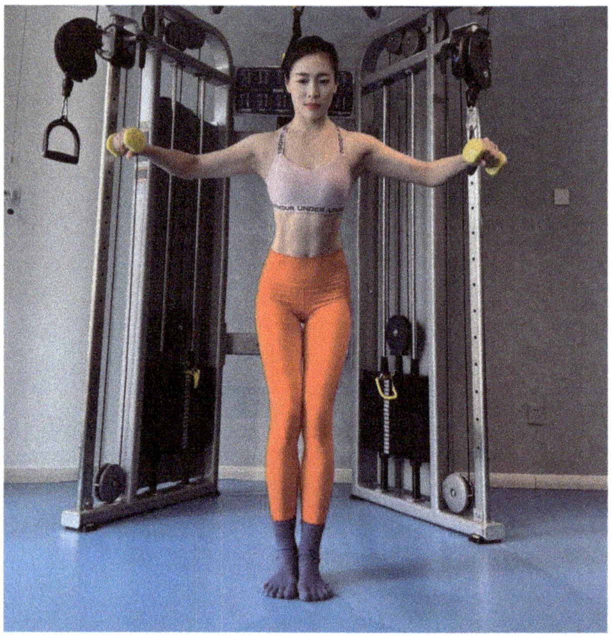

▲ 图 7-2-1 站姿哑铃飞鸟训练示意图

肩平行，保持 3～6 秒后缓慢下落一定幅度，仍保持弹力带持续张力后重复 16～20 次为一组，双臂交互训练。建议 4～6 组。

(3) 注意：保持身体稳定，避免晃动或摇摆(图 7-2-2)。

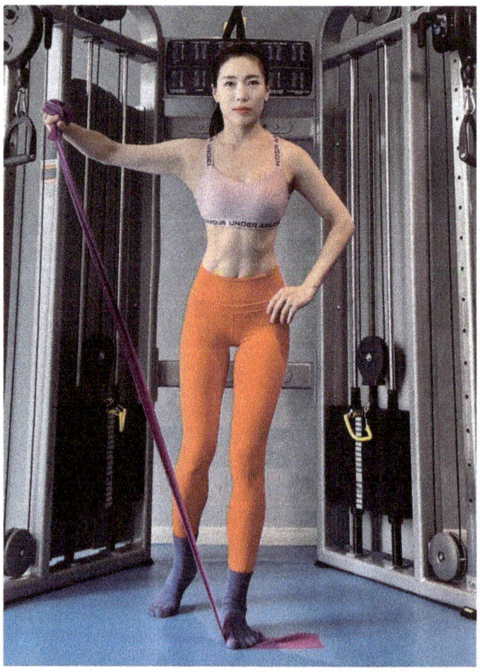

▲ 图 7-2-2 弹力带肩外展训练示意图(弹力带)

(三) 高位下拉训练

(1) 功能康复强化目标：肩胛骨稳定性练习并强化背、肩部和手臂的协同性肌肉力量练习。

(2) 训练动作要领：选择合适的配重片，腰背挺直，核心收紧，双手握宽距拉力杆，吸气沉肩，肩胛骨下回旋将拉力杆下拉至胸前，背部收紧，保持肘关节略微屈，保持 2～3 秒回到起始位并重复，建议每组 12～16 次，4～6 组(图 7-2-3)。

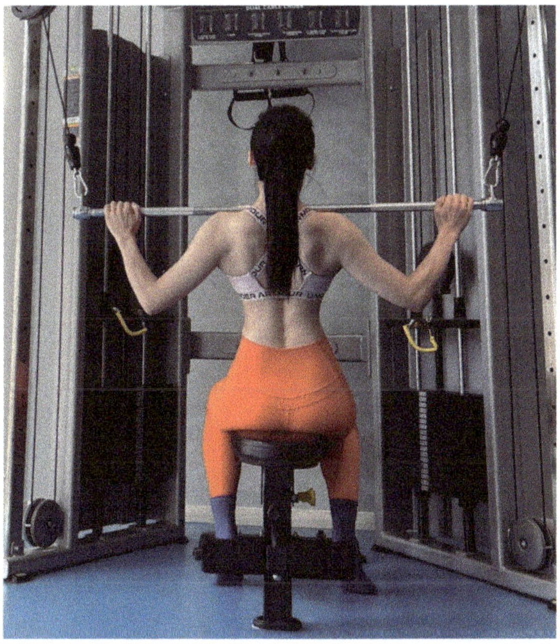

▲ 图 7-2-3　高位下拉训练示意图(器械)

(四) 坐姿哑铃推举训练

(1) 功能康复强化目标：三角肌前束、中束及肱三头肌，同时锻炼到腰腹核心。

(2) 训练动作要领：坐于长条凳上，两腿并拢，全脚掌着地，背部挺直，双手持哑铃，肘关节与肩同高，核心收紧，吸气保持不动，呼气将双臂伸直将哑铃推过头顶，然后慢落至起始位。建议 16～18 次一组，3～5 组(图 7-2-4)。

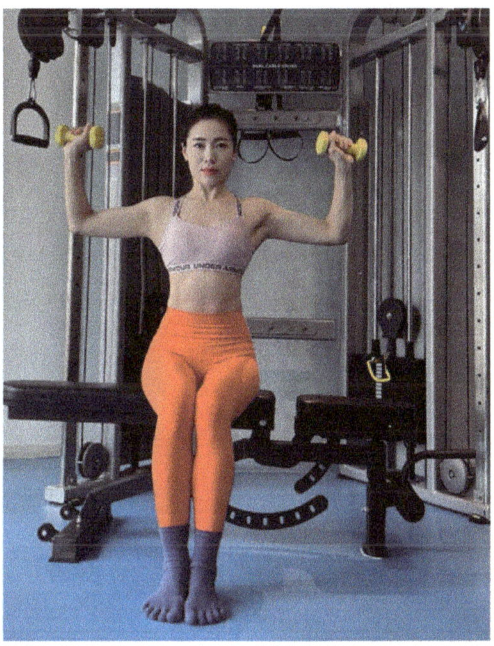

▲ 图 7-2-4　坐姿哑铃推举训练示意图

三、康复运动处方参考

康复运动处方参考表 7-2-1。

表 7-2-1　肩峰撞击综合征康复运动处方

编号	训练方法	次数	组数	备注
1	冈上肌训练	16 个	重复 3 组	
2	冈下肌和小圆肌训练			
3	肩胛下肌训练			
4	前锯肌训练			
5	肩胛回缩			
6	肩部肌肉拉伸	30 秒	训练后拉伸	

四、注意事项

(1) 肩峰撞击综合征应避免剧烈的运动，避免肩关节的过度外展和上举体位。
(2) 尽量避免肩关节、肩峰和大结节相互撞击的次数。撞击次数越多，肩袖损伤的发生率就越高、越严重。
(3) 避免风寒、潮湿，夏天注意避免吹风扇，特别是空调吹向肩部。

第三节　冻结肩功能康复与训练

一、症状

以肩部为主的疼痛(夜痛明显)和肩关节各个方向主动、被动活动受限的临床表现。

二、康复处理方法

(1) 热敷：包括艾灸与理疗等方法松解肩关节肌肉，增大肩关节的关节活动度，促进局部组织的血液循环与淋巴循环，增加新陈代谢从而减轻疼痛。

(2) 减轻肌肉疼痛基础上增加患者各个角度的关节活动度与肌力，可适当增加负荷。

三、康复训练方法参考

(一) 一般训练

活动度练习前臂爬墙，站姿身体贴近墙壁，用手指贴近墙壁手指上爬，每次逐步增加幅度。

(二) 俯卧“T”字肩胛骨稳定性训练

(1) 功能康复强化目标：增强脊柱背部力量及肩带稳定。

(2) 训练动作要领：俯卧于瑜伽垫上，手臂张开与身体呈 90°，然后缓慢抬起手臂到最高限度，而且感受到肩胛骨和脊柱间有挤压感。整个身体呈“T”字形姿态，保持这个姿势 1～2 秒，然后缓慢回落至起始位。重复 8～16 次(图 7-3-1)。

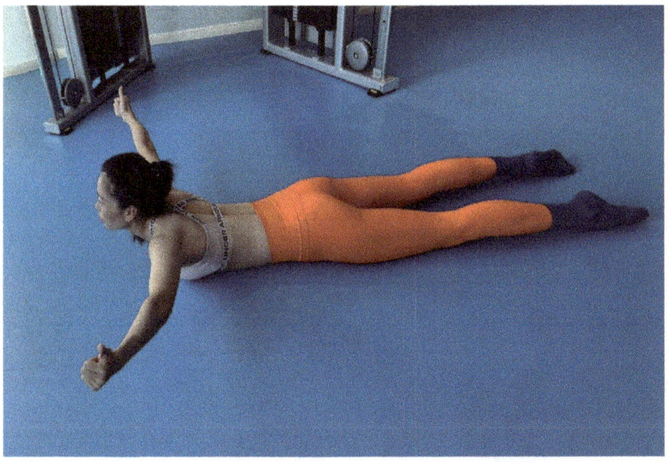

▲ 图 7-3-1 俯卧"T"字肩胛骨稳定性训练示意图

(三) 弹力带肩外旋训练

(1) 功能康复强化目标:增加肩部肌群活动度及力量。

(2) 训练动作要领:将绳索或弹力带调整与肘关节同高,身体自然站立,将单侧前臂屈曲 90°,弹力带置于手掌,掌心向上,上臂贴紧躯干,收紧核心以肘关节为轴向外旋牵拉至最大限度,静力保持 3 秒,慢放回到起始位,保持弹力带有拉力。重复 12～16 次,建议 3～6 组(图 7-3-2)。

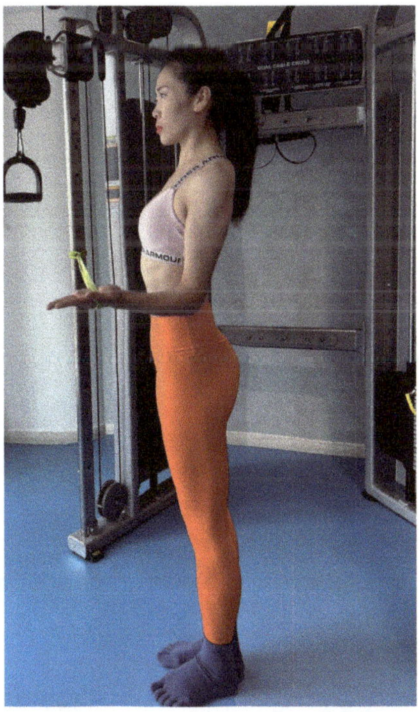

▲ 图 7-3-2 弹力带肩外旋训练示意图

(四) 弹力带中位面拉训练

(1) 功能康复强化目标:增加颈、肩、背部肌群活动度及力量。

(2) 训练动作要领:将弹力带调至与胸部同高,坐于地面或器械上,背部挺直,核心收紧,胸廓打开,双手握住弹力带保持一定张力,手臂抬起肘关节与肩同高,吸气胸廓打开,肩胛骨收缩将弹力带拉向胸部,背部收紧静力保持 3 秒，大臂与前臂时刻保持 90°，再有控制地回落保持弹力带持续张力。重复 12～16 次，建议 3～6 组(图 7-3-3)。

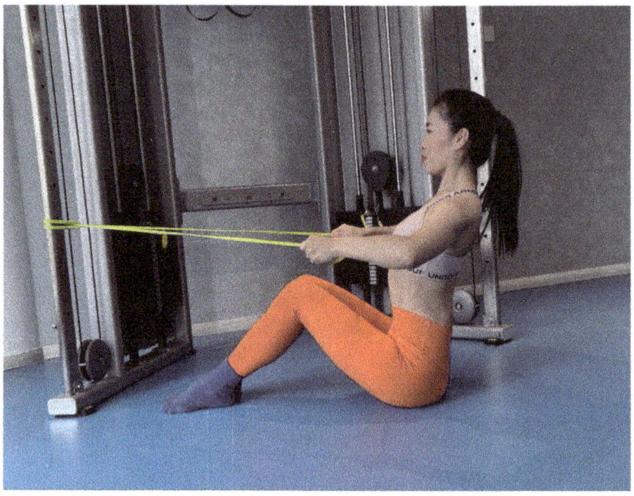

▲ 图 7-3-3　弹力带中位面拉训练示意图

(3) 注意事项：①动作应流畅，避免用惯性或力量来完成。②根据个人的状况和能力，选择适当的弹力带阻力来训练，避免弹力带强度过大而身体代偿引起的不适。

(五) 单臂俯身划船训练

(1) 功能康复强化目标：增强背阔肌的中部及背部肌肉力量。

(2) 训练动作要领：俯身于训练凳上，一侧手臂支撑，躯干呈一条直线，另一侧手臂自然下垂握住哑铃，核心收紧，吸气手持哑铃提手肘至肩高同高或略高于肩部，保持背部肌肉收缩，呼气缓慢，放下哑铃至起始位置。重复 12～16 次，建议 3～6 组(图 7-3-4)。

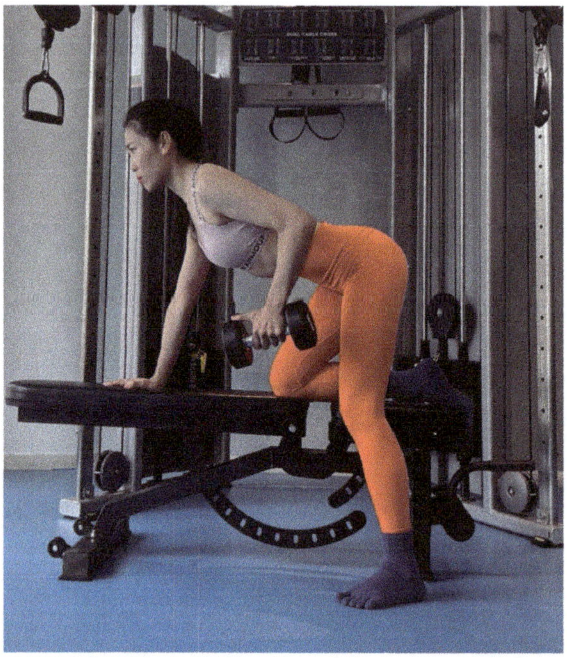

▲ 图 7-3-4　单臂俯身划船训练示意图

四、康复运动处方参考

康复运动处方参考表 7－3－1。

表 7－3－1　冻结肩康复运动处方

编号	训练动作	次数	组数	备注
1	肩胛骨稳定性练习	16 次	重复 3 组	
2	俯卧 T 字肩胛骨稳定性练习			
3	俯卧 Y 字练习			
4	俯卧 I 字练习			
5	等长肌力训练			
6	训练后肩部拉伸	30 秒	训练后拉伸	

五、注意事项

(1) 冻结肩手法治疗要注意手法一定要轻柔，防止由于动作粗暴导致再度损伤而不能康复。对于肩关节脱位，骨折及卒中后遗症的患者不适合进行手法治疗，同时患有肿瘤、结核等，以及哺乳期、妊娠期妇女，年老体弱患者等，都要禁止进行手法治疗。

(2) 尽量注意肩关节保暖，受凉会导致肩周血液循环减慢、炎性代谢产物出现堆积而导致疼痛的症状加重。

(3) 肩关节需进行功能锻炼，如果不动，会导致肩关节粘连更加严重。

(4) 避免搬抬重物，搬抬重物不利于肩周炎的恢复。

第四节　背部筋膜炎功能康复与训练

一、症状

常伴疲乏、无力及情绪波动。与背部承载异常张力及低温刺激有关。劳累后或阴雨天出现前症状加重，情绪低沉加重躯体不适感觉、背部酸痛。

二、康复训练方法参考

(一) 一般训练

(1) 持续的有氧锻炼，包括平路慢走与慢跑。

(2) 主动与被动拉伸背部肌肉。

(二) 弹力带坐姿划船训练

(1) 功能康复强化目标：增加肩、背部肌群活动度及力量。

(2) 训练动作要领：坐于地面或器械上，双手握住弹力带，背部挺直，吸气肘关节向后拉，肩胛骨收缩，将弹力带拉向胸部，动作至最大限度暂停片刻，呼气有控制地回到起始位。重复 12～16 次，建议 3～6 组（图 7－4－1）。

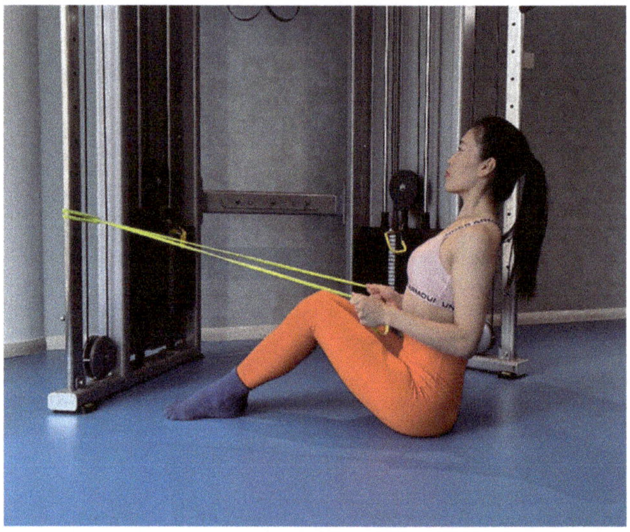

▲ 图 7-4-1 弹力带坐姿划船训练示意图

(3) 注意事项:①动作应流畅,避免用惯性或力量来完成。②控制弹力带的速度和张力,确保动作的正确性和安全性。③根据个人的状况和能力,选择适当的弹力带阻力和训练。

(三) 站姿杠铃推举训练

(1) 功能康复强化目标:增加肩、背部肌群活动度及力量。

(2) 训练动作要领:双脚自然站立,略与肩同宽,背部挺直,保持核心稳定,双手正握位宽握杠铃,略宽于肩部,肘关节弯曲,提起并置于肩上,掌心向上,保持稳定,双腿半蹲起再挺直站立,同时肩部发力,将双手肘关节伸直,把杠铃向上推起,直到两臂伸直在头顶上方为止。上举至手肘伸直但注意不要超伸。完成过程中保持身体稳定,避免左右晃动。呼气,两臂缓慢弯曲,使杠铃下降置于肩部,恢复起始位置;重复进行该动作即可(图 7-4-2)。

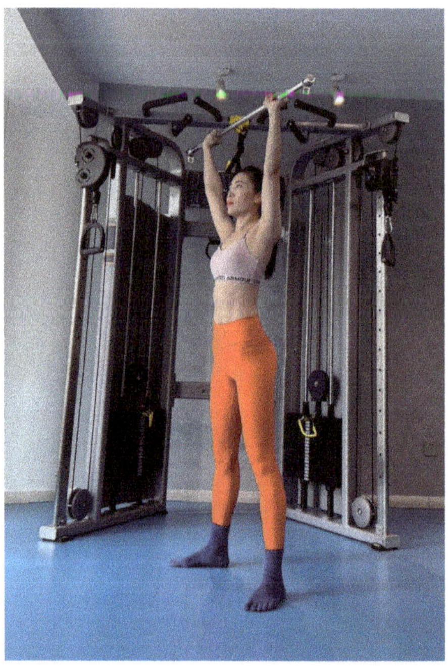

▲ 图 7-4-2 站姿杠铃推举训练示意图

（四）颈后侧下拉训练

（1）功能康复加强目标：背阔肌（中背部和下背部）、大圆肌（肩胛骨下方）和菱形肌（上背部）。该动作还可以锻炼到包括肩后束、二头肌、三头肌的长头和前臂。

（2）训练动作要领：选择舒适的坐姿或跪姿，保持颈部和背部挺直，双手宽握距握住杠铃杆，吸气时将杠铃杆拉至颈后，身体稍微向前倾，肘部与身体并拢，动作结束时呼气。持续收缩保持 2～3 秒，缓慢将杠铃杆返回到起始位置。重复 12～16 次，建议 3～6 组（图 7-4-3）。

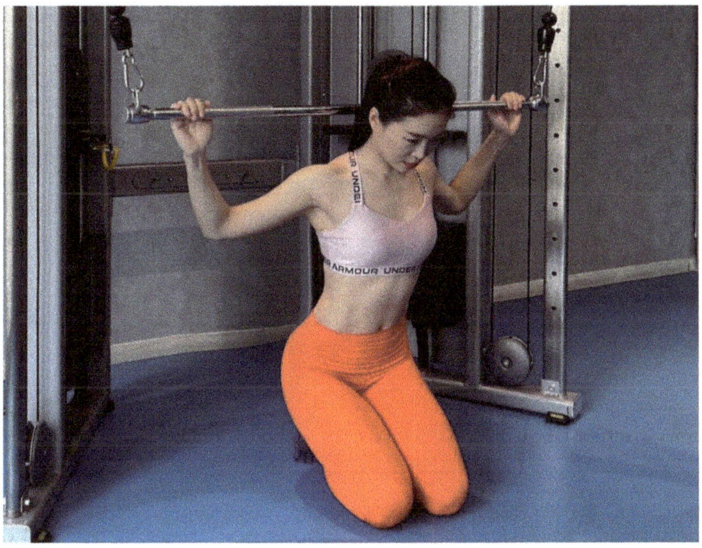

▲ 图 7-4-3 颈后侧下拉训练示意图

（五）船式核心训练

（1）功能康复加强目标：增强核心肌群的力量和稳定性，提高身体的控制能力，缓解背部张力。

（2）训练动作要领：仰卧于地面，手臂和双腿同时向上抬起离开地面，腿部和手臂同时向前伸展，保持腹部收紧。不要让臀部左右摇晃，保持身体平衡 6～10 秒后休息，再重复。建议 4～6 组（图 7-4-4）。

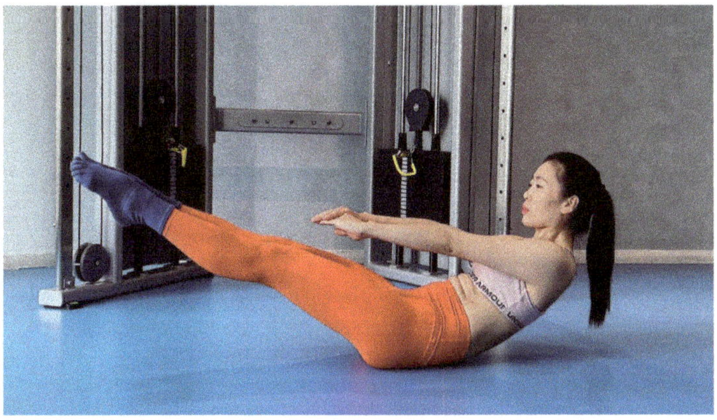

▲ 图 7-4-4 船式核心训练示意图

（六）四足支撑提膝动作训练

（1）功能康复强化目标：主要锻炼核心肌群、臀部和腿部肌肉力量。

（2）训练动作要领：双手和双膝着地，手臂和大腿垂直于地面，背部保持挺直，腹部和臀部收紧。一侧下肢提膝至躯干下方，保持平衡 3～6 秒换对侧，重复 10～12 次，建议 3～6 组(图 7－4－5)。

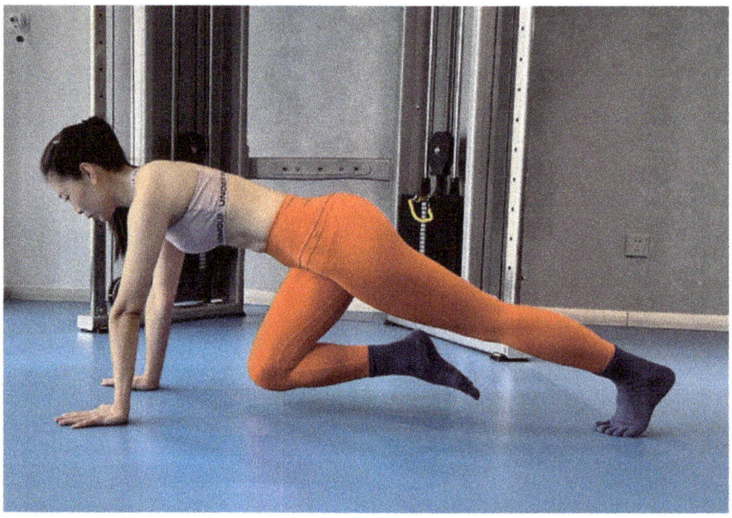

▲ 图 7－4－5　四足支撑提膝动作训练示意图

三、康复运动处方参考

康复运动处方参考表 7－4－1。

表 7－4－1　背部筋膜炎康复运动处方

编号	训练方法	次数	组数	备注
1	有氧运动	20 分钟		
2	仰卧起坐	30 秒	循环 5 组	
3	夹背动作	16 秒		
4	牵引动作	16 秒		
5	提肌动作	16 秒		
6	背部肌肉拉伸	30 秒	训练后拉伸	

四、注意事项

(1) 戒烟酒：背部筋膜炎的患者戒烟或减少吸烟对其缓解症状、逐步康复意义重大，饮酒要适量，最好不要饮酒。

(2) 保持良好姿势：避免长期低头姿势，要避免长时间低头或固定一个方向工作，长期保持该体位，容易使脊柱附近的肌肉、韧带受到牵拉，导致劳损与椎间盘发生退行性病变。

(3) 避免风寒、潮湿，夏天注意避免吹风扇，特别是空调吹向背部。出汗后不要直接吹冷风，或者用冷水冲洗后背部。

第五节 腰椎间盘突出症康复与训练

一、症状分型

96%以上的腰椎间盘突出症患者有腰痛和坐骨神经痛。临床常表现为腰痛，下肢放射性疼痛、麻木、无力，可能表现出脊柱侧凸、腰椎活动度减少、肌肉萎缩或肌力下降等。重度椎间盘突出症患者将出现大小便障碍、鞍区感觉异常。根据椎间盘突出的程度分为膨出、凸出、脱出及游离型，前两种多采取保守治疗，后两种则采取手术治疗。

二、康复训练方法参考

(一) 脊柱灵活性训练

(1) 功能康复强化目标：提高整个脊柱关节灵活性。

(2) 训练动作要领：四点支撑地面，前臂与肩同宽，吸气从尾骨开始将脊柱缓慢向上隆起，直至整个脊柱充分隆起呈"C"形，保持 3～6 秒，再逐节向下，将脊柱反弓至最低点保持 3～6 秒，反复 8～10 次，建议 3～6 组(图 7-5-1)。

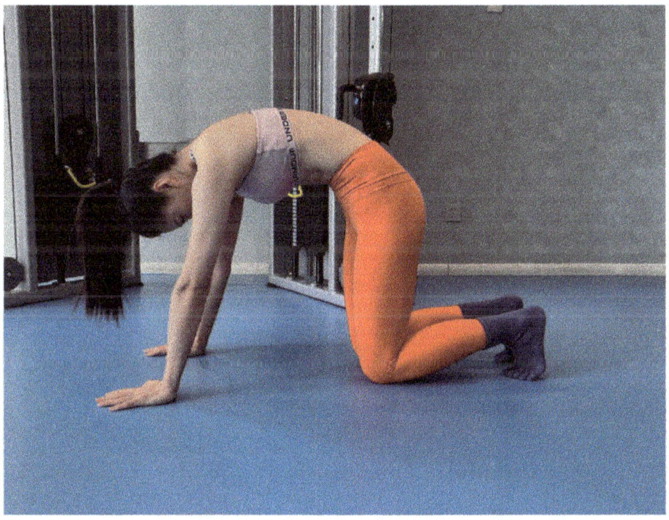

▲ 图 7-5-1 脊柱灵活性训练示意图

(二) 侧卧位腹斜肌训练

(1) 功能康复强化目标：强化腹肌、腹斜肌、背肌训练，增加脊柱及颈部的稳定性。

(2) 训练动作要领：身体侧卧，单臂屈肘支撑，稳定核心保持躯干呈一斜线，头部向上转动至 30°～45°，保持 6～10 秒，再向下转动保持 6～10 秒后躯干下落恢复原位，换对侧腹斜＋转头。建议 4～6 组(图 7-5-2)。

(三) 弹力带肩外展训练

(1) 功能康复强化目标：强化肩背部稳定性，维持脊椎健康。增强背部和肩部的肌肉力量。

(2) 训练动作要领：双脚并拢，保持身体直立，脊椎保持自然直立重心微向前。双手抓住弹力带，利用

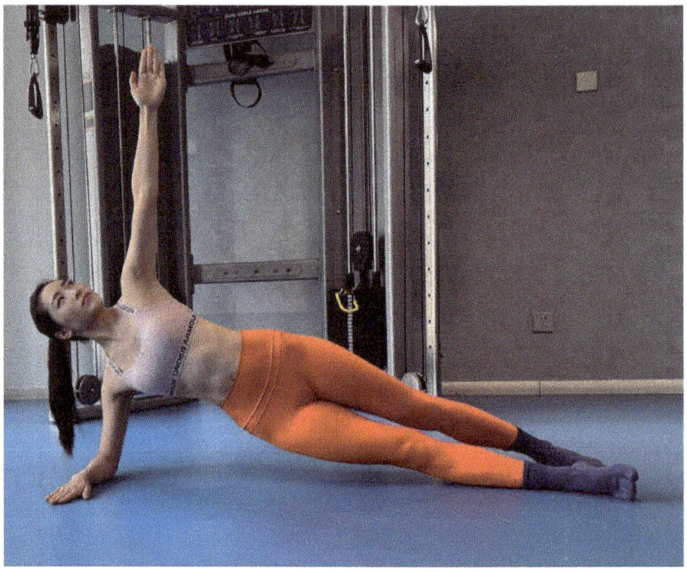

▲ 图 7-5-2　侧卧位侧腹肌训练示意图

肩膀中后部发力方式将弹力带往外拉紧(肩胛骨后收)手臂外展至 70°～90°位置抬高,置于身体两侧。注意,不是用手掌、手腕或手臂出力,理想的状态下,你的肩胛骨可以夹住一支笔。还原,在动作的最高点,保持三角肌中后束持续收缩,背部持续挺直,核心收缩,然后慢慢还原到起始位置,做 12 次为一组,建议做 3～6 组(图 7-5-3)。

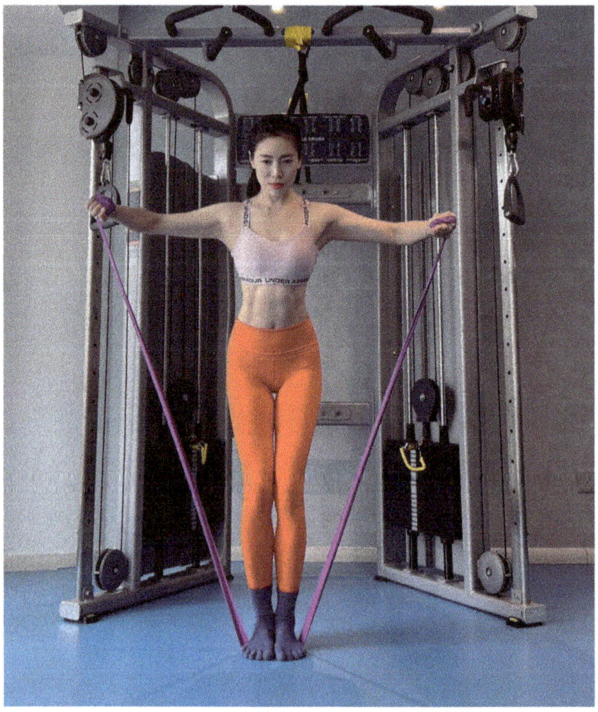

▲ 图 7-5-3　弹力带肩外展训练示意图

(四) 四足支撑进阶核心训练

(1) 功能康复强化目标:增强核心肌群力量及稳定性,强化腹斜肌、臀部肌肉力量,增强四肢的协调性和灵活性，改善身体的控制能力。

（2）训练动作要领：双手和双膝支撑且垂直于地面或瑜伽垫上，背部保持挺直，腹部收紧。一侧下肢向后伸展，同时将对侧手臂向前伸展。注意，不要让身体左右摇晃，保持身体平衡，6～10秒后换对侧。建议4～6组（图7-5-4）。

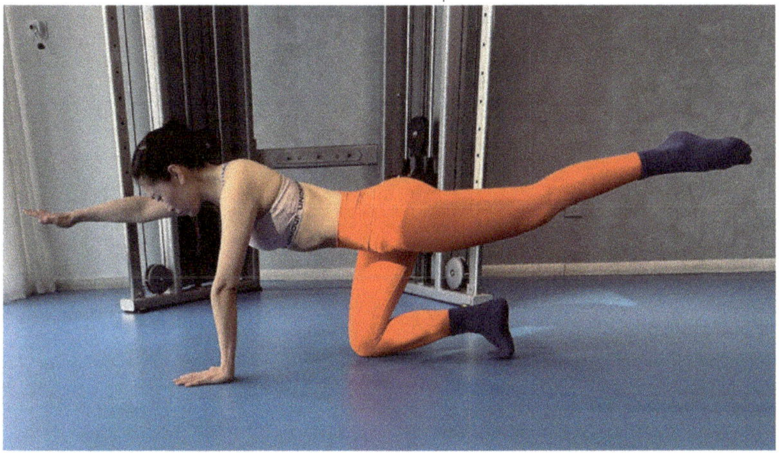

▲ 图7-5-4　四足支撑进阶核心训练示意图

（五）宽距俯卧撑训练

（1）功能康复强化目标：俯卧撑可以锻炼核心肌群，尤其是背部和腹部肌肉，有助于改善身体姿势，预防或缓解腰背疼痛。

（2）训练动作要领：双手打开宽于肩部，大臂与前臂保持90°置于胸部水平位，撑于地面。收紧核心，使身体成一条直线。吸气时，屈肘，使胸部靠近地面；呼气时，伸直手臂，有意识地收紧胸部（图7-5-5）。

（3）注意：在宽距俯卧撑的练习中，要注意动作的准确性，确保身体的姿势正确，避免出现代偿的情况。同时，要根据个人的体能情况，逐渐增加动作强度和次数。

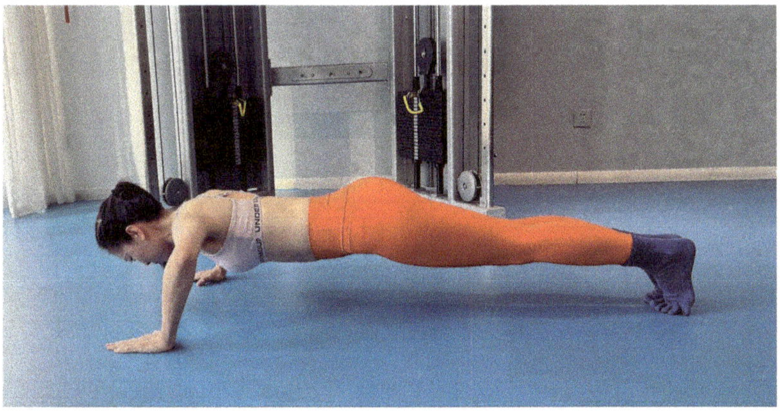

▲ 图7-5-5　宽距俯卧撑训练示意图

三、康复运动处方参考

康复运动处方参考表7-5-1。

表 7-5-1 腰椎间盘突出症康复运动处方

编号	训练方法	次数	组数	备注
1	宽距俯卧撑	20 秒	循环 5 组	
2	背夹三肌	20 秒		
3	双侧侧撑	10 秒		
4	抱膝滚动	30 秒		
5	猫式伸展	30 秒		
6	臀大肌离心训练	20 秒		
7	下背部肌肉拉伸	30 秒	训练后拉伸	

四、注意事项

注意在搬重物时，先将身体向重物尽量靠近，然后屈膝、屈髋，主要依靠臀大肌和股四头肌的收缩力量，提拉重物，减少腰背肌的负荷，减少损伤的机会。放重物时，如果需要放置比较高的位置，应尽量减少重物与高处的距离，如把足下垫高。避免长时间久坐，椅背后倾 120°并加靠垫支撑腰背部，减低腰椎间盘压力。

第六节 腰椎管狭窄症功能康复与训练

一、症状

腰椎管狭窄症表现为行走时的间歇性跛行，弯腰休息后缓解，下肢无力、腰骶疼痛。

二、康复训练方法参考

(一) 抱膝滚动

仰卧位，屈膝、屈髋，两大腿紧贴腹部，两手十指交叉，抱住小腿，使其尽量向胸腹部靠紧，用力后仰向后，使头颈接触床面，借助惯性使臀部接触床面，反复滚动 30～60 次。

(二) 慢跑

保持抬头挺胸的姿势，双手随着身体摆动起来；双腿不要抬太高，保持前脚掌落地。

(三) 仰卧瑜伽球伸髋训练

(1) 功能康复强化目标：有效锻炼核心肌群，包括腹肌、背部肌肉和臀部肌肉，这种训练可以帮助你增强身体的稳定性和平衡性。

(2) 训练动作要领：仰卧在地面，双手放在身体两侧，将一条腿向上抬起放在瑜伽球上，膝盖微曲，脚跟向臀部方向压。同时，单腿伸髋用腹部和腰背的力量使臀部离开地面。保持几秒钟，然后缓慢将臀部落于地面，重复练习。逐渐增加稳定性和维持时间。建议 8～10 组(图 7-6-1)。

三、康复运动处方参考

康复运动处方参考表 7-6-1。

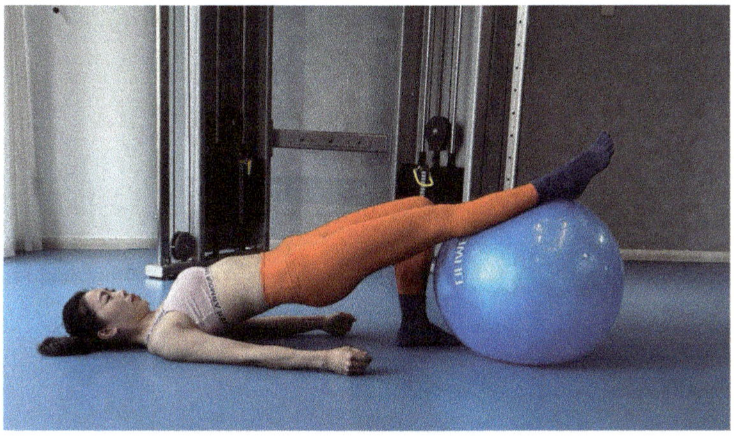

▲ 图 7-6-1 仰卧瑜伽球伸髋训练示意图

表 7-6-1 腰椎管狭窄康复运动处方

编号	训练动作	次数	组数	备注
1	抱膝滚动	30 个	重复 3 组	
2	站立式小燕飞	16 次		
3	慢跑	20 分钟	2 组	
4	游泳			
5	训练后腰部拉伸	30 秒	3 组	

四、注意事项

(1) 在发病之后要尽早治疗,需要先通过影像学等检查明确诊断,根据具体的严重程度决定治疗方案。

(2) 在急性期要卧床休息,不能过多活动,尽量减少局部机械性的刺激,防止疼痛加重。

(3) 在治疗之后,如果病情稳定,要适当运动锻炼,避免长时间卧床,否则容易产生并发症,不要过度负重劳累。可针对性进行腰背部肌肉的力量训练,增强腰椎的稳定性。

第七节 L3 横突综合征康复与训练

一、症状

远离后正中线的腰侧方疼痛,旋转运动时加重,伴有臀痛或臀腿痛,腿痛不过膝。有时出现大腿内侧痛或腹部疼痛。L3 横突尖按压,有高度敏感的压痛点或软组织增厚的结节。

二、康复训练方法参考

(一) 仰卧起坐转体训练

(1) 功能康复强化目标:加强腹部锻炼,腹直肌和腹内、外斜肌,还可以训练到腹部深层的腹横肌。

(2) 训练动作要领：平躺在垫子上，双腿伸直，双臂屈肘，双手分别放到耳侧，呼气使腹部卷起，用一侧肘关节去触碰到对侧膝关节。另一侧腿离地且伸直，腹部始终处在收紧的状态，摆动身体，换对侧重复。每次最少做到 20 次，左右转体一次为一个动作，逐渐增加次数，每次建议 3～4 组(图 7－7－1)。

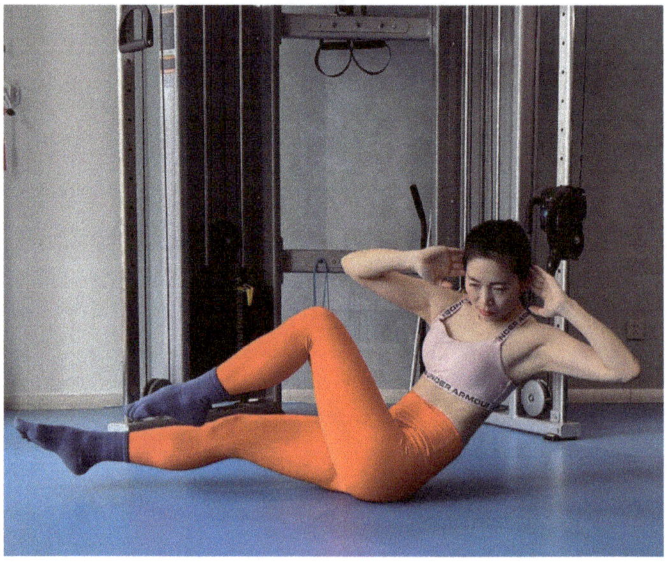

▲ 图 7－7－1　仰卧起坐转体训练示意图

(二) 弓箭步训练

(1) 功能康复强化目标：通过锻炼臀部肌肉和腿部及核心肌群，使臀肌增强髋关节灵活性增加，有助于改善身体姿势，释放腰部压力。

(2) 训练动作要领：双脚与肩同宽，保持身体直立，背部挺直，核心收紧。双手握住哑铃自然垂直于身体两侧，一条腿向前跨出一步，后脚膝盖微微弯曲，双臂保持身体稳定，保持数秒钟后，换另一侧腿跟进并向前跨出，重复上述动作。重复 12～16 次，建议 4～6 组(图 7－7－2)。

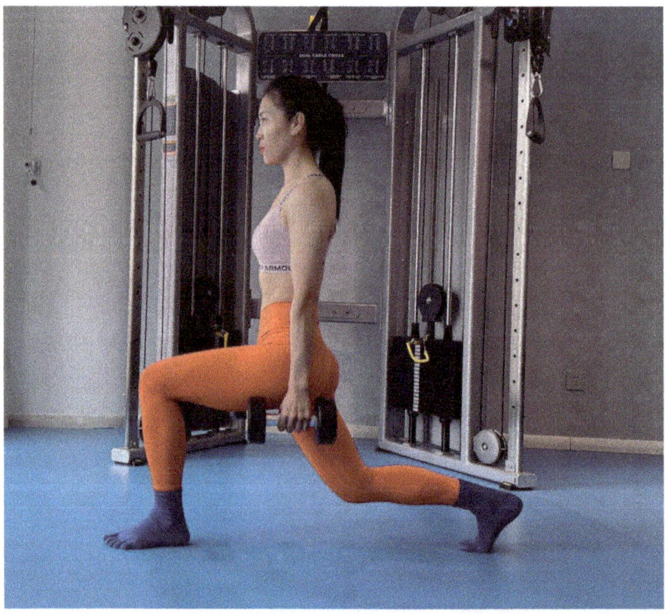

▲ 图 7－7－2　弓箭步训练示意图

（三）仰卧单腿伸髋训练

（1）功能康复强化目标：强化臀大肌、臀中肌，提高髋关节的灵活性和稳定性，同时提高核心的控制力。

（2）训练动作要领：仰卧于垫上，双手置于地面保持身体稳定，一腿伸直，一腿弯曲将脚掌置于地面。吸气保持，呼气时用臀部发力，将伸直的腿向上抬高，直至大腿根部及臀部产生明显的收缩感，停顿 1～2 秒，将臀部缓慢落于地面。换腿重复以上动作，一侧 10～16 次，建议 3～4 组(图 7-7-3)。

（3）注意：整个动作过程，核心收紧，骨盆中立位。

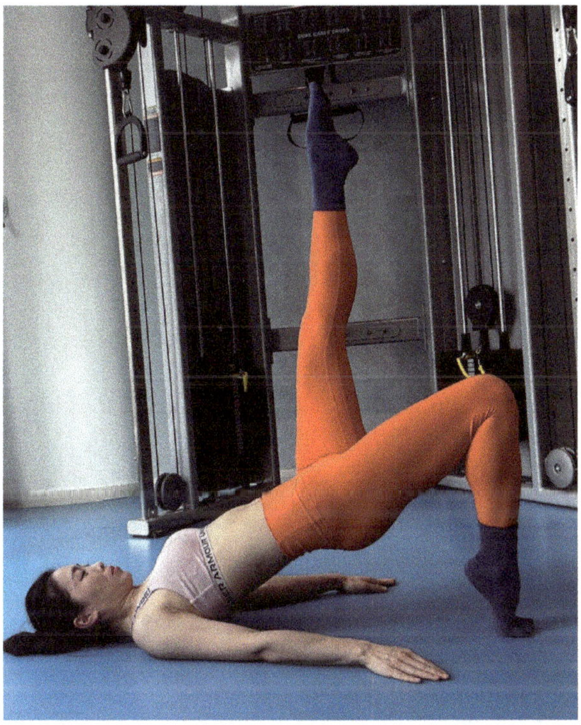

▲ 图 7-7-3 仰卧单腿伸髋训练示意图

三、康复运动处方参考

康复运动处方参考表 7-7-1。

表 7-7-1 腰椎管狭窄症康复运动处方

编号	训练动作	次数	组数	备注
1	俯卧脊柱伸展	30 秒	重复 3～6 组	
2	五点支撑			
3	飞燕式			
4	普拉提式游泳			
5	训练后拉伸			

四、注意事项

(1) 避免腰部用力。坚持康复体操锻炼,每天早晚,具体次数适度、适量,动作缓慢,停留 3~6 秒。

(2) 锻炼及日常生活中保护,防止受潮、受凉、劳累,避免急性扭伤、长时间久坐久站、负重等。

(3) L3 横突综合征患者主要禁忌过度弯腰活动、后伸腰部。

第八节　梨状肌综合征功能康复与训练

一、症状表现

(1) 臀部深层疼痛。疼痛可呈烧灼样、刀割样或蹦跳样疼痛且有紧缩感,疼痛逐渐沿坐骨神经分布区域出现下肢放射痛。

(2) 活动受限。患侧下肢不能伸直,自觉下肢短缩,步履跛行,或呈鸭步移行。髋关节内收、内旋活动受限。

(3) 偶有小腿外侧麻木,会阴部下坠不适。

二、康复训练方法参考

(一) 自重深蹲训练

(1) 功能康复强化目标:强化臀大肌、臀中肌,提高髋关节的灵活性和稳定性,同时提高核心控制力。

(2) 训练动作要领:双眼目视前方,手臂向前伸直,身体保持直立,核心收紧下蹲时身体重心前倾,下蹲的深度要和大腿平行或略低于水平面。请注意,做徒手深蹲时动作一定要标准,否则很容易造成膝盖损伤。每组 16~20 个,建议 4~6 组(图 7-8-1)。

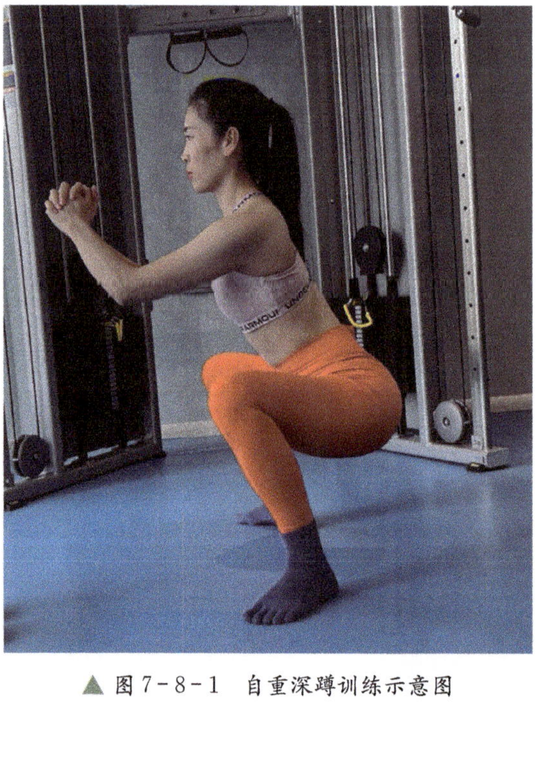

▲ 图 7-8-1　自重深蹲训练示意图

(二) 横向弹力带漫步训练

(1) 功能康复强化目标:增加髋关节灵活性和稳定性。

(2) 训练动作要领:双腿开立,将弹力带放在膝盖上方,挺胸抬头,腰背挺直,核心收紧,双手胸前合十维持身体稳定,再将重心放在一侧腿上,另一条腿向旁侧跨一小步感受臀部充分受力。重复 6～10 米后反向移动训练。左右两侧移动为一组,建议 4～6 组(图 7-8-2)。

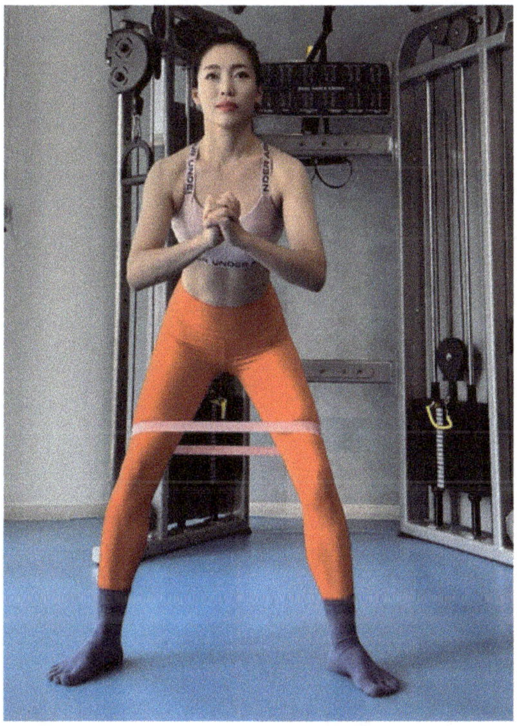

▲ 图 7-8-2 横向弹力带漫步训练示意图

(三) 站姿单腿髋外展训练

(1) 功能康复强化目标:提高髋关节稳定性,增强臀中肌、臀大肌、梨状肌力量。

(2) 训练动作要领:双腿开立,将弹力带或拉力器固定在一个稳定的支撑物调至与脚踝同高,另一端固定于对侧脚踝,支撑腿膝盖微屈。吸气缓慢将脚踝向外展开,直到感觉臀部肌肉收缩。呼气时缓慢将脚收回到起始位置。重复该动作 10～16 次,再换另一侧进行训练。建议 3～6 组(图 7-8-3)。

(四) 单腿哑铃直腿硬拉训练

(1) 功能康复强化目标:有效激活躯干后侧肌群,包括腘绳肌、下背部及臀腿部,提高身体平衡性、协调性及核心稳定性。

(2) 训练动作要领:选择一对重量合适的哑铃,背部挺直,重心在一侧腿上,双膝微屈,核心收紧,体前屈体至略与地面平行,下背部肌肉收缩,臀部收紧手握哑铃向上起身直立后重复 10～16 次,建议 3～4 组。换另一侧腿完成此动作(图 7-8-4)。

(3) 注意:此过程腰部挺直,不要含胸弓背。

(五) 弓箭步杠铃推举训练

(1) 功能康复强化目标:提高整体平衡性和协调性;增强肩背、腿部力量和耐力,包括股四头肌、腘绳肌、臀部和屈髋肌群等。

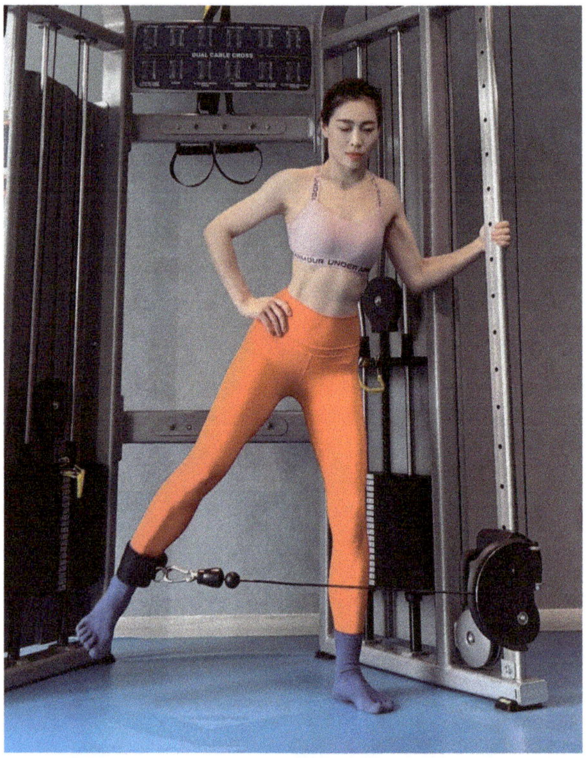

▲ 图 7-8-3　站姿单腿髋外展训练示意图

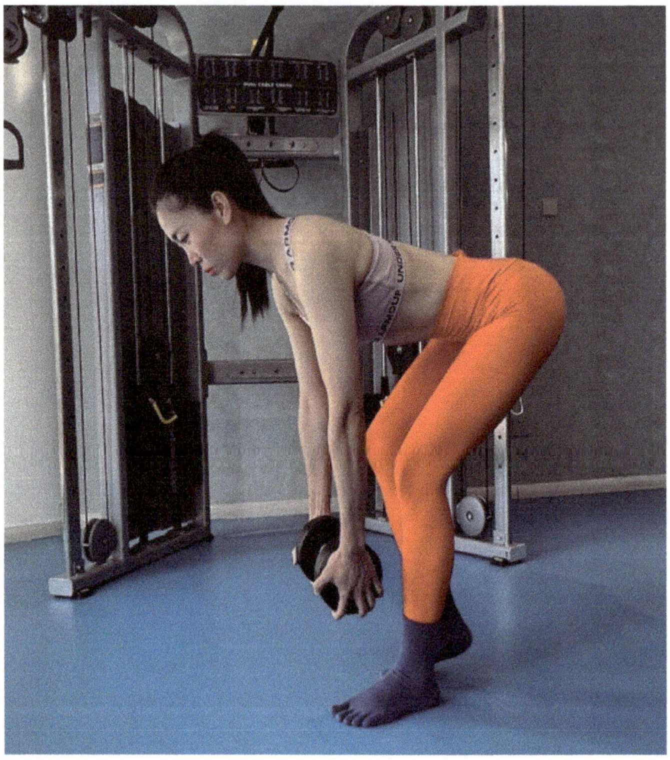

▲ 图 7-8-4　单腿哑铃直腿硬拉训练示意图

（2）训练动作要领：双脚与肩同宽，保持身体直立，背部挺直，收腹。双手握紧杠铃抬起至胸前，向上推举到手臂伸直同时单腿向前跨出一步，保持身体稳定、核心收紧，保持数秒钟，另外一条腿跟进同时将杠铃落于胸前。换另一侧腿向前跨出，重复上述动作。以上动作每次分 4 组来做，每组 20 个（图 7－8－5）。

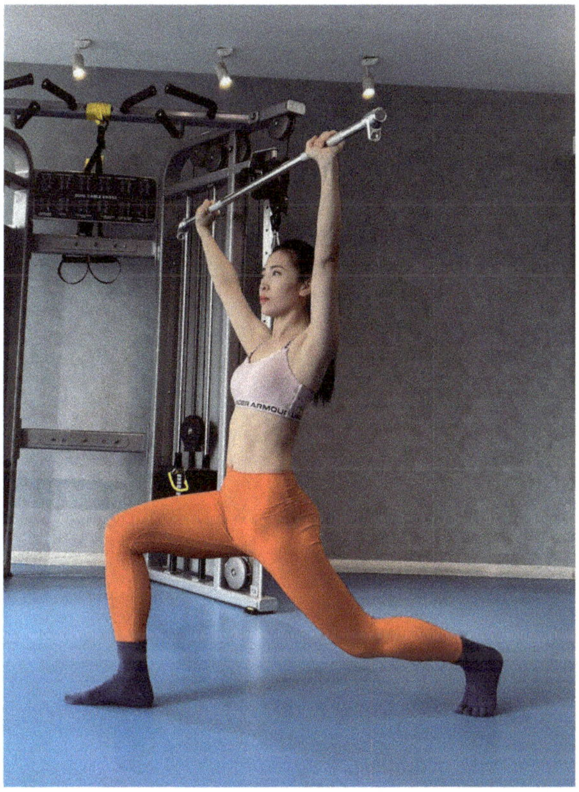

▲ 图 7－8－5　弓箭步杠铃推举动作训练示意图

三、康复运动处方参考

康复运动处方参考表 7－8－1。

表 7－8－1　梨状肌综合征康复运动处方

编号	训练方法	次数	组数	备注
1	消防栓式	20 秒	循环 5 组	
2	自体重深蹲跳	30 秒		
3	横向弹力带漫步走	30 秒		
4	泡沫轴臀部放松	30 秒	训练后拉伸	

四、注意事项

（1）加强臀部肌肉训练，强化训练臀中肌。

（2）臀部损伤或下肢出现痛、麻等症状要及时就医。

(3) 腰椎间盘突出与梨状肌综合征有着较为密切的关系，因此，腰椎间盘突出要考虑对梨状肌综合征的影响。

第九节　髋关节弹响功能康复与训练

一、症状

疼痛、炎症，当腿部向侧或向前方抬起时，下肢肌肉无力、肿胀，很难进行有规律的基本活动，走路或从椅子上站起时感觉髋部有弹响。

二、康复训练方法参考

(一) 臀桥训练

(1) 功能康复强化目标：有效训练大腿、臀部、核心等肌肉群，提高髋关节灵活性，同时增强身体协同性。

(2) 训练动作要领：仰卧于瑜伽球上，双膝屈曲 90°，将臀部抬离地面直到与肩、髋、膝成一条直线，保持姿势 4～6 秒，缓慢将臀部下落贴近地面，每组 10～16 次，建议 3～4 组(图 7-9-1)。

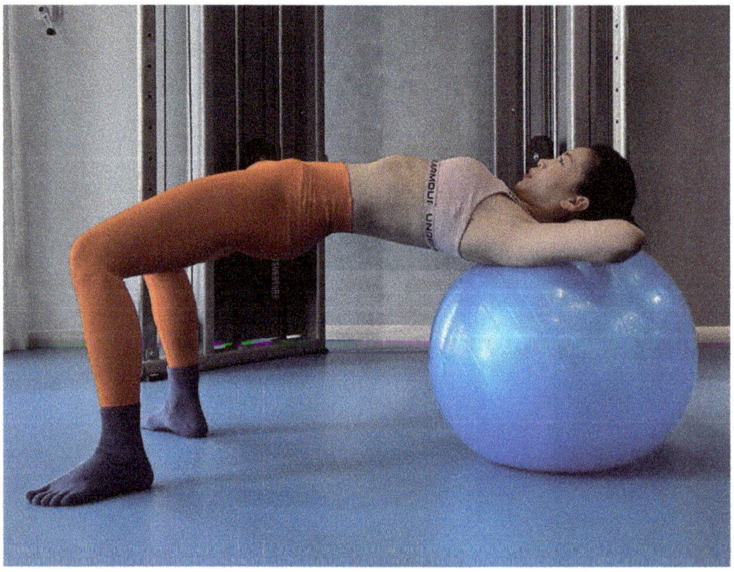

▲ 图 7-9-1　臀桥训练示意图

(二) 下斜俯卧蹬伸训练

(1) 功能康复强化目标：有效激活躯干后侧肌群，包括下背部及臀腿部，提高身体平衡性、协调性和核心稳定性。

(2) 训练动作要领：俯卧在斜板训练凳上，双手握住训练凳，将双腿抬起，膝盖微屈，小腿与地面垂直。以髋关节为发力点，臀部收紧，使髋伸双腿离开训练凳，脚跟向上蹬，使臀部充分收缩，保持数秒钟后缓慢将腿部落下，回到起始位置后重复。每组 10～16 次，建议 3～4 组(图 7-9-2)。

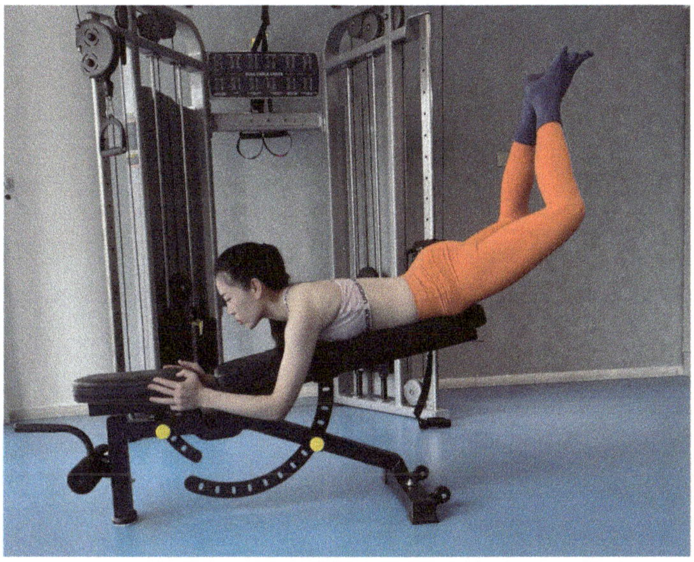

▲ 图 7-9-2 下斜俯卧蹬伸训练示意图

(三) 直腿硬拉训练

(1) 功能康复强化目标:有效激活躯干后侧肌群,包括腘绳肌、下背部及臀腿部,提高全身平衡性、协调性和核心稳定性。

(2) 训练动作要领:手持一对重量合适的哑铃或杠铃,双足并拢,背部挺直,核心收紧,膝盖微屈,体前屈体略与地面平行,下背部肌肉收缩,膝盖外旋臀部收紧后手握哑铃向上起身直立后重复此动作。每组10～16次,建议3～4组(图7-9-3)。

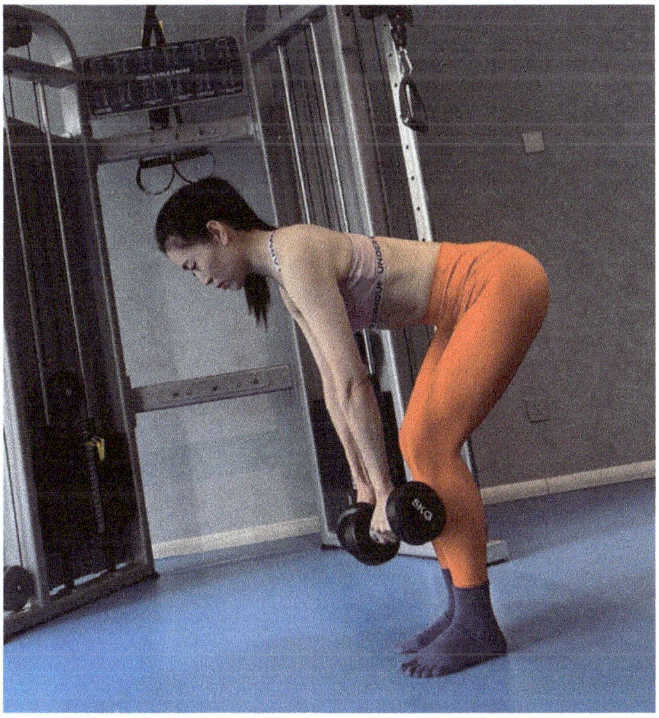

▲ 图 7-9-3 直腿硬拉训练示意图

(3) 注意:此过程腰部挺直,不要含胸弓背。

三、康复运动处方参考

康复运动处方参考表 7-9-1。

表 7-9-1 髋关节弹响运动处方

编号	训练方法	次数	组数	备注
1	臀桥	30 秒	循环 5 组	
2	蚌式开合	30 秒		
3	髂胫束拉伸	30 秒		
4	髋关节屈肌拉伸	30 秒		

四、注意事项

(1) 急性期控制疼痛和炎症是关键,及时按医嘱服用消炎药等方式进行处理。

(2) 症状缓解后,在获取医师及相关人士的许可后可逐步恢复运动。

(3) 恢复运动的初期,主要以伸展和强化相关肌肉为主,找出并解决弹响的肌肉失衡部位,是初期训练的关键。

第十节　缺血性股骨头坏死功能康复与训练

一、症状

(1) 疼痛:主要表现为持续性或间歇性的单侧或双侧髋关节或膝关节疼痛,疼痛性质为隐钝性痛,站立或行走时疼痛加重。

(2) 活动受限:由于疼痛导致患者下肢活动受限,以内旋及外展时活动受限最为明显。

(3) 间歇性跛行。

二、康复训练方法参考

(一) 一般训练

(1) 对特发性股骨头坏死的患者可采取保护性负重治疗,避免撞击性和对抗性运动。使用双拐可有效减轻疼痛,不主张使用轮椅。如髋部疼痛严重,可卧床同时行下肢牵引。

(2) 非手术治疗中应定期复查 X 线片检查。

(二) 卧位抬腿法训练

平仰卧,抬高患肢,屈髋屈膝 90°,再放平患肢,动作反复。每日 200 次,分 3～4 轮完成。

(三) 跪姿弹力带伸髋训练

(1) 功能康复强化目标:增加髋关节的活动范围,提高肌肉的力量和耐力。缓解肌肉僵硬和疼痛。

(2) 训练动作要领:跪姿准备,一端固定在髋关节处,另一端固定在训练架上,保持背部挺直,臀部收紧缓慢将臀部向上推起,直至身体呈现一条直线后充分伸髋。在顶点处停留 3～6 秒,然后缓慢回到起始位置。每组做 10～16 次,建议 3～4 组(图 7-10-1)。

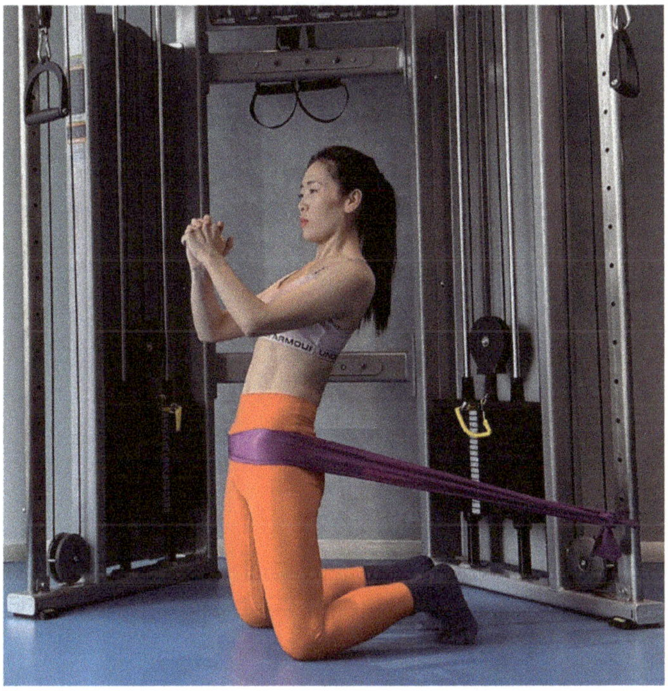

▲ 图 7-10-1 跪姿弹力带伸髋训练示意图

(四) 四点支撑单腿髋外展训练

(1) 功能康复强化目标:髋关节灵活性和稳定性的训练。

(2) 训练动作要领:四点支撑为起始位,双手与肩同宽,膝盖垂直于地面。保持核心收紧,将弹力带套在大腿靠近膝盖处。吸气腿向外抬起,呼气还原。重复 12～16 次,建议 3～6 组,双侧交互训练。根据个人情况和训练目标适当调整弹力带的张力(图 7-10-2)。

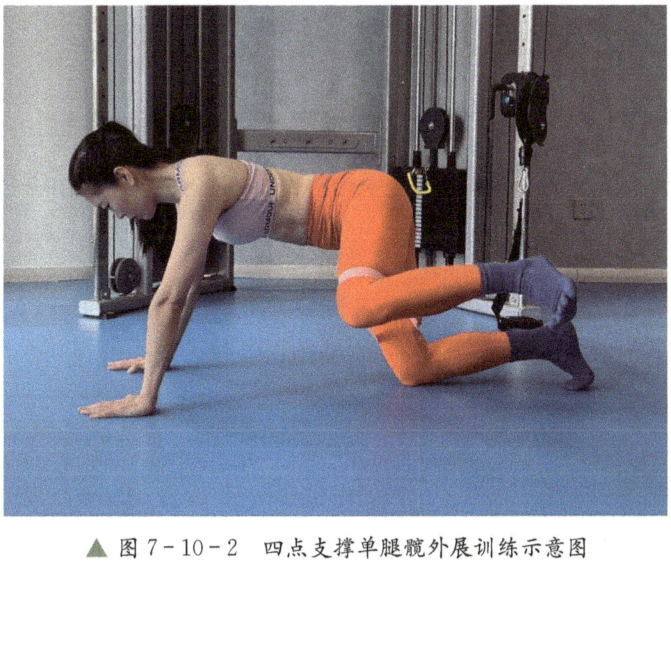

▲ 图 7-10-2 四点支撑单腿髋外展训练示意图

三、康复运动处方参考

康复运动处方参考表 7-10-1。

表 7-10-1 缺血性股骨头坏死康复运动处方

编号	训练方法	次数	组数	备注
1	卧位抬腿法	100 次	循环 5 组	
2	坐位分合法			
3	立位抬腿法			
4	扶物下蹲法			
5	内旋外展法			

四、注意事项

(1) 戒酒。

(2) 长时间使用糖皮质激素,如牛皮癣、支气管炎患者,尽量使用代用品,如不可替代,应采用间断用药。对股骨颈骨折的患者手术复位十分重要,复位不良的患者,发生缺血性股骨头坏死的概率明显增加。

(3) 戒烟。吸烟对小血管的破坏较大,应该戒掉。对存在缺血性骨头坏死的患者,特别是股骨坏死的塌陷期,要减轻负重,可延缓病情发展。

第十一节 膝关节滑膜炎康复与训练

一、症状

膝关节受到急性创伤或者慢性劳损,造成膝关节滑膜层组织水肿、充血、渗出液增多,关节腔内大量积液、积血为主的一种无菌性炎症反应,一般分为急性创伤型和慢性劳损型两种。主要症状为膝关节疼痛、肿胀和活动受限等。

二、康复训练方法参考

(一) 直腿抬高训练

仰卧位平躺,先用最大力量把下肢伸直,之后抬起下肢,大概抬到脚跟离床面 46°左右,持续 2 秒,缓慢放下,一组 30～40 次,建议 3～4 组。

(二) 杠铃直腿硬拉训练

(1) 功能康复强化目标:有效激活躯干后侧肌群,包括腘绳肌、下背部及臀腿部,提高身体平衡性、协调性及核心稳定性。

(2) 训练动作要领:手持杠铃,与肩同宽。双足开立,背部挺直,双膝微屈,核心收紧,体前屈体略超过膝盖并与地面平行,下背部肌肉收缩,臀部收紧膝盖外旋手握杠铃向上起身直立后重复此动作。

(3) 注意:此过程腰部挺直核心收紧,不要含胸弓背,每组 10～16 次,建议 3～4 组(图 7-11-1)。

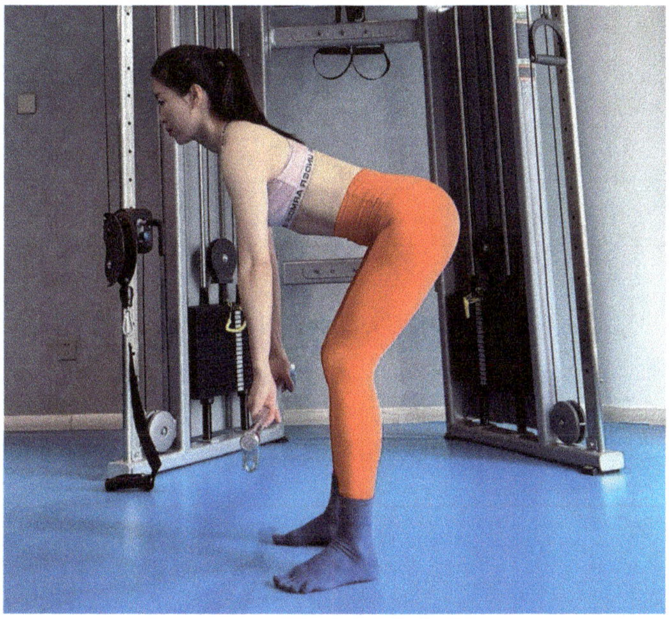

▲ 图 7-11-1 杠铃直腿硬拉训练示意图

三、康复运动处方参考

康复运动处方参考表 7-11-1。

表 7-11-1 膝关节滑膜炎康复运动处方

编号	训练方法	次数	组数	备注
1	直腿抬高	16 次	循环 5 组	
2	下蹲训练	16 次		
3	左右屈髋锻炼	16 次		
4	四点抓揉	30 秒		
5	训练后拉伸	30 秒		

四、注意事项

(1) 减少锻炼，尤其是上、下楼梯的时候，对膝关节的损伤是严重的。
(2) 注意膝关节保暖，不要让膝关节受凉。
(3) 日常注意正确的用力及体育运动适度，有助于膝盖滑膜炎的康复，避免其他的危害发生。

第十二节 膝关节退行性关节炎康复与训练

一、症状

主要是运动过度导致膝关节的关节软骨磨损，在行走时软骨下骨相互摩擦而导致的膝关节疼痛。

二、运动康复训练方法参考

参考第十一节内容。

三、康复运动处方参考

康复运动处方参考表 7－12－1。

表 7－12－1　膝关节退行性关节炎康复运动处方

编号	训练动作	次数	组数	备注
1	股四头肌训练	20 次	重复 3 组	
2	直腿抬高训练			
3	下床活动	6 分钟		
4	等速肌力训练	3 分钟		
5	膝关节肌肉拉伸	30 秒		

四、注意事项

（1）准备运动前，必须先热身准备，确保膝关节得到充分舒展后才能开始运动。不可盲目选择运动方式。

（2）在日常生活中，预防保护膝关节，避免剧烈运动，注意保暖，严格控制体重。

第十三节　跟腱炎功能康复与训练

一、症状

跟腱炎主要表现为跟腱处（脚跟上方）疼痛，活动、受力后加剧，严重者无法下地行走。

二、保守治疗

（1）休息制动：跟腱炎急性发作时减少站立、行走等使足部劳累的活动，尽量采取卧床或坐位休息。

（2）理疗：采取热敷、针灸、按摩等方式可以加快跟腱炎症吸收。

（3）跟腱炎疼痛好转后进行牵拉训练、离心训练康复。

三、康复训练方法参考

（一）小腿离心训练

身体直立于台阶上，前脚掌接触台阶，脚跟悬空，缓慢放低脚跟至低于台阶平面，待到小腿肌肉有拉伸感时再回到原来的位置，重复 20～30 个循环，每天 2～3 次（图 7－13－1）。

（二）踝泵训练

（1）功能康复强化目标：有效训练小腿后侧肌群，提高踝背屈灵活度及稳定性（图 7－13－2）。

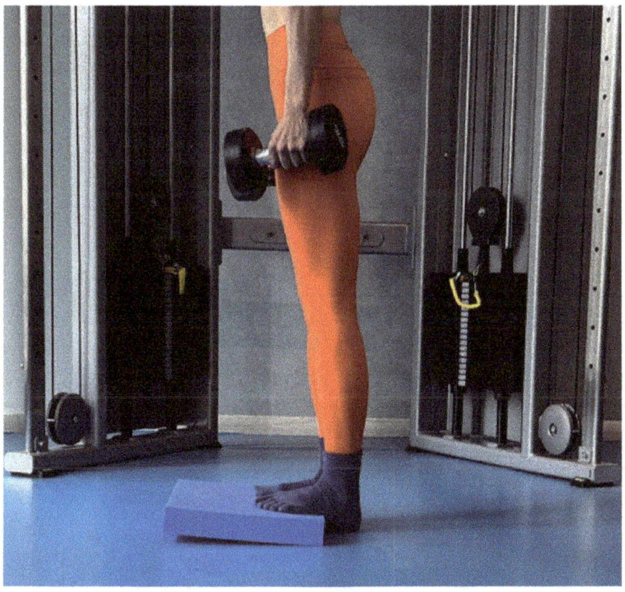

▲ 图 7-13-1 小腿离心训练示意图

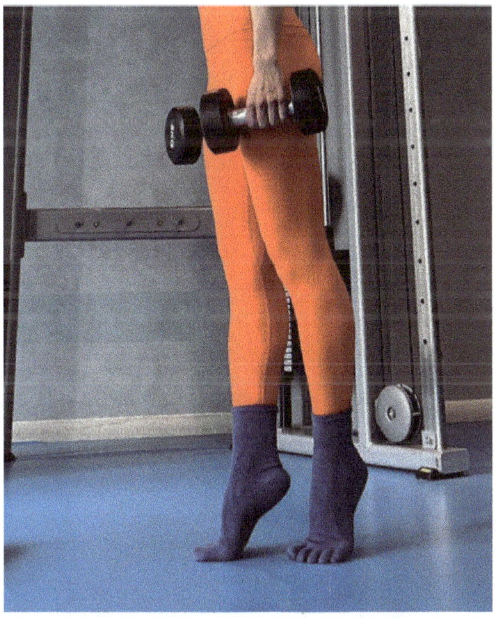

▲ 图 7-13-2 踝泵训练示意图

(2) 训练动作要领:站立位进行踝关节的缓慢屈伸运动,重复 20～30 个循环,每天 2～3 次。

(三) 杠铃深蹲训练

(1) 功能康复强化目标:有效训练大腿、小腿、臀部等肌肉,提高踝背屈灵活度及稳定性,促进全身肌肉的发展。

(2) 训练动作要领:两脚开立与肩同宽,双手握住杠铃置于胸前。收紧核心,膝盖逐渐弯曲,使重心下降至膝盖大于或等于直角。然后停顿 2～3 秒。深蹲时要收紧腰腹,杠铃深蹲时膝盖尽量不要超过脚尖,再集中到腿部力量,快速回到起始位置。以上动作每次分 12～16 个,4～6 组(图 7-13-3)。

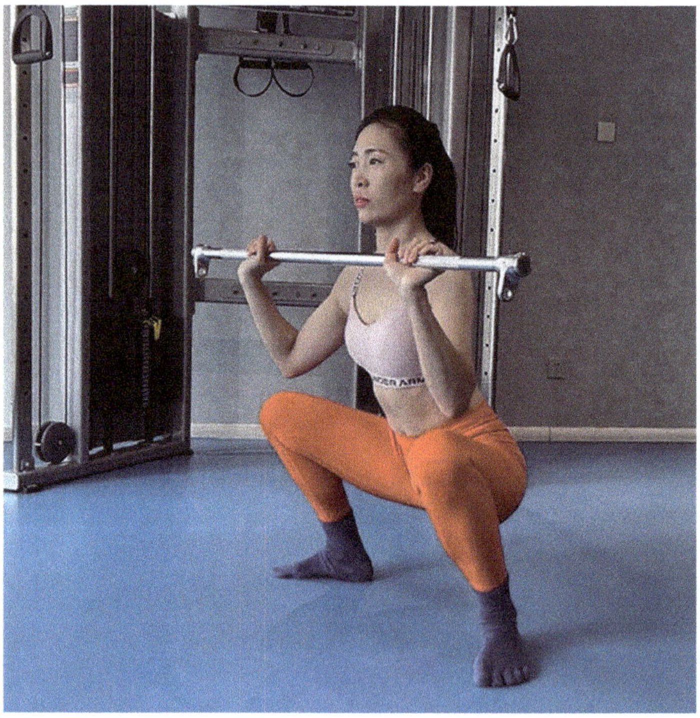

▲ 图 7 - 13 - 3　杠铃深蹲训练示意图

（四）单腿平衡直腿硬拉训练

（1）功能康复强化目标：有效激活躯干后侧肌群，包括腘绳肌、下背部及臀腿部，提高平衡性、协调性和核心稳定性。

（2）训练动作要领：选择一个重量适合的哑铃，背部挺直，双膝微屈，核心收紧，重心在一侧腿上，对侧手臂体前屈体同时抬起同侧腿与地面平行，下背部肌肉收缩，臀部感到充分受力后手握哑铃向上起身直立后重复换另一侧腿完成此动作。每组 10～16 次，建议 3～4 组(图 7 - 13 - 4)。

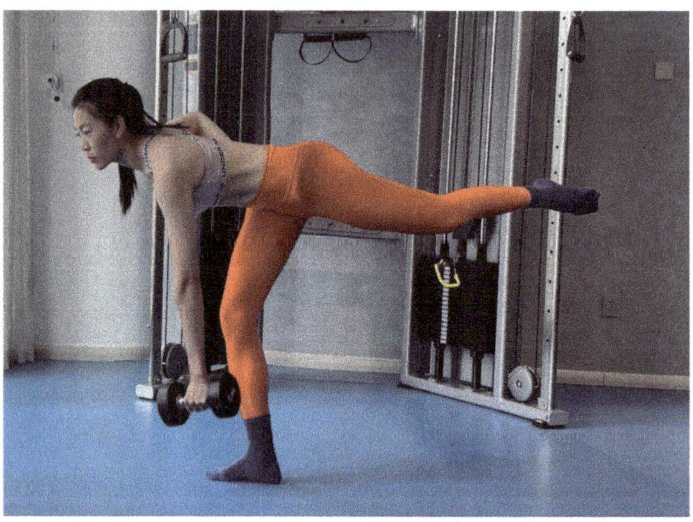

▲ 图 7 - 13 - 4　单腿平衡直腿硬拉训练示意图

（3）注意：此过程腰部挺直，不要含胸弓背。

四、康复运动处方参考

康复运动处方参考表 7－13－1。

表 7－13－1 跟腱炎康复运动处方

编号	训练方法	次数	组数	备注
1	离心训练	20 次	循环 5 组	
2	踝泵训练			
3	内外翻力量训练			
4	小腿三头肌拉伸	30 秒		
5	跟腱放松	30 秒		

五、注意事项

（1）在跑步前做好热身，如果热身不够充分，小腿肌肉过于紧张，大强度的训练冲击力可能引发跟腱炎。

（2）加强力量训练，能够让跟腱承受更大的力量。增强式训练提高小腿和踝关节处的肌肉运动水平。小腿拉伸运动可以提高肌腱的柔韧性。

（3）训练过量或冲击力较大，会给跟腱带来极大的损伤，一旦拉伸放松做不到位，疲劳引起跟腱炎。

参考文献

[1] 宣蛰人. 宣蛰人软组织外科学[M]. 上海:上海文汇出版社,2002.

[2] Margareta N, Victor H F. 肌肉骨骼系统基础生物力学[M]. 邝适存,郭霞,译,北京:人民卫生出版社,2013.

[3] 徐恩多. 局部解剖学[M]. 北京:人民卫生出版社,2006.

[4] 克里斯蒂・凯尔. 功能解剖[M]. 汪华侨,郭开华,麦全安,译. 天津:天津科技翻译出版公司,2013.

[5] Paul J M, Donalol A N. 基础肌动学[M]. 郭怡良,李映琪,译. 台北:ELSEVIER TAIWAN LLC,2013.

[6] Brian R M, Phillip F G, Alan J M. 骨骼肌结构与功能[M]. 余志斌,李全,徐彭涛,等译. 西安:第四军医大学出版社,2010.

[7] Carla S. 人体筋膜系统功能解剖图谱[M]. 王行环,贺大林,魏强,译. 北京:北京科学技术出版社,2017.

[8] Pierre R. 运动功能的理解性解剖[M]. 凌锋,鲍遇海,译. 北京:北京大学医学出版社,2016.

www.ingramcontent.com/pod-product-compliance
Lightning Source LLC
LaVergne TN
LVHW071507061026
849580LV00017B/2468
* 9 7 8 7 5 4 7 8 6 5 5 0 7 *